带病延寿

——健康专家严忠浩谈老年人保健

U0339784

主编

严忠浩

编者

严忠浩 张界红 严 峻

刘舒菲 严 正 徐爱华

湖南科学技术出版社

· 长沙 ·

图书在版编目（CIP）数据

带病延寿：健康专家严忠浩谈老年人保健 / 严忠浩
主编. — 长沙：湖南科学技术出版社，2022.9
ISBN 978-7-5710-1652-4

Ⅰ．①带… Ⅱ．①严… Ⅲ．①老年人－保健－基本知
识 Ⅳ．①R161.7

中国版本图书馆 CIP 数据核字（2022）第 122806 号

DAIBING YANSHOU —— JIANKANG ZHUANJIA YAN ZHONGHAO TAN LAONIANREN BAOJIAN
带病延寿——健康专家严忠浩谈老年人保健
主　　编：严忠浩
出 版 人：潘晓山
责任编辑：李　忠　杨　颖
出版发行：湖南科学技术出版社
社　　址：长沙市芙蓉中路一段 416 号泊富国际金融中心
网　　址：http://www.hnstp.com
湖南科学技术出版社天猫旗舰店网址：
　　　　　http://hnkjcbs.tmall.com
邮购联系：0731-84375808
印　　刷：湖南省汇昌印务有限公司
　　　　（印装质量问题请直接与本厂联系）
厂　　址：长沙市望城区丁字湾街道兴城社区
邮　　编：410299
版　　次：2022 年 9 月第 1 版
印　　次：2022 年 9 月第 1 次印刷
开　　本：710mm×1000mm　1/16
印　　张：19.75
字　　数：292 千字
书　　号：ISBN 978-7-5710-1652-4
定　　价：39.50 元

致老年朋友的信

——代前言

近年来，随着"健康中国"建设的深入推进，老年慢性疾病防控工作取得积极进展，但 2019 年老年人常见的高血压、糖尿病、高胆固醇血症、骨质疏松症、慢性消化系统疾病、慢性阻塞性肺疾病患病和癌症发病率与 2015 年相比却有所上升；而高血压、糖尿病、慢性阻塞性肺疾病和骨质疏松症的患病知晓率、检查率、治疗率和控制率仍需提高，"健康中国"的建设任重而道远。

2021 年我国已有 2.67 亿 60 周岁及以上的老人，占总人口 18.9%，其中 65 周岁及以上老人突破 2 亿人，占总人口的 14.2%。人的年纪越老，患病也就越多，这也是一种自然规律。有资料报道，我国 65 岁以上的老年人中 85.5% 以上都患有一种以上的慢性疾病；75 岁以上的老年人中 88.7% 老人中都患有两种以上的慢性疾病。2019 年我国因慢性疾病导致的死亡人数占总死亡人数的 88.5%，其中因心脑血管疾病、癌症和呼吸系统疾病死亡的比例为 80.7%。

进入 21 世纪后，人们平均期望寿命将不断延长，但在延长的这些岁月里绝大多数的老人不得不与老年慢性疾病相随相伴，与病共存共生。国内外的养老实践经验告诉我们，若老人纯粹为"养老"而养老，会使老人越养越衰老，越养越体弱多病。

笔者是一名退休的老年科医生，如今年近 80，同样也是身患多种常见老年慢性疾病的退休老人。我离上海市民平均期望寿命83.67岁（2020年）还有距离，因此希望自己的养老生活能带病延寿，努力不早逝（现实寿命低于平均期望寿命），争取过渡寿（现实寿命高于平均期望寿命），力争做个准寿星（岁数超过90岁），我正在不懈努力中。

生老病死是自然规律，有的老年朋友也许会说"80岁的老年病人谈长寿，不是临渴掘井吗？"回答是否定的，只要你活着，任何时候争取延年益寿都不会迟，孔老夫子2000多年前就告诉我们："往者不可谏，来者犹可追"（《论语》）；西汉刘向说："亡羊而补牢，未为迟也。"（《战国策·楚策四》）。我对退休养老生活充满着热情，正如唐朝诗人刘禹锡在《酬乐天咏老见示》诗中所说"莫道桑榆晚，为霞尚满天。"

科学的发展日新月异，科学知识也需要不断推陈出新，因此，每个老年人都应该学习自我保健的新知识，来保持自己的身心健康，保证老年生活的质量。我虽身为医生，但衰老、疾病是自然规律，人人平等，同样也会和大家一样患多种老年慢性疾病，但我仍在不断学习、不断亲身实践，并愿和广大老年朋友和家属们一起分享、交流自我保健、带病延寿方面的新知识、新体会。

"带病延寿"并不是一句空话、一种空想，是一种完全确实可行的养老实践，只要做好自我保健、家庭康复，就能使自己提高养老生活的质量，能带病延寿。自我保健就是自己运用一些医疗保健方法和措施，依靠自己、家庭或社区的力量，对自身进行自我观察、判断、治疗、康复、护理和预防，同危害自己身心健康的不良生活方式、生活习惯、疾病和衰老进行斗争，逐步养成良好的生活方式，建立起一套适合于自己身体健康状况的养老方法，维护和增进自身的健康，从而达到健身祛病、防治疾病、提高老年生活质量、带病延寿的目的。现代医学实践已证明，自我保健是目前提高老年人生活质量、健康水平和延年益寿的理想方法和手段。

那么，怎样才能提高老年病人的生活质量？怎样才能使老年病人带病延寿呢？最基本的要求是老年人自身、老年人家属学习、了解、掌握自我保健和家庭康复的各种医学科普知识，尤其是老年人自身，这也是我们编写本书的目的。世界卫生组织早就指出"许多人不是死于疾病，而是死于无知，死于自己不健康的生活方式。"

　　本书内容也是作者自己在养老生活中，不断学习自我保健，力争带病延寿的心得体会，聚焦了老年人常见各种健康问题的疑点和困惑，进行针对性的解答，具有科学性强、实用性强、专业性强、通俗易懂、深入浅出的特点。希望本书能够成为老年病人的知心朋友，给大家带来老年保健知识的提升和全面的健康呵护，我和大家一起为带病延寿共同努力！大家一起加油！

严忠浩

于上海

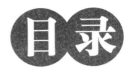

目 录

CONTENTS

第五篇　常见老年病的自我保健

第一篇

健康、疾病、衰老、寿命、老年人的新概念

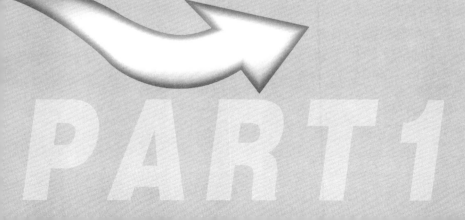

PART1

本书的主书名是《带病延寿》，但很多老年朋友对"老年人""老年病""衰老""寿命""疾病""健康"等概念并不是很清楚，老年人要带病延寿，首先就要了解这些基本概念。

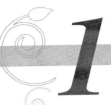

健康与疾病

"祝您健康！"是我们生活交际中最常用的祝福语之一，但你想过"什么是健康"吗？也许大部人会回答："身体没有病，就是健康呗！"这种传统的看法已经过时了。

什么是健康

随着现代社会经济和科技的发展，特别是医学的进步，人们对健康的观念不断更新。目前，人们已从生物、心理、行为、社会、环境等各方面研究与健康有关的种种观念，跳出了"没有病就健康"的旧框框、旧观念。

早在 1946 年世界卫生组织（WHO）成立时，在其宪章中提出健康的定义："健康是躯体上、精神上和社会适应上的完好状态，而不是没病和虚弱。"

1990 年，WHO 又明确指出：健康包括躯体（身体）健康、心理健康、社会（适应良好）健康和道德健康 4 个方面。心理健康是健康的精神支柱，躯体（身体）健康是心理健康的物质基础。良好的情绪状态可以使生理功能处于最佳状态，反之则会降低或破坏生理功能而引起疾病。

现代医学认为，对健康的影响和作用因素是多方面的，因而维护健康的职责也不只是医疗机构一方所能承担的。应该充分重视和发挥个人在维护自身健康，尤其是心理行为模式方面，有着其他任何人都无法替代的作用。

从生物学意义上讲，健康是一种生理状态、心理状态、精神状态；从人类学上讲，健康是一种生存能力；从社会学上讲，健康应该是一种责任，是对社会、对家庭、也是对自己的一种责任。

笔者认为，健康是相对的，健康的本质是人体的动态平衡。正如宋朝诗人戴复古的《寄兴》诗中所说"金无足赤，人无完人"，世上没有绝对健康的人。

人体还有一个处于健康与疾病之间的状态，这就是意大利医学家格林和苏联学者布赫曼教授在 20 世纪 80 年代中期所提出的"人体第三状态"——亚健康，并且大多数人都处于亚健康状态。"亚健康"状态实质是"疾病早期阶段"，因为你的身体储备、代偿功能使你在早期没有出现明显的疾病症状、没有明显不适，或者目前医疗条件尚不能早期发现你的病理变化。所以，健康只是相对的，人人趋向不健康是绝对的。老年人年老体衰，大多都处于亚健康状态。

什么是疾病

疾病是人体在一定病因作用下，自身调节紊乱而发生异常生命活动过程，并引发一系列代谢、功能、结构的变化，从而表现出症状、体征和行为的异常。疾病是个极其复杂的过程，许多情况下，从健康到疾病是个由量变到质变的过程。当致病因素作用于人体，达到一定强度或持续定时间，也就是说，致病因素有了一定量的积累就会引起机体的损伤，就会出现功能、代谢、形态结构紊乱，从而发生疾病。

很多人误认为，自己身体舒服就没病，不舒服就是病了，把疾病和自己感觉联系在一起，作为有病没病的衡量指针。自我感觉好并不等于健康，有些富贵病、文明病、非传染性疾病，它是慢慢地潜伏着、发展着、不知不觉、潜移默化、几年、十年、二十年，是由量变到质变的过程，一暴发往往是大病。很多病没有症状，像血管硬化没有症状，冠状动脉粥样硬化了 50% 甚至 80% 没有明显的症状；高血压没有症状，有人曾做过调查，在 1 万个高血压病人中，有 53% 的人没有症状；有些癌症早期没有症状，可一旦被发现往往到了中晚期，治疗困难重重。

美国的《科学》杂志上发表一项研究表明，肺癌可以在体内潜伏20多年，然后突然转变成具有侵袭性的癌症，开始攻击人的身体。这个时候，肺癌会迅速恶化。那么，在肺癌潜伏的这20多年，身体可能没有任何明显的不舒服的感觉，是没病吗？实际上，多数癌症都经历了个漫长的没有明显症状的过程，等症状出现已经进入中晚期。所以感觉良好并不代表没病，"感觉如何"不能和"有没有病"画上等号。因此，老年人定期体检，早期发现疾病十分重要。

可以说，没有突然发生的病，只有突然发现了病。所以，我们要有病早发现、早诊断、早治疗，有些癌症早期发现治愈率90％以上，而晚期发现5年以上成活率只有10％。有些疾病只要治疗及时是可以治愈的。所以请大家记住千万不要跟着感觉走，该查体就查体，该疗养就疗养，该住院就住院。

也有很多老年人误认为，有病就是不健康，健康就是没病，疾病和健康是对立的。其实，我们的生命注定离不开疾病，疾病是生命的一种常态，疾病与人终生相伴。如果健康是"没病"，那这个世界上就不存在完全健康的人了。没有疾病的绝对健康，是一种永远都不可能实现的理想状态。疾病和健康之间，没有一条绝对清晰的界限。

例如，随着年龄增长人的血管开始逐渐老化，青少年时期以后人体血管就可出现动脉粥样硬化，血管壁上开始出现斑块，血管会慢慢硬化、变窄。通常在35岁左右是动脉粥样硬化发展的高速期，如果随着年龄的增加，动脉粥样硬化也会进一步发展，那么40岁以后冠状动脉粥样硬化性心脏病（简称冠心病）和脑血管疾病的发病风险就会明显增多。那么，这个时候如果还没有出现心脑血管疾病的症状，算是健康的吗？肯定是的。算是生病吗？也应算是的，血管壁上出现粥样斑块，当然是病，这也是一种健康和疾病共存的状态。当血管狭窄的程度超过70％甚至达到90％的时候，人就开始出现心绞痛或脑血管梗死的症状了。这个时候，人就不光是生病了，严重的话甚至需要接受手术治疗，更甚可危及生命。

所以，健康包括两个方面：第一，健康是可以包容疾病的；第二，健康并不是排斥疾病，健康的人不代表不可以生病，而是具有从疾病中康复或自愈的能力。疾病和健康之间并不存在一个绝对界限，二者是可以共存的。

疾病与生命共存

为什么疾病会与生命共存，终生相伴？

现代医学告诉我们：因为人类的进化并不能做到尽善尽美，而这些不完美，就是导致疾病伴随生命终生的原因。进化的不完美，体现在以下三个方面：

第一，我们的基因是不完美的。多数的慢性疾病都和体内的基因有一定的相关性，比如糖尿病、高血压、癌症等。基因这种包含了生命巨大遗传信息的最底层的东西是不完美的，也就决定了人始终处于生病的风险之中。例如，如今危害人们健康的大多数疾病包括心脑血管疾病、癌症等，都只属于"遗传易感性疾病"，人们从父母那里得到的并不是这些病本身，而只是得到了对这些疾病的致病因素的"易感性"，这些疾病的发生主要还是取决于后天的、外界的因素。

第二，人体器官是不完美的。人体器官权衡了人类物种整体的利益和风险，是为了最大限度地实现人体的基本功能和生存需求而进化出的"妥协"和"折中"的方案。

比如，我们的胃分泌胃酸，可以杀灭进入胃里的绝大多数细菌，但是这么强悍的器官却斗不过小小的幽门螺杆菌。这种细菌会使我们患上胃炎、胃溃疡，并使得我们患胃癌的风险明显增加。可以说，每个人体器官都不是"精心打造"的永不出错的"作品"，在外界环境因素和自身因素作用下，都可能受疾病的困扰。

第三，人类的适应能力是不完美的。人类进化的速度永远赶不上环境变化的速度，导致的一个结果就是疾病的到来。在数百万年的进化过程中，我们这副身体已经适应了饥一顿、饱一顿的日子。现代稳定的社会环境让我们衣食无忧，我们不用再为寻找食物到处奔跑了，而很多代谢类疾病（比如糖尿病、高血压、高血脂、高尿酸等）也就随之而来。

不仅人类的身体没能完美地适应外界环境，人类需求与自身能力的匹配也是不完美的。人类拥有了语言、意识、理性和想象力等这使得人类对自身不断提出新的需求；拥有更多的可支配时间、摄取美食、活得更久、通过不断竞争来实现自身价值……不断增加的需求给人体带来的各种压力逐渐累积，从而也会可能产生疾病。

在"生老病死"中，如果没有"老"和"病"，人就不会死，所以"老""病"是自然法则。为此医学的任务主要是"延老"和"减病"；"延老"就是延缓衰老，以达到天年，而不是通过基因编辑达到长生不老。对疾病也只是"减少（预防）"和"减轻（治疗）"疾病，而不是"消灭"疾病。

人们应该学会与疾病共生共存，因为真正的健康是包容疾病的。我们的生命注定离不开疾病，疾病是生命的一种常态，疾病与人终生相伴。

2 人体的衰老

老，是不可回避的自然规律，生命过程中的衰老现象，一向是人们所关注的问题。科学家为了人类的健康长寿曾对衰老现象做过大量的研究，希望能推迟衰老的进程，从达到健康长寿、颐养天年的目的。这对现代人们来说，已不是可望而不可及的事情了。

让我们多了解、学习一些延缓衰老的知识，知道人体衰老的自然规律和现象做到心中有底，对了解自己的身体衰老情况，对了解自己所患的老年病及了解老年病的防治，对我们如何更好做到"带病长寿"是十分有必要的。老年朋友，你说是吧！

老化、衰老和老征

WHO提出了老年人年龄组划分的新方法，即：60～74岁为年轻老人；75～89岁为老年人（80岁以上为高龄老人）；90岁及以上为长寿老人；100 岁及以上为百岁老人。

随着年龄的增长，机体出现老化，这是生命过程中一种必然现象。但是，不同老年个体之间这些变化差异很大，即使同一老年人身上，各系统、各脏器的变化也是有迥异。我们认识老年人衰老的特征，了解老年人衰老"累积性、普遍性、渐进性、内在性"的规律，这对于延缓机体衰老、预防老年病的发生、保护和促进老年人的身心健康、提高生命质量具有十分重要的意义。

1. 老化　是人的生命过程中身体渐老时，对各种内外因素的影响变为敏感的过程。正如从受胎开始到出生、发育、成熟，以至到衰老都属于老化过程。这种变老现象是人体必然经历的过程，其实人早在老年来到之前，身体就已经开始老化。

老化可分为正常老化和不正常老化，正常老化是符合自然生理规律的生理性老化；不正常老化是由于疾病、营养不良、劳累或者环境等因素影响，从而加速了老化过程或造成病理性老化。

发生老化的时间、程度各人之间的差异很大，各个器官老化的速度也不同。一般认为老化随着年龄增长而逐渐变化。

2. 衰老　是一切有生命的生物的共同特性，是人的机体随着时间的推移，年岁的增长而发生自然变化的必然过程。在机体和组织的各级水平而出现老化改变，表现出功能、适应性和抵抗力的减退，这种与年龄相符合的老化征象称衰老。如提前出现了和年龄不相符的老化征象则称"早衰"，是老化的病理表现。所以，老化和衰老是两个既有联系又不完全相同的概念，老化的概念里包含着衰老的意思。老化主要是人体组织细胞及功能上的变化，而衰老则是老化的最后阶段或老化的结局。

衰老诱发疾病，疾病又促进衰老。随着衰老而来的，是生命死亡的概率增加，当人体维持生命的能力降低到一定程度，生命即将停止。老人死亡的原因是疾病和衰老共同相互作用的结果。

3. 老征　是指人体老年期变化的外在表现，如头发变白、视力老化、皮肤发皱、脊柱弯曲、身高下降、体重变化，等等。老征常用来作为评价衰老程度的指标之一，只是全身性衰老的一面镜子。

我们对衰老、老化、老征的概念有了一个基本的认识，并不难发现他们之间有许多共同之处，都表示随着年龄的增加而出现一系列的老年期变化，老征则是这些变化的外在具体表现。因此，在通常条件下，这些名字可以互相代替。但是，他们之间又有着微妙的不同，所以在特定条件下，必须选择其中一个正确的使用。"衰老"则是这些名词的代名词，使用最广泛。

衰老的原因

人从出生开始，就已伴随衰老。致人变老的原因有以下6点：

1. 过度氧化　人体各个器官过度氧化之后，就会加速衰老生病乃至死亡。

2. 细胞衰败　当细胞间隙被代谢废物所充填，细胞衰老、突变的可能性就会增加。日常生活中，导致细胞突变的因素有电离辐射、放射线危害等。

3. 蛋白质老化　当蛋白质的合成出现异常，核蛋白老化，异常的基因引发蛋白质合成障碍，就会引起衰老。

4. 内分泌系统功能减退　当性腺、甲状腺、肾上腺、垂体等功能降低时，人体就会迅速衰老。

5. 微循环障碍　因为人体大量代谢废物的沉积，以及病理性代谢残渣堆积，导致微血管系统遭到破坏，从而出现血管管腔狭窄甚至封闭的现象，最终生命代谢活动出现异常，人体细胞就会衰老。

6. 激素缺失　人体中的激素维持着人体生理功能的正常运作，当激素分泌失调时，人体内部环境就不稳定，生理功能衰退，人就会出现各种不适症状。

由此可见，衰老是人体不可逆转、不可抗拒的自然生理现象，同时人体衰老又是一个渐进的过程。我们在掌握人体衰老的规律、进程之后，根据自身身体状况进行自我保健，就能让衰老离自己远些、让衰老来得慢些再慢些。

衰与老并不同步

"衰老"传统观念都是把衰和老联系在一起。那么，老就一定衰吗？衰就一定老吗？不一定。

一般认为，随着年龄的增长，人体内各组织器官的细胞数减少，细胞间水分减少，组织萎缩和退化，生理功能减退，免疫功能下降，即发生衰老，促使寿命缩短。但必须指出，年龄（老）虽可作为判断衰老的基础，但它并不是衰老的唯一标志。现在已经证实许多衰老改变，并非与年龄呈绝对平行关系。例如匈牙利的卢德维希二世14岁就发育为成人，15岁结婚，18岁头发变白，20岁死亡。死后尸体解剖发现，体内器官已具有明显衰老的特征。

衰老是一切生物体随着时间推移而产生的一种自发的必然过程。它表现为各器官组织的改变，以及功能、适应性和抵抗力的减退。衰老是不可抗拒的自然规律，但是人们可以经过努力，能使"衰"减速或推迟，即"老而缓衰"。但有的人也会提前老化或衰老，即"未老先衰""早衰"。

对不同的个体来说，衰老开始的时间及速度的快慢差异很大，有的人60岁就像七八十岁一样老态龙钟，生活也不能自理；有的人到70岁仍然精力充沛，器官功能良好。同一个个体，不同器官的老化开始的时间及速度也不相同。例如，骨、软骨、肌肉、皮肤等老化较早，而心脏、肺脏、肾脏、大脑等老化发生较迟。现代研究证明，肺脏老化的时间是在37岁左右，心脏老化时间在20岁左右。这些差异决定于遗传因素外，还决定于个体的后天因素和外界环境影响，如吸烟者的肺脏老化年龄就大大提前，嗜酒者肝脏就会超前老化。

人们并不都是随着年龄的增长，而身心随着同步衰老的。有人研究发现：55岁时衰老的差别可达14年，即年轻的可如41岁壮年，衰老的像69岁老年。研究认为生命的长短是生理上、心理上和环境因素相互影响的结果。

虽然对每个人来说老化有快有慢，但一般说来，老化是持续的逐渐的进展十分缓慢的过程。古人伍子胥过关，一夜头发全白了，这毕

带病延寿——健康专家严忠浩谈老年人保健

竟是传说中的故事。衰老待老了再防，不如未老先防为好。

提前老化或衰老就称"早衰"。衰老变化是随着时间推移而变化的过程，未老先衰就是超越衰老的自然过程，提前出现衰老的现象。早衰的主要表现就是与自己年龄不相符合的一系列衰老现象：如外观方面，提前出现头发花白、秃发、皮肤皱纹增多，并有暗褐色"色素斑"，牙齿松动早脱落等。体力方面经常感到精神不支、乏力、小便次数增多、稍一活动或上楼梯就会感到气喘、心悸、胸闷，经常头晕目眩，耳鸣、视力衰退等。

早衰的种种表现看上去有时比老年人的正常生理衰老还明显些，生理衰老者的心理情感虽有变化，但不突出。而早衰者由于大脑功能的提前老化、他的心理情感的变化反而明显些。

因此，笔者认为：衰老，老不是问题，衰才是关键。

衰老的本质

随着现代医学科学的发展，研究衰老的最新进展有以下三个层面：

1. 基因损伤　很多因素会引起基因突变，基因突变就是一种损伤。随着年龄增长，这些基因突变引起的基因损伤会逐步累积和叠加，就有可能在关键位点上把正常的原癌基因变成癌症基因。从这个角度来看，癌症可能是人体衰老的一种表现形式。

2. 细胞功能异常　细胞功能异常表现为很多方面，比如内分泌腺体分泌激素越来越少。女性雌激素水平下降，就会引起皮肤弹性下降、皮肤干燥、月经紊乱和骨质疏松。再比如，糖尿病、高血脂这类疾病并不完全是由营养物质摄入过多引起的，可能还有对营养物质的代谢障碍。无论是激素水平下降，还是利用营养物质的能力下降，都是细胞功能下降的表现。

3. 自我修复能力下降　人体在很多方面都有自我修复能力。比如，基因损伤可以自我修复。再比如，细胞损伤或者死亡之后，人体的干细胞会加快分裂，代替坏死的细胞，这也是自我修复。只有自我修复能力下降，人体无法修复基因损伤、无法恢复细胞功能的时候，人才是真的衰老了。所以，衰老的本质不是年龄，而是自我修复能力的下降。

老年综合征

老年综合征是指老年人多由多种疾病或多种原因导致的同一种临床表现或临床症状或问题的症候群。常见的有跌倒、尿失禁、肌肉减少症、阿尔茨海默病、便秘、晕厥、谵妄、抑郁、焦虑、疼痛、失眠、衰弱、药物滥用、老年帕金森综合征等。

老年人除生理性退化以外，有一组疾病症状会严重损害老年人的生活能力、导致功能的降低、显著缩短预期寿命，这种由多种疾病或原因造成的非特异性的同一临床表现症候群称为老年综合征。

老年综合征常见的症状包括易跌倒、听力受损、视力受损、阿尔茨海默病、尿失禁、谵妄、肌肉减少症、营养不良、衰弱、卧床、步态不平衡和压力性溃疡 12 个种类，有些专家认为还应该包括多重用药、疼痛、抑郁症、睡眠障碍、药物滥用和老年帕金森综合征等症状。

研究表明，在 65 岁以上老年人中，跌倒发生率约为 30%，在跌倒老人中 10%～11% 导致重伤，5% 发生骨折；阿尔茨海默病患病率为 5%，且每增加 5 岁，患病率会增加 1 倍，到 85 岁以上，发病率超过 40%；尿失禁发生率男性、女性分别为 18.9% 和 37.7%；老年抑郁症患病率为 10%～20%，其中只有 10%～15% 的病例得到确诊，1%～4% 为重症，极重者会导致自残或自杀；80%～85% 的老年人有程度不同的疼痛，其中 45% 为慢性；失眠患病率为 50%，平均失眠 4 年以上者占 23.3%；多重用药问题也比较严重，同时使用 3 种以上药物者占 50% 以上，同时使用 4～6 种药物者高于 25%，药物不良反应的发生率比年轻者高 2～7 倍。

举例来说，跌倒是老年人慢性致残的第三大原因，是意外伤害死亡的首要原因。老年人跌倒的多发，并不都是意外，而是机体功能下降和机体老化过程的一种反映，包括中枢外周神经、平衡运感觉、骨骼肌肉韧带、步态协调能力的下降，以及一些急、慢性疾病的非特异性表现。

再比如阿尔茨海默病，是由于慢性或进行性大脑结构的器质性损害引起高级大脑功能障碍的一组症候群，是病人在意识清醒的状态下出现的持久全面的智能减退。早期表现为性格改变、记忆障碍，后期可出现生活能力下降、失认、语言功能减退、精神行为异常等。痴呆的发生率随年龄上升明显增加。引起痴呆的病因主要有阿尔茨海默病、血管性痴呆、帕金森病伴痴呆，也和所处环境及社会因素有很大的关系。

患有老年综合征的老人，与健康老年人相比，更易表现出"虚弱"的状态机体各器官功能储备下降，常因外界环境轻微变化或刺激引起急性事件（如疾病和死亡）的发生。通俗一点讲，这部分老人就好比"纸糊的船"，风平浪静的时候看上去没什么问题，但抵御各种风险的能力很差，小风小浪就会老人"翻船"。

老年综合征一旦出现会严重影响老年人群的生活质量和自理能力，近年来越来越提倡通过老年综合评估尽早发现问题、及早干预、积极改善预后，主动地实施健康管理，防病于未然。

老年衰弱综合征

老年衰弱综合征主要由于老人自身机体功能下降及储备能力下降，且受到外界刺激时，可引起并发症、不良事件、疾病等问题。同时老年衰弱综合征也为机体退行性改变及多种慢性疾病引发的机体易损性增加的综合征，病人临床表现为衰弱、跌倒、痴呆、尿失禁、便秘、谵妄、抑郁等。老年衰弱综合征病人及病人家属需引起足够重视，应及时发现尽早干预，从而改善病人生活质量，提高病人生活品质。

衰弱在老年人群中很常见，表现为机体的脆弱性增加，维持生理系统如神经肌肉、代谢和免疫系统的储备能力下降，维持身体稳态的能力下降，当面对各种应激和压力时，发生疾病和死亡的风险增加。当人患病时可以伴随衰弱，但也有可能并无躯体疾病，却表现为疲劳、消瘦和沮丧。女性比男性更容易发生衰弱症。有衰弱症的老年人发生跌倒、感染的风险高，住院后恢复的更慢，死亡的风险更大。

1. 引起老年衰弱症的原因　可致老年衰弱症的因素很多，如老年人中常见的骨质疏松、肌肉减少症、营养不良、贫血、性激素水平的改变、胰岛素抵抗（可导致糖尿病、代谢综合征）、微量元素缺乏等可以促进机体细胞损伤和衰老、导致脑神经细胞萎缩、动脉粥样硬化、骨骼脆性增加、肌肉力量下降以及动作迟缓等。

2. 老年衰弱症有哪些表现

（1）容易疲劳：与以前相比更容易疲劳，容易累。

（2）抵抗力下降：容易生病。

（3）体重下降：出现不明原因的体重下降。

（4）走路缓慢：步伐慢，赶不上同行人的步调。

（5）躯体感觉能力下降：神经系统反应能力降低，对温度、痛觉的敏感性降低。

3. 老年衰弱症危害　衰弱可致老年人处于脆弱状态，日常生活能力下降，站起或者走路时容易跌倒，甚至发生骨折。气候变化时容易发生呼吸道感染，发生感染时容易产生并发症，造成机体脏器的损伤，增加死亡的风险。

4. 老年衰弱症如何自我评定　老年人可以按照下述标准（表1-2-1）来评估自己是否存在衰弱。评分标准：每项"是"为1分，3分以上要考虑"衰弱"；1～2分为衰弱前期；0分表明无衰弱。

表1-2-1　　　　　　　　　　老年衰弱症自我评定表

项目	是	否
不明原因的体重减轻		
肌力减退（握力下降）		
体能低下		
运动减慢（步速减慢）		
疲劳		

5. 怎样干涉老年衰弱症　老人对老年衰弱症进行及早干涉，可明显改善老人预后，主要有以下几点。

（1）体育运动：运动有助于保持身体健康，降低患糖尿病、高血压、心脏病的概率，同时增加肌肉的力量，改善疲倦无力现象。无论准备进行哪一项锻炼，都应该对当前的体力和身体状况有个基线的自我评估，这有助根据自身的状况，建立自己的锻炼档案，进行适合自己的锻炼方法。

以表1-2-2～表1-2-4是简短的心血管功能、力量水平和协调能力自我评估问卷，选择回答：1分（从不）；2分（有时）；3分（经常）。如果每一个类别中都得到4～6分，证明身体状况就很好，如果有一个表格的分数高于8分，就需要加强锻炼。

表1-2-2　　　　　　　　　心血管功能评估表

心血管状况	从不	有时	经常
行走10分钟后就上气不接下气	1	2	3
爬两层楼梯就累了	1	2	3
一般乘电梯不是走楼梯	1	2	3
散步或爬山时经常掉队	1	2	3
心血管功能总评分			

表1-2-3　　　　　　　　　力量水平评估表

力量程度	从未	有时	经常
排队超过10分钟就会感到累	1	2	3
请别人帮我抬重物	1	2	3
我很难打开罐头或紧闭的窗户	1	2	3
尝试新运动或身体活动后感觉酸痛	1	2	3
力量水平总评分			

表1-2-4　　　　　　　　　协调能力评估表

协调能力	从未	有时	经常
走路时常常担心会被绊倒或摔倒	1	2	3
我单腿站立不能超过5秒	1	2	3
我穿鞋需要坐下来	1	2	3
我上楼时需要扶手或辅助	1	2	3
协调能力总评分			

（2）运动方法：一周3次，每次45分钟，如果不能保证完整的运动时间或者不能坚持，可以将45分钟的锻炼分解成几个短的时间段，

每次 20 分钟左右。对老年人来说运动的强度和时间应该逐步缓慢增加。锻炼的目的是提高步行速度，增加平衡能力，减少跌倒次数。锻炼的方式可以是骑自行车（建议健身房骑固定自行车，以保障安全）、游泳（可以使全身肌肉得到锻炼，同时保护关节）、球拍类运动（网球、羽毛球，锻炼手眼协调和身体平衡）跳舞（运动控制和平衡）、家务活等。

老人也可以进行力量训练，增加肌肉力量，增加骨质密度，同时降低患糖尿病的风险。对老年人来说做一些静力锻炼、借用阻力带、弹力带的锻炼等也可以达到同样的目的。

可见，老年综合征和老年衰弱综合征有很多共同之处，只是从不同角度来进行描述，二者最大共同点是老年、衰弱、疾病。

延缓衰老

衰老是生命不可抗拒的自然规律，当今与衰老作斗争的手段不断更新，不论在身体上、智力上都可以延缓衰老。只要发挥老年人的优势，加强自我保健，积极地与衰老作斗争，延年益寿就能实现。

衰老并不绝对意味着很快走向死亡。从开始老化到衰老，以及在不同的衰老阶段，有着一个漫长的时期。同样年龄，人的衰老程度有很大的个体差异。如果老年人能防治疾病、重视营养卫生、适当进行体育锻炼、建立科学的生活方式、保持乐观精神，便可推迟衰老的进程。

研究发现，我们可以通过改变生活方式（比如适度节食和运动等）来延缓生理衰老。美国佐治亚州立大学的一项研究指出，适度节食可以促进动物体内 β-羟丁酸的产生，而这种分子不仅能延缓心血管的衰老，还有助于减少衰老细胞。

研究指出，清除动物大脑内的衰老细胞，有助于缓解认知衰退的状况；运动可以帮助我们清除体内废物，增强自我修复能力和代偿能力；戒烟限酒可以减少基因损伤，减慢衰老的速度。

国内外科学家还对多种生物制剂、免疫制剂、微量元素、中药制剂进行延缓衰老的探索，也有专家对长寿地区的长寿老人进行调查总结延缓衰老经验有：少食多嚼；少肉多菜；少盐多醋；少糖多果；少愁多乐；少欲多施；少车多步；适衣莫捂。

笔者认为，年龄可以反映衰老，却不能定义衰老，延缓衰老还得依靠自己。

3 人寿几何

遗传学告诉我们，不同生物物种有不同的寿数。那么，人应该有多大寿数呢？

2000多年前，我国的中医著作《黄帝内经》上说："法于阴阳，和于术数，起居有常，食饮有节，不妄作劳，故能形与神俱，而尽终其天年，度百岁乃去。"同样，2000多年前的《圣经·创世纪》上说："人本血肉之躯，应得120岁。"

人的自然寿命

现今科学家对人的自然寿命提出了几种学说，基本都在100～175岁范围之内（平均数是125岁）。也就是说，这些学说虽然研究的方法和角度各不相同，但对人的遗传自然寿命推测，大体是相一致的。

在这些学说中，以细胞分裂极限学说最有说服力。因为细胞的凋亡既是人体衰老的最简单体现，也是最复杂的生理现象。这个学说认为："细胞分裂次数乘以分裂周期之积"基本上可以反映生物物种的自然寿命。因为动物细胞成长的分裂次数与其寿命是有直接关系的。

人体的细胞（癌细胞和生殖细胞除外），在一生中的分裂次数是50次左右，平均分裂周期是2.4年。按照上述公式人的遗传寿命应该是120岁左右。我们认为，按照这个公式计算出来的自然寿命大体上是正确的。理由是：不论哪一种系统、器官和组织，都是由细胞分化而来。细胞不仅是系统、器官和组织的基础单位，还可以作为一个生命的个体而单独生存。

寿命长短靠自己

我们的自然寿命是 120 岁左右，是遗传决定的，这个寿命基因普遍地存在于人体内的软体组织结缩细胞的染色体中。至于在现实生活中，说到寿命长短的时候，人们所讲的"遗传"，是指在影响寿命的各种因素中，把后代与先辈实际活得的岁数，即现实寿命联系起来了。比方有人说："我父亲活了 86 岁，母亲活了 92 岁，到了我们这一代，当然也不会短命！"这就是误认为自己的现实寿命长短是父母遗传来决定的，其实这是个天大的误解。

在自然寿命范围中，只有疾病遗传和形态等性状遗传能对其产生影响。但自己的寿数与父母辈寿数，乃至祖父母辈的个人现实寿命，并没有必然联系。如果有"遗传"的话，那是指某种疾病在先辈就没有得到过较好的治疗在同一环境因素中，下一代又遇到了同样问题，这种病又出现了。只要治好了这种疾病，所谓的"遗传"也就不存在了。或者说，你的现实寿命是你本人的性格、修养、意识形态、生存环境、生活方式、饮食习惯、养生、锻炼、家庭成员融洽程度等各种因素综合形成的，不存在长寿与短寿的家族"遗传"问题。

例如，美国老年学学者珀尔曾考察了一个百岁老人，发现他六个直系祖先平均寿命都接近百岁，因而得出家族长寿遗传的结论。如果说珀尔这个结论是正确的话，为什么从短命家族中嫁来的祖母、母亲也都长寿了呢？

日本有个叫缅边的长寿之家，与这个"百岁老人"家族很相似。缅边本人的寿命达 120 岁以上，妻子 120 岁以上，儿子也在 120 岁以上，孙子也有 105 岁。有人认为这主要归功于家族长寿"遗传"。细细想来，我们不禁要问：既然是家族遗传，必然要有血缘关系，为什么没有血缘关系的妻子，以及嫁在这个家庭的儿媳妇，孙媳妇也长寿了呢？反之从这个家庭中嫁出去的姑娘们反而短寿了呢？

原来这个缅边家庭有几条传下的不成文的规矩，第一，处理一切事情，以忍让为上、宽厚为怀；第二，饮食必须以糙米、果品、海菜、鱼类为主；第三，虽然已经电器化了，仍要求"日出而作、日落而息"；第四，特别要求每个人必须每月1～8日用艾绒灸腿上的足三里穴位。可见是这些良好的家风使这个家族的成员长寿了。

当你们的家庭成员中出现短命者的时候，千万不要迁怒或归罪于遗传，只要你积极治疗某些疾病，加强身体锻炼，完全可以长寿。反之，当你的家族出现了几位长寿者的时候，千万不要把你家有长寿者的历史当作"沙发"，躺在那里不动了。如果这样，你就有可能短寿。所以，你应该从你们家庭的生活环境、饮食习惯和生活方式中去找原因！从你对人生的态度，从你的性格，从你对酒色财气的淡化程度，从你是否能处理好人际关系方面去找原因！你应该从是否认识、保护和开发你自己的自愈康复系统去寻找答案！

古希腊哲学家赫拉克利特说："健康之神不在天上，而在人间，他正是你本人！"

因此，在自然寿命范围中，父母长寿子女也长寿；父母命短子女也命短的结论是错误的，因为忽视了生活条件。不同家族从自己父辈到子辈的生活方式、饮食习惯、性格、修养及某些疾病因子相同，其寿命也相接近。

在120岁左右的自然寿命范围内，只有所谓的疾病"遗传"和体质、气质、性格、相貌等形态的遗传，不存在家庭寿命遗传问题。人的正常寿命应在120岁左右，而你还活不到100岁，应该都是你的错，是你自己折的寿。

有"无疾而终"吗

从本质上讲，衰老并非疾病所致，而是机体的内在因素起主导作用，但是在衰老过程中，个体处于老化状态下，往往或多或少、或轻或重地患有不同程度的疾病。因此，事实上不可忽视疾病对衰老的重要作用。

自然衰老、无疾而终的老年人罕见，绝大多数老人都是衰老与疾病共同作用而导致死亡，这就要求每位想健康长寿的老年人，必须采取针对衰老的对策，同时积极防治老年性疾病。

医学界长期以来，并不相信"无疾而终"的说法，认为老年人的死亡都是病理性的，真正生理性自然死亡几乎没有。上海市老年医学研究所曾经对8位"无疾而终"的百岁老人进行尸体解剖，结果发现：8位老人中有4位是因患支气管肺炎死亡的；有2例死于癌症；有1例因肠道阿米巴引起的肠出血、肠坏死身亡；只有1例死因不明。同时发现，这8位百岁老人身上平均有7.3种疾病，包括有严重腹主动脉瘤、局限性心肌梗死、静脉血栓形成等。结论是高龄老人绝不是无疾而终。

另有人指出：老年人在生理、免疫、代谢等方面都有特殊性，不少疾病的表现十分隐匿难以发现，因此，初看起来好像是在没病的情况下离世的，实际上他们并不存在所谓的"无疾而终"问题。

如果认真全面地体检一下，又有几个人不被查出有这样那样的疾病呢？问题是身体有无疾病是一回事，是否因这些病致死是另一回事，不能混为一谈。

衰老的共同特征表明，衰老过程在机体发育成熟后逐渐缓慢进行着，并且不可逆转。但是，老年人只要善于安排好自己的生活，注重老年养生保健，同样可以焕发青春，生活过得更有意义。现代科学研究已经提供了大量的延年益寿的方法，可达到防治疾病，延缓衰老进程的目的。现代科学认为，人体的衰老和寿命的长短取决于先天和后天因素，先天因素就是基因遗传，后天就是生活环境、饮食营养结构、生活习惯和方式等。

疾病是折寿的主因

活得更长久、更健康，是人们追求的目标。你想过吗，在健康长寿的路上，人会遇到哪些疾病的威胁呢？概括地说，威胁人类生命与健康的因素主要有三大类：传染病、慢性疾病和意外伤害。

1. 传染病　人类与传染病的斗争已持续数千年。新中国成立后，随着我国实施免疫规划、重大疾病防治政策，各种重大传染病得到了有效控制，传染病的发生率、死亡率均大幅下降。即便如此，人类依然面临新发、再发传染病的威胁，如传染性非典型肺炎（SARS）、人感染 H7N9 禽流感、新型冠状病毒肺炎（2019-nCoV）、鼠疫、埃博拉病毒病等。传染病"伺机作乱"仍值得全社会高度警惕。

2. 慢性疾病　我们常说的慢性疾病指慢性非传染性疾病，包括高血压、冠心病、糖尿病、肿瘤等。随着人口老龄化的加剧、环境和生活行为的改变，如今慢性疾病已成为中国人主要健康问题，是导致死亡的一类主要疾病。有数据显示，我国现有高血压病人 2 亿多人，糖尿病病人 1 亿多人，心脑血管疾病成为导致居民死亡的首要原因。我国慢性疾病造成的死亡人数占总死亡人数的比例超过 85％。2018 年导致上海居民死亡的前五位疾病分别是心脑血管疾病 41.25％、肿瘤30.79％、呼吸系统疾病 8.21％、内分泌营养代谢病（如糖尿病）5.26％、损伤和中毒 4.62％。

3. 伤害　常见的意外伤害主要有道路交通伤害、跌倒、溺水、自伤、中毒等，它们导致的死亡约占全部伤害死亡的七成。老年人因跌倒而受重伤或死亡的风险最高，且年龄越大，风险越高；据统计，全球每年有 28％～35％ 的 65 岁及以上老年人发生跌倒；很多老年人跌倒后难以恢复，被"人生最后一次跌倒"夺去生命。

可见，现代社会中，重大疾病是折寿的主要原因。所谓"重大"，集中在心脑血管疾病、代谢性疾病和肿瘤中。美国疾病控制预防中心（CDC）专家曾经预测：若人类能够有效控制心脏病及心脑血管意外，人均寿命有望延长 10.4 岁。癌症是现代人类第二大折寿因素，CDC的专家预测也表明：如果能延缓癌症的发生，则可提高期望寿命 4.5岁。此外，代谢性疾病对人的平均寿命也影响较大，在美国它造成了减寿 3.2 岁。

我国卫生部门的权威资料表明：每年死亡的 1000 多万例数中，因为慢性疾病所导致的死亡，占总死亡人数的 80％ 以上，影响健康和寿命主要危险因素有心肌梗死、脑卒中、糖尿病、癌症和慢性阻塞性肺疾病等。

在中国，一些主要慢性疾病造成的死亡率也远比其他国家要高：脑卒中死亡率是日本、美国和法国的 4～6 倍；慢性阻塞性肺疾病的死亡率为日本的 30 倍左右。因此，有专家认为：中国人若能够有效控制慢性疾病，期望寿命可以延长 15～17 岁。

　　但是，疾病折寿是相对的。如果老人患了慢性疾病能够痛定思痛，积极加以控制，并有效调整和优化生活方式，加强自我保健，且持之以恒者，通常对寿命影响就会有限，带病延寿就没有问题。

把寿命掌握在自己手里——寿命自我预测法

　　美国《健康时报》报道了美国坦普尔大学里夫（Leaf）教授的研究成果，现结合我国的实际情况进行修正充实后，提出适用于我国的《寿命预测方法》，如表 1 - 3 - 1 一步步按程序回答问题，就可以计算出你的预测寿命。

表 1 - 3 - 1　　　　　　　　　影响寿命的相关因素

评价因素	增减岁数
1. 行为生活方式	
（1）吸烟	
每天吸烟 40 支以上，并从年轻时就开始吸烟	－ 12
每天吸烟 20 支以上，并已吸烟多年	－ 7
每天吸烟 20 支以下者	－ 2
已戒烟者	－ 1
有明显被动吸烟者	－ 1
不吸烟者	0
（2）饮酒	
每周饮酒 3 次，每次白酒 0.1 千克以上者	－ 2
不饮酒者	0
（3）饮食习惯	
长期饮食平衡，注意荤素搭配，多食果蔬	＋ 2
暴饮暴食，重油重盐，多红肉、烧烤食品	－ 2
（4）锻炼	
有锻炼习惯，每周锻炼 3 次及以上	＋ 3
每周锻炼 3 次以下，但经常活动身体	＋ 1
无锻炼，少活动	－ 1

评价因素	增减岁数
（5）体重	
体重超过正常值 20％	− 2
体重正常	0
（6）睡眠	
睡眠时间经常保持在 10 小时以上或 5 小时以下	− 2
2. 心理状态	
（1）有明确的生活目标	+ 5
（2）乐观向上，性格开朗	+ 2
（3）心地善良，助人为乐	+ 2
（4）为人随和，家庭关系和睦	+ 2
（5）有良好社会关系，有知心朋友交流	+ 2
（6）自暴、自卑、自弃	− 2
（7）自卑性格，固执己见	− 1
（8）心胸狭窄，易暴怒	− 2
（9）性格贪婪，重名利，爱冒险	− 2
（10）有抑郁性格	− 1～3
3. 婚姻	
（1）已婚	− 1
（2）30 岁后结婚	男 − 2，女 − 1
（3）离婚或独居	男 − 9，女 − 5
（4）女性不育或 40 岁后无子女	− 0.5
4. 职业和居住环境	
（1）从事专业研究工作	+ 1.5
（2）从事重体力劳动	− 3
（3）压力大、风险高、功利性强的职业	− 2
（4）60 岁以后还在工作岗位	+ 2
（5）65 岁以后还在工作岗位［以上（4）和（5）两项只选 1 项，不重复］	+ 3
（6）大半生居住在大城市	− 1
（7）大半生居住在郊区或农村	+ 1

023

评价因素	增减岁数
（8）居住地长期有空气污染和噪声	－ 1
（9）长期居住地周围有开阔地，空气清新	＋ 2

5. 疾病史

（1）患有慢性疾病，按病种和严重程度分析	－ 1～5
（2）经常易患病，并体质虚弱者	－ 1～5
（3）有定期体格检查习惯	＋ 1
（4）享有良好医疗保健制度和就医条件	＋ 1

6. 遗传史

（1）母亲年龄在 80 岁以上（注：考虑的应是疾病"遗传"史）	＋ 4
（2）父亲年龄在 80 岁以上（注：考虑的应是疾病"遗传"史）	＋ 2
（3）祖父母年龄都在 80 岁以上（注：考虑的应是疾病"遗传"史）	＋ 1
（4）直系亲属中有 50 岁前死于心脏病者	－ 5
（5）直系亲属中有死于消化系统肿瘤者	－ 2
（6）女性直系亲属中有死于乳腺肿瘤者	－ 2
（7）直系亲属中有 60 岁以下自杀或死于其他疾病者	－ 1

　　将上面六大类 40 个评价因素的正值和负值之和加上基础年龄（基础年龄是在你的实际年龄基础上，根据当地的平均期望寿命和活到期望寿命时可能经历的死亡风险而计算出来的。60～69 岁男性为 79 岁，女性为 83 岁；70～79 岁男性为 85 岁，女性为 89 岁。）就得出你的预测年龄。预测年龄只是一个大概的数字和大致的方向。

　　虽然你生命的前半生已经过去，造成的危害难以挽回，但是预测年龄可以告诉你个积极乐观或是消极悲观的信息，尤其是在与同伴比较预测的结果时，可以提供一个有价值的参考信息。

　　对 40 个评价因素打分可以明白哪些是你的增寿因素，哪些是你的减寿因素，清楚自己的优势和劣势。下一步应将增加寿命的因素继续保持下去，将减少寿命的因素挑选出来，它们是遗传和疾病因素，是很难改变的。婚姻和居住环境也是比较难以改变的。心理因素有的是天生的，有的是可以培养和加以改变的。只有行为、生活方式是个人最具有主观能动性的，可以将风险程度降低至最低。保留增寿分数和不能改变的减寿分数，将能够改变的减寿分数降下来，这样计算出来的年龄，称为期望年龄。它和预期年龄之间的差别，就是践行健康生活方式后计算可以增加的年龄。

如果你的自然年龄已超过 79 岁，可以再根据美国老年学学者戴维·德姆科提出的测试方法，在上述测试年龄的原基础上，加减 20 个影响因素的总和（如你觉得内容有重叠，可计为 0 岁），再得出进一步的预测年龄。

（1）你有没有每年做一次体格检查？　有，加 3 岁；没有，减 3 岁

（2）如果你祖父母、父母的年龄都在 90 岁以上。　　　　　加 3 岁

（3）你接受过大学教育吗？　　　　　　　　如果是，加 2 岁

（4）你是一个人生活吗？　　　　　　　　如果是，减 3 岁

（5）你有没有一个或几个能倾听你所有问题的知心朋友？

　　　　　　　　　　　如果有，加 2 岁；没有，减 2 分

（6）你的精神状态健康吗？　　　　　　如果健康，加 4 岁

（7）你有没有幽默感？　　　如果有，加 3 岁；没有，减 3 岁

（8）你有没有参加社会活动和志愿者等公益活动？

　　　　　　　　　　　　　　　如果有，加 2 岁

（9）你有没有参加有氧锻炼活动？　　　　如果有，加 3 岁

（10）你有没有均衡饮食的习惯？　如果有，加 2 岁；没有，减 3 岁

（11）如果你一会儿节食，一会儿又暴饮暴食。　　　　减 5 岁

（12）你有没有抽烟史？　　　　　　　如果有，减 8 岁

（13）如果你和吸烟者在一起工作和生活。　　　　减 2 岁

（14）如果你的体重波动维持在 3 千克以内；　　　加 5 分
　　　　波动在 6 千克以上。　　　　　　　减 3 岁

（15）如果你有饲养猫、狗的兴趣；　　　　　　加 2 岁
　　　　养安静动物（如鱼类）和种植花草的。　　加 1 岁

（16）你外出如果走路；　　　　　　　　　加 2 岁
　　　　外出使用公共交通工具；　　　　　　加 1 岁

外出自己开车。	减 3 岁
（17）你如果有 2 个以上子女。	加 2 岁
（18）如果你现在处于黄昏恋爱中。	加 7 岁
（19）你有没有遗传性疾病的家族史？	如果有，减 2 岁
（20）你强烈希望自己长寿吗？	如果有，加 4 岁

预测的结果只是给你提供一个参考，你不能全信，也不能不信，它可以给你提供一个方向，那就是增寿和减寿的趋势和强度，这是值得重视的。应当指出有些劣势是无法改变和无能为力的，但是有些劣势是可以通过自己的主观努力加以改变的。努力使自己活得更健康、潇洒和长寿，这是人生追求的目标，也是预测的目的。

既往未可及，未来犹可追。下半生你是否愿意改变自己的不良生活方式，化不利为有利，则取决于你自己的决心和行动。所以说自己的寿命有相当大的部分掌握在你自己的手中。

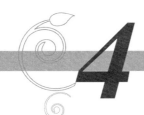

4 我究竟有多老

几千年来，我国古代文献中，对于"老"的年龄界限认识也并不一致。《庄子》"下寿六十"；《说文》"七十曰老""年八十曰耋""年九十曰耋"；《黄帝内经·灵枢》"人年五十以上为老"。从先秦至唐代，人们平均寿命只有 25 岁，比较集中的看法是 50 岁以上为老，就连古代文学名著《三国演义》中刘备也说："朕闻人年五十年，不称夭寿。"

何谓老年人

从老年医学角度来讲，"老年"是人类生命过程中细胞组织与器官不断趋于衰老，生理功能日趋衰退的一个阶段。总的来说，老年人各种细胞、组织、器官的结构与功能都随着年龄的增长而逐渐衰老。但是，人类的衰老变化是渐渐进行的，它受到先天性的遗传因素和后天性的环境、生活因素等多方面因素联合作用的影响，每个老年人的个体差异很大，年龄越大这种差异越显著。各人衰老的速度不尽相同，即使在同一个老人身上，各种脏器、各个系统的衰老变化也并不是完全一致的。"老年"这一个词只具有相对的意义，很难绝对地说每个人从什么时候起算进入老年期，成为老年人。

各国对老年期的起始年龄的划分，至今世界上还没有一个统一的规定。1980 年 11 月 30 日召开的国际老年学会亚太地区第一次会议规定，60 岁以上为老年人。1982 年联合国召开的世界老龄问题大会上，联合国秘书长建议年满 60 岁为老年人。1982 年我国第二届老年医学学术会议根据国家的具体情况及人口年龄构成现状，建议我国 60 岁为老年人。我国历来称 60 岁为"花甲之年"，目前规定这年龄为退休年龄，45～59 岁为老年前期系中年期，将 60～89 岁定为老年期。60～74 岁的人群称为"年轻的老年人"；75 岁以上人群称为"老年人"；90 岁以上为长寿期，这时期的人群称为"长寿老人"。

2000 年 11 月在阿根廷召开第四次全世界老年会议上宣布，把 60 岁以上的人分为低龄老人和老龄老人，60～85 岁的为低龄老人，85 岁以上的为高龄老人。

低龄老人有三个特点，第一，身体相对比较健康；第二，生活一般可完全自理，不要别人照顾；第三，可以在户外活动，不光是跳舞、抱孩子，还可以走向社会，走向世界舞台。现在很多老年人是这样的，也称"户外活动老年人"。

高龄老人也有三个特点，第一，身上有几种慢性疾病；第二，生活不能自理的增多，常需要靠别人照顾，精神上需要靠别人来维系；第三，主要在家里活动。85 岁以上老人也称"室内活动老年人"。

人的五种年龄

简单地以 60 岁以上为老年的界限，虽然很明确，但是不太科学，因为有的 60 岁的人皮肤润泽、肌肉丰满、乌发红颜、耳聪目明、思维敏捷，生理、心理状态还较年轻，好像只是四五十岁的中年人。而有的人虽然只有 60 岁，却皱纹满面、牙齿脱落、肌肉萎缩、老态龙钟，犹如七八十岁的老人。因此，科学家又把人的年龄，科学地用五种方法来分别计算。

（1）日历年龄（也称自然年龄）：是从人出身后按时间来计算的年龄，随着时间推移而增长，多活一年就多长一岁。

（2）生理年龄：即生理的健康程度，是指人在发育、成长、衰老阶段，依身体内脏各器官老化的程度计算的年龄。

（3）心理年龄：即按记忆、理解、反应、性格、兴趣爱好，对新鲜事物敏感程度等心理状况来计算年龄。

（4）外貌年龄：是指人的相貌、仪容、体态、活动能力的状况。

（5）社会年龄：即为社会做贡献的期限，虽然一般说来人到退休，社会年龄基本结束，但大多数老人在退休后仍然能"老有所为"。有很多老人虽已高龄，仍为社会、为人类继续做出卓越的贡献，如大文学家萧伯纳、列夫·托尔斯泰、大画家齐白石、毕加索等，他们的社会年龄都是很长的。

在上述 5 种年龄中，日历年龄是计算年龄的标准，生理年龄和心理年龄可以通过养生之道来延长寿命。一般说来，生理年龄和心理年龄小于日历年龄者，其寿命较长；反之，则寿命较短。外貌年龄则可以通过保养、美容来显得年轻，日历年龄是不以人的意志为转移的，不管你如何善于保养，也无论你怎样懂得生活，任何人的岁月都是"无可奈何花落去"。而社会年龄则因人而异，有的人虚度年华，一生碌碌无为；有的人生命不息，为人民服务不止。

自测生理年龄

如果有人问到你的年龄，自然以自己出生年份，即日历年龄推算回答。不过，从医学的角度来看，应当以一个人的体内的细胞的状态来计算他的生理年龄。有一些 60 岁的人可能他的生理年龄只有 55 岁。同样，可能也有些人的生理年龄要比实际日历年龄大。值得人们重视的是，生理年龄越高于实际年龄，应当设法改变你的生活方式和改善客观条件。

人的生理年龄根据下面的状况，可用计分方法进行自测。

1. 性情　随和为－3分；一般为0分；固执、易激动为＋6分。

2. 锻炼情况　实行有计划的体育锻炼为－12分；坐着工作者，但尚有适度锻炼为0分；坐着工作者，不参加体育锻炼为＋12分。

3. 家庭生活　自觉美满为－6分；一般为0分；紧张、常闹矛盾为＋9分。

4. 工作情况　工作时自觉得心应手为－3分；一般为0分；不顺心，自觉压力大为＋6分。

5. 环境污染　周围水、空气、土壤等受污染为＋9分。

6. 吸烟　不吸烟为－6分；偶然吸烟为0分；每天吸20支香烟为＋12分，每天吸香烟40支以上为＋24分。

7. 饮酒　不饮酒或极少饮酒为－6分；适度饮酒（每天少于2杯啤酒或100毫升白酒）为＋6分；每天饮酒量大于适度饮酒量为＋24分。

8. 饮食　饮脱脂或低脂牛奶为－3分；粗、细粮搭配吃得多为－3分；一天三餐离不开肉为＋6分；每天吃50克以上动物油为＋6分；每天饮咖啡、可乐超过4杯再加＋6分；吃菜时口味比别人咸再加＋6分。

9. 外出　遵守交通规则为－3分；从不遵守交通规则为＋12分。

10. 服药习惯　常喜欢擅自服药为＋36分。

11. 体重　以20岁体重为准，现在体重超过那时的9千克（公斤）为＋6分；每超过9千克再加＋6分；现在体重与20岁时一样，或超过那时4.5千克以下为－3分，超过4.5千克不到9千克为0分。

12. 血压　舒张压持续超过95毫米/汞柱（12.7千帕）为＋12分。

13. 血清胆固醇　超过6.0毫摩尔/升为＋6分。

14. 心脏　有器质性杂音为＋24分；有风湿病病史再加＋48分；心电图检查有缺血性表现为＋48分。

15. 肺脏　患过肺炎为＋6分；患过哮喘病再加＋6分。

16. 直肠　有息肉为＋6分。

17. 其他疾病　如有习惯性便秘史为＋12分；患糖尿病为＋24

分；患有抑郁症为＋18分。

18. 体格检查　定期做全身检查为－12分；定期做部分检查为－6分。

19. 父亲　现在活在世上，超过90岁为－15分；若他已亡故，死时超过68岁为0分；在68岁前亡故＋3分。（注：考虑的应是疾病"遗传"史）

20. 母亲　现在活在世上，超过90岁为－12分；若她已亡故，死时超过73岁为0分；在73岁前亡故＋3分。（注：考虑的应是疾病"遗传"史）

21. 婚姻　离婚、丧偶为＋12分。

22. 居住　居住在大城市为＋6分；市郊为＋3分；农村或小镇为－3分。

23. 女性　母亲或姐妹中有乳腺癌病人为＋6分；每月自己检查一次乳房为－6分；每年做一次妇科检查为－3分。

总分：你的生理年龄为C＋B，C表示你的实际年龄，B为各项目的累计总分的1/12。例如，一个70岁的男子，按上列项目累计总分为＋36分，则B为36/12＝3，其生理年龄为C＋B，应是73岁；又如一位65岁女性，按上列项目累计总分为－24分，则B为－24/12＝－2，其生理年龄为C＋B，应是63岁。

以上计分中，可以明白哪些是你的增寿因素，哪些是你的减寿因素，清楚自己的优势与劣势，"既往未可及，未来犹可追"，下半生你是否愿意改变自己的不良生活方式，化不利为有利，则取决于你自己的决心和行动。你的寿命相当大部分掌握在自己的手中。

自测心理年龄

人的生理衰老虽是不可抗拒的自然规律，但是人的心理衰老并不和生理衰老成正比。有人40多岁，已是暮气沉沉，心理明显衰老；有的人70岁却"人老心不老"，越活越年轻，心理并不衰老。

心理学家设计了一组"心理老化自我测定问答题"，提出30个问题，请你根据自己的情况回答。

心理老化自我测定问答题：

1．下决心后立即去做；

2．往往凭老经验办事；

3．对事情都有探索精神；

4．说话慢而啰嗦；

5．健忘；

6．怕心烦、怕做事、不想活动；

7．喜欢计较小事；

8．喜欢参加各种活动；

9．日益固执起来；

10．对什么事都有好奇心；

11．有强烈的生活追求目标；

12．难以控制感情；

13．容易妒忌别人，易悲伤；

14．见到不讲理的事不那么气愤了；

15．不喜欢看推理小说；

16．对电影和爱情小说日益丧失兴趣；

17．做事情缺乏持久性；

18．不爱改变旧习惯；

19．喜欢回忆过去；

20．学习新事物感到困难；

21．十分注意自己的身体变化；

22．生活兴趣的范变小了；

23．看书的速度加快；

24．动作灵活；

25．消除疲感很慢；

26．晚上头脑不如早晨和上午清醒；

27．对生活中的挫折感到烦恼；

28．缺乏自信心；

29．集中精力思考有困难；

30. 工作效率降低。

表 1 - 4 - 1　　　　　　　　　　计分表

问题序号	是	不一定	否
1	0	1	2
2	2	1	0
3	0	2	4
4	4	2	0
5	4	2	0
6	4	2	0
7	0	1	2
8	2	1	0
9	4	2	1
10	0	1	2
11	0	2	4
12	0	1	2
13	2	1	0
14	2	1	0
15	2	1	0
16	2	1	0
17	4	1	0
18	2	1	0
19	4	2	1
20	2	1	0
21	2	1	0
22	4	2	1
23	0	1	2
24	2	1	0
25	2	1	0
26	2	1	0
27	2	1	0
28	2	1	0
29	4	2	0
30	4	2	0

通过回答以上 30 个问题，通过表 1 - 4 - 1 算出你的计分，再对照表 1 - 4 - 2 可以估计出你的心理年龄。

表 1 - 4 - 2　　　　　　　　　心理年龄计分对照表

计　　分	估计心理年龄
75 分以上	60 岁以上
65～75 分	50～59 岁

防止心理衰老最好的做法，是树立崇高的生活理想，过去有首歌称"革命人永远是年轻"，很生动地说明了这个问题。

第 二 篇

老年病、慢性疾病和生活方式病

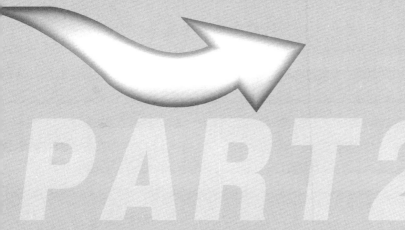

随着我国人口老龄化进程的逐渐加剧，老年医疗保健等诸多社会难题日益凸显。老年医学作为一门独立的学科日趋受到重视。近年来，国内外对老年医学的研究有了深入的发展，从老年病诊断到药物治疗，从老年人的健康保健到康复护理，以及对饮食、身体活动、生活方式干预指导等，为了提高老年人群对健康和相关疾病的认识，做到早发现、早诊断、早治疗，防患于未然，加强老年病及健康知识的普及教育工作已成为当务之急。

1 什么是老年病

顾名思义，老年人易患的疾病称为"老年病"，不过这些疾病的发生发展可追溯到中年、青年，甚至儿童期。

老年病又称老年疾病，是指人在老年期所患的与衰老有关的，并且有自身特点的疾病。

老年人患病不仅比年轻人多，而且有其特点，主要是因为人进入老年期后，人体组织结构进一步老化，各器官功能逐步出现障碍，身体抵抗力逐步衰弱，活动能力降低，以及协同功能丧失，其中老年人的免疫系统与老年病关系十分密切。

何谓"老年病"

通常我们所说的老年病包括以下 3 类：

第一类是老年人特有的病。

老年人特有的疾病是具有老年人特征和只有在老年期患的疾病，包括正常老年人衰老过程和功能障碍而引起的原发性疾病，比较典型的如阿尔茨海默病、老年性精神病、老年性耳聋等。如脑动脉硬化症可以是老年期的脑功能障碍，也可以是在脑动脉硬化症基础上发生的脑卒中，这属于继发于老化后的疾病。与衰老、退化、变性有关的这类老年人特有疾病的发病率，将随人口的老化而不断增加。

第二类是老年人常见的疾病，即老年人易患的疾病。

这类疾病与老年人的病理性变化及机体免疫功能下降、长期劳损及年轻时所患疾病有关。如恶性肿瘤、痛风、糖尿病、帕金森综合征、老年性变形性骨关节病、老年性慢性支气管炎、肺气肿、肺源性心脏病、老年性白内障、老年性骨质疏松症、老年性皮肤瘙痒症、老年性肺炎、高脂血症、颈椎病、前列腺增生等。再如，心血管方面老年人常见的疾病有原发性高血压、冠心病、心律失常等；消化系统常见病有溃疡病、慢性萎缩性胃炎、肝硬化等。因白内障、青光眼、老年退行性视网膜黄斑变性往往成为老年期失明的主要原因。骨质疏松所致的骨关节病变也是在老年期常见的疾病。这些老年人的常见病都从病理、老化、环境等各方面表现出老年人患病的特点。

第三类是老年人和青年人都可以发生的疾病。

不过在老年人中的发病率与临床症状及表现和青年人有所不同，具有"老年"的特点。如同样是肺炎，从儿童到青年以至老年都可以发生，但老年人具有症状不典型，病情较严重的特点；又如溃疡病在青年时期常见，但老年人患的溃疡病多是青年时的延续，而到了老年期容易产生并发症或发生癌变。

"老年病"至今尚无确切的定义，因为大多数的"老年病"只是在老年人群中较多见，患病率和死亡率较高而已。而且不少疾病是在青年、中年时即开始发病，而到老年时才影响健康，危及生命。但由于老年人患病无论在发病原因、机制、生理、病理、遗传、免疫机制等方面都有其特殊之处，并且目前很多"老年病"的发病年龄有年轻化的趋势，因此老年病学的研究，在现代医学中仍道远而任重。

老年人易患的病

老年人到了退休，总会感到有这样那样不适，国内老年病学研究者曾调查过平均年龄为 61 岁的 1056 名退休职工，仅 5.1％自觉没有自觉不适。各种不适症状中疼痛最普遍，疼痛部位不一，四肢、关节、腰背、肩、全身疼痛是最困扰老人的症状，其他依次为眩晕与头昏、视物模糊、耳聋、耳鸣、失眠、心悸、咳嗽等。

2011 年中国老龄科学研究中心的调查结果显示，我国 60 岁以上老年人余生中有 2/3 的时间是处于带病生存状态，同一人可以有几项症状，有多达 46％的老人身体上经常有 5 项以上自觉不适。老人的不适是由不同疾病所引起，不少疾病随"老"而至。

据上海、北京、江苏、浙江、广东等省市的城市及农村统计，老人常见病的前 10 位统计排列基本一致（表 2－1－1）。

表 2－1－1　　　　　　　　　五省市老人前 10 位疾病比较

合计（％）	城市（％）	农村（％）
高血压 47.1	高血压 52.1	高血压 42.1
心脏病/冠心病 32.4	心脏病/冠心病 45.3	心脏病/冠心病 23.6
关节炎 25.3	关节炎 26.9	关节炎 19.4
青光眼/白内障 189	青光眼/白内障 23.6	青光眼/白内障 14.2
颈/腰病 17.3	颈/腰病 22.6	颈/腰病 12.0
骨质疏松 16.2	骨质疏松 21.4	骨质疏松 12.0
慢性支气管炎 13.6	慢性支气管炎 20.6	慢性支气管炎 11.0
脑血管疾病 11.5	脑血管疾病 16.6	脑血管疾病 8.8
糖尿病 11.3	糖尿病 15.2	糖尿病 6.0
其他消化系统病 87	其他消化系统病 13.0	其他消化系统病 5.6

2006 年我国公立医院出院病人不同疾病中，60 岁以上老人所占百分比（表 2－1－2），也反映了老年人常见病的情况。

表 2－1－2　　　　　　2006 年医院出院病人不同疾病 60 岁以上所占百分比（％）

白内障 88.1	类风湿 40.8	青光眼 62.0	关节病 54.9
高血压 66.3	脊椎关节强硬 46.1	缺血性心脏病 76.9	肾衰竭 43.7
肺栓塞 59.2	前列腺增生 92.1	心力衰竭 77.2	脑梗死 75.0
颅内出血 55.2	糖尿病 52.2	股骨头骨折 46.5	帕金森综合征 81.5
女性生殖器官脱垂 50.7		慢性阻塞性肺疾病 72.3	

国内老年病学研究者曾连续观察一组平均年龄 61 岁的 1056 名退休职工中，有重要器质性慢性疾病者达 52.0％，而在同一人群 50 岁

后这类慢性疾病即达 41.0％，70～75 岁间达 65.9％，75 岁以后又下降。不同作者调查报告统计在 50％～70％ 的退休老人都有慢性疾病，根据中国的大样本抽样调查 1993 年老人中的慢性疾病患病率为 54％，2010 年为 65％，2020 年达到 73％。为了降低慢性疾病的患病率，国家卫健委已正式提出"健康中国 2030 战略"。

老年人慢性疾病患病率的增加，是因为平均寿命不断地增加，年龄越大患慢性疾病越多，因此在年轻时和退休后及早采取自我保健措施，会使慢性疾病的发病推迟和患病率降低。

老年人患病的特点

由于老年人机体组织结构的老化、器官功能的退化、身体抵抗力的减弱、活动能力的下降以及协同功能的减退，会出现多种功能障碍，所谓"年老、体弱、多病"。

老年人患病具有以下特点：

1. 老年人常多病共存　老年人各器官组织先后衰老，身体患病时常为多个系统疾病同时存在，如心脑血管系统、呼吸系统、骨骼肌肉系统和代谢方面疾病等，症状表现比较复杂，呈多样化。既有一病多症，也有一症多病，如动脉粥样硬化，引起脑卒中、冠心病、高血压等，而且在同一器官内可同时有几种病变，如以心脏为例，可同时有冠状动脉硬化、心脏肥大、肺源性心脏病、心包炎、心律失常等。有资料表明，在住院的老年病人中，有 4 种重要脏器疾病共存者占 50％ 以上。多种疾病同时存在一位老年人身上，症状必定会表现得复杂多变。老年人患病症状常常很多，有时难以用一种疾病来解释。

2. 老年病和老年退行性变化关系密切　随着年龄增长，老年人的器官、组织老化加速，表现为萎缩、变性、坏死等老年退行性变化，造成老年人器官功能减退，老年病症状久治难愈，而这些仅仅依靠药物、手术等治疗手段，效果往往不明显，更需要用康复医疗手段进行较长时间的适应性、代偿性、矫正性康复治疗。

3. 很多老年病常起病缓慢、病程长，呈慢性化　老年人患病之初症状可能不明显，不易与老年人一般生理性衰老相鉴别，要经过一段时间，才明显表现出来，并且诱发因素也很多，老年病人的病程呈长期、慢性、反复状态。

4. 老年人患病有时症状表现常不典型、不明显　由于老年人心理功能衰退有时不能清楚地讲出自己的病情和不适，表达含糊。老年人机体功能衰退，对症状的敏感性反应也减低，对于疼痛及疾病的反应不敏感，如本应有高热症状的疾病在老人身上却表现为低热或者不发热；又如急性心肌梗死，老年病人往往没有胸痛，仅表现为气急、胸闷，因此容易被忽略。多数老年人同时患有多种疾病，往往症状表现不典型，一种疾病的症状可能被另一种疾病的症状所掩盖。

5. 老年人患病容易发生并发症　老年人患病容易发生并发症和伴有水和电解质代谢紊乱、多器官功能衰竭。如心、肺、肾等，使病情危重。所谓并发症是指当患某种病时，在该病的基础上并发其他疾病，有时因为并发症的严重而威胁生命。由于老年人的免疫功能降低，对外界微生物及其他刺激的防御能力减弱，所以特别容易引起并发症，老年病人患病时最容易合并肺炎。老年人患病时还容易合并水和电解质代谢紊乱。正常人体需要一定量的水分和必要的电解质如钾、钠、氯化物等，以满足机体代谢的需要和平衡，但是老年人身体细胞内液减少，细胞功能退化，器官萎缩，一旦发热或呕吐、腹泻时，水分和电解质丧失增多，很容易出现水和电解质代谢紊乱。水和电解质代谢紊乱往往使病情变得复杂和严重。只有当医生设法纠正老年病人的水和电解质代谢紊乱后才会使疾病有转机。

6. 老年人用药不良反应多　由于老年人肝肾功能减退，用药不当或过多，容易发生不良反应。据报道，70～79 岁老年住院病人中，用药后有不良反应者占 21％以上，而 20～29 岁年轻人却小于 3％。

7. 老年病容易引起病残　老年人患病后，常因生理衰老、慢性疾病及退行性疾病共存，多种病变、病情复杂、病势往往较重、病程慢性化，也容易发生病残或后遗症，往往需要及时采取康复医疗措施。如脑卒中引起偏瘫；增生性关节炎引起关节疼痛、活动障碍等。有人统计，65 岁以上老年病人中有不同程度功能障和活动受限者占 40％～50％，而 85 岁以上者则高达 80％。

8. 老年病人发病时容易出现意识障碍等　由于老年病人脑血管粥样硬化，脑供血不足，当老年人患感染、发热、脱水等时，特别是急性病时容易发生嗜睡、谵妄、神志不清、昏迷等意识障碍和精神异常，这是由于脑缺氧所致。病后有的老年人的智力也会受到一定影响。

9. 老年病造成老人失能、半失能的多　由于老年人体衰、多病、恢复期长，病后遗留的功能障碍也较多，资料表明在60～69岁的老人中，生活难以自理和不能自理的（失能或半失能）约占0.90％；70～79岁的老人中，约占2.76％；80岁以上老人中，约占8.19％；90岁以上老人中，约占20.28％，这些病残老人给家庭和社会带来了沉重负担。

老年人自身的"医生"——免疫系统

我们每天面对着内外环境的挑战，如何能维持机体健康呢？答案是我们健康的免疫系统，如同身体内的"医生"，了解我们的身体状态，时刻帮助我们应对诸如感染、肿瘤、代谢异常、精神应激、损伤等带来的危害。机体的免疫功能主要由免疫屏障、免疫器官、组织细胞及免疫分子（抗体、细胞因子等）协调作用，发挥免疫自稳、免疫监视和免疫防御的作用，保障机体正常的生理活动，以应对内外各类挑战，保障我们的身体健康。

随着年龄的增加，免疫系统如同机体其他大多数系统一样会到衰退的过程。各种内外环境因素，如遗传、感染、营养状态、生活习惯等共同决定了免疫系统成熟和衰老的进程与速度。目前已经证实多种疾病与免疫系统发育与功能密切相关，这些疾病包括代谢类疾病、肿瘤、神经退行性疾病、感染和过敏性疾病等。这些疾病的发生和免疫系统类似，受到增龄、衰老的影响而显示不同程度的状态。

生活中也有相当比例的老年人表现为良好的健康状态，哪怕是高龄老人，仍可以保持较高的健康状态，其中较好的免疫功能和状态发挥了至关重要的作用。一般说来，随着年龄的增大，个体间的差异也逐渐变大，导致了发病的情形千差万别。而造成个体间差异最为显著的指标是免疫功能的变化。如果能长期维持机体免疫健康状态，避免加速免疫系统衰退的因素，将可长期维持健康，从而实现健康老龄化。这也是健康干预的重要突破口。

以下几点在维持免疫健康中已被证实有效，值得关注和推广。

（1）良好的生活习惯：包括作息和饮食习惯，可维持机体良好的代谢和神经免疫系统平衡，保障免疫系统张弛有度的工作，从而维持老人身体健康。

（2）适度的身体活动：可促进机体多种激素合成、心血管系统维持健康运转，有利于维持免疫系统较好的代谢水平和功能水平。

（3）及早发现基础疾病，避免发生疾病慢性化：这对于减少机体免疫长期负荷具有积极意义，从而避免免疫系统加速衰老。

（4）适度的营养补充：包括合理的饮食结构和必要的微量元素补充，如维生素D对于抗炎、促吞噬作用已在多层面被证实。

（5）保持良好的心理状态：对于维持免疫功能有正面作用。

（6）保持积极的社会活动参与度：既可以避免与社会脱节，又能维持精神和智力的良好状态，对于预防老年神经系统衰退有积极意义，并可影响到免疫系统的稳定状态，保持机体健康。

衰老是一种生理的渐进过程，不可避免，但是衰老的速度受多种因素影响，可以人为干预。预防机体过早和过快衰老，对于维持老年健康有积极意义。保护好我们自身的"医生"——免疫系统，对于维持健康水平至关重要，通过良好的生活习惯、积极的心态和慢性疾病的尽早干预，是一种简单有效维持免疫健康的方法。

2 什么是慢性疾病

随着社会、经济的发展，随着我国人口的老龄化，慢性疾病已经成为威胁我国人民群众健康和生命的首要原因。人到了老年，80%以上的老年人都将至少患有一种以上的慢性疾病。上海市老年医学研究所统计结果显示，罹患慢性疾病的老年人中，46％伴有运动功能障碍，17％生活不能自理，给老年人的养老生活带来种种问题。

何谓老年慢性疾病

慢性疾病是慢性非传染性疾病的简称，不是特指某种疾病，而是对一类起病隐匿、病程长，且病情迁延不愈、缺乏确切的传染性生物病因证据、病因复杂且有些病因尚未完全被确认的疾病的概括性总称。

老年人是慢性疾病的易患人群，是慢性疾病的"重灾区"，一旦防治不及，慢性疾病会造成对生命的危害，主要是造成脑、心、肾等重要脏器的损害，并易造成伤残，影响老人的生活质量。

我们都知道：绝大多数慢性疾病都无法像急性病那样恢复到未患病时的状态，也就是说，绝大多数慢性疾病都无法治愈，将与病人长期共存，甚至伴随终身。这些慢性疾病，如心脏病、原发性高血压、关节炎、支气管炎或任何其他慢性疾病，都会导致大多数病人失去躯体的正常功能；导致情绪方面，诸如抑郁、心灰意冷、无助感等问题。传统的临床治疗对这些问题作用有限。

2019年中国疾病预防控制中心研究者发表的调查数据显示，我国60岁及以上老年人群中，75.8％的人被1种及以上慢性疾病所困扰，且一人身患多种慢性疾病现象也很严重，82.4％的老人患有2种以上疾病，最多者同时患有8种以上慢性疾病。常见的慢性疾病主要有心脑血管疾病、癌症、糖尿病、慢性呼吸系统疾病。在被调查的60岁及以上居民中，58.3％患有高血压，19.4％患有糖尿病，37.2％患有血脂异常。慢性疾病已成为我国老年人群疾病负担的主要原因。慢性疾病由于病程长、病情迁延不愈，给病人生理和心理造成很大伤害，影响老人的生活质量。

要解决老人这些问题必须要老年慢性疾病人承担起自我的责任，在医生的帮助下完成疾病的日常管理，达到控制病情、减轻症状、减轻或消除慢性疾病患病所带来后果的目的，提高养老的生活质量，争取带病延寿。

老年人是患慢性疾病的主要对象，人们常称"老年慢性疾病""老年慢性疾病病人"。老年人的慢性疾病可能是到了老年期后才得的，也可能是从中青年期延伸而来的，但老年慢性疾病和一般慢性疾病比较，还具有老年病的特点，处理时更为复杂、变化多端、后果严重。

特别需要指出的是，原来以老年病人为主的慢性疾病，现在已经有了"年轻化"的趋势，据估计很多慢性疾病至少提前了 15 年。

老年人群不仅多数患有慢性疾病，且患病往往兼具多系统、治疗复杂、病程长、康复不易的特点。与一般人群相比，老年慢性疾病病人在生理、心理和疾病特征等多方面均有一定的特殊性，因而在医疗卫生和养老保健服务上存在特殊需求，需要给予特别关注。

老人患慢性疾病之后是否能维持或改善健康养老生活，主要取决于病人自己的责任心和行动，即自我保健，努力培养健康的生活方式，克服因病所致的躯体和情绪方面的问题，以便最大限度地发挥自己身体功能，并从养老生活中获得乐趣，带病延寿。

慢性疾病发生的原因

不论是老年人还是中青年人，导致慢性疾病发生的原因一般包括：遗传因素、环境因素和生活行为方式因素 3 类。其中又以生活行为方式因素和环境因素为主，老年人的慢性疾病还与身体衰老、组织器官老化、机体自我修复能力减退有关。

由于人们生活方式不当而引起的疾病将占到慢性疾病总量的 40%。专家预测今后这一比例还将不断上升。不良生活行为方式因素主要指的是吸烟、饮酒、饮食不合理、缺乏体育锻炼、睡眠无规律、生活过于紧张等。

例如，吸烟将使患肺癌的危险性增加 10 倍；过量饮酒会使肝硬化的危险性提高 3 倍；缺乏身体活动的人患冠心病的危险性是正常活动量者的 1.5～2.4 倍⋯⋯而且，一种坏习惯不仅只会增加一种慢性疾病的患病危险，可能导致多种慢性疾病的发生。饮食不适当可增加患心脏病、脑卒中、高血压、直肠癌和胃癌、糖尿病、骨质疏松、营养疾病和胃溃疡的危险。吸烟可增加患心脏病、骨质疏松和胃溃疡的危险，还可能引起肺癌、口腔癌、呼吸道疾病；缺乏身体活动几乎与所有慢性疾病相关。

另有 30％的慢性疾病是由于物质环境或社会环境因素造成。目前，最为突出的就是空气污染、水体污染、土壤污染及食品安全问题。据了解，近年来空气污染已经使儿童哮喘病、成年人呼吸系统和心血管系统疾病明显加。另外，随着生活节奏加快，心身疾病、抑郁症等精神类疾病发病比例也在不断增加。总之，以心脑血管疾病、恶性肿瘤、糖尿病和呼吸系统疾病为主的慢性疾病已成为威胁人们健康，尤其是老年人健康的主要问题。

慢性疾病的发生，尤其老年慢性疾病的发生，虽然受各种因素的影响，但有一个共同的因素就是与人们缺乏必要的卫生保健知识及生活方式存在不健康、不科学的因素有很大关系。因此，采取健康的生活方式，如不吸烟、少饮酒、合理饮食、多运动及保持正常体重、生活规律等可帮助人们预防慢性疾病的发生。老年慢性疾病病人积极改变和调整不良生活方式也能帮助我们有效地管理所患的慢性疾病。比如血压、血糖、血脂的控制都离不开饮食的调整和有规律的锻炼。

之所以强调老年慢性疾病病人在患慢性疾病之后，必须进行不良生活方式的调整及控制病情，主要还因为许多慢性疾病可进一步引起很多并发症。如原发性高血压，本身是一种老年人最常见的心血管疾病，又可以作为其他疾病的危险因素增加其他疾病发生的危险性，如高血压可引起冠心病、脑卒中、糖尿病、肾脏疾病等。又如糖尿病可引起肾衰竭、脑卒中、心脏病、足部溃疡、视力衰退、失明、抵抗力减低等。有时疾病之间互为因果，再加上老年人的身体衰老因素，使病情更为复杂。

因此，及时、有效地进行老年慢性疾病的有效管理和防治，不仅能减轻所患疾病的痛苦，还能预防或减少新疾病的发生，提高老人的养老生活质量，并能带病延寿。

慢性疾病使寿命"打折"

各种原因引起慢性疾病，一般首先都是造成细胞水平的损害。一旦细胞有病，相应器官或组织将会受影响，使您感到日常生活中的活动能力受到一定的限制。不同慢性疾病之间的差别是由于受损的细胞、器官及对人体产生影响的过程不同所致。

例如，脑卒中是由于大脑中某一血管阻塞或破裂，部分脑组织得不到氧气和营养的供给，引起脑细胞受损所致。结果您身体中由受损脑细胞控制的部分，如单侧手臂、大腿或一侧脸部便丧失了功能。

又如，当供血给心肌细胞的某一血管阻塞则会发生心肌梗死，这称作冠状动脉血栓形成。当出现冠状动脉血栓形成时，氧气供给受阻、心肌受损，出现疼痛。心脏受损以后，将富含氧气的血液泵至身体其余部位的效率会有所降低。由于心脏泵血至全身的效率降低液体潴留在组织，病人会出现气短、呼吸困难。

再如，支气管炎、哮喘和肺气肿，要么是氧气进入肺部不畅的问题，如支气管炎和哮喘；要么是肺组织不能有效地将氧气转运到血液中，如肺气肿。两种情况均会导致身体缺氧。

慢性疾病不仅仅只是细胞的功能障碍，也会引起日常生活方面的问题。例如，使你不能做想要做的事，被迫改变一些社交活动，从而影响你养老生活的质量，严重的还会造成老人日常生活不能自理，使寿命"打折"。

目前，上海市居民人均预期寿命为 83.66 岁，已达世界发达国家和地区领先水平。与此相比，人均健康预期寿命却有较大差距。研究表明，2016 年上海市居民人均健康预期寿命不足 70 岁。

预期寿命代表生命的长度，而健康预期寿命则代表处于健康状态的年数，更代表生命的厚度和宽度。从理论上说，所有疾病都会使健康"打折"，令人"折寿"。其中，慢性疾病使健康和寿命打了个最大的"折扣"。

近年来，高血压、糖尿病、慢性阻塞性肺疾病、脑血管疾病、缺血性心脏病、肿瘤等慢性疾病的患病率均呈上趋势。2019 年，上海市居民的死亡原因中，93.88% 为慢性疾病。其中，循环系统疾病、肿瘤、呼吸系统疾病、内分泌营养代谢疾病（如糖尿病）分别使人均期命损失 7.78 岁、3.81 岁、0.81 岁、0.61 岁。

影响上海市居民人均健康预期寿命的主要慢性疾病，包括慢性呼吸系统疾病、心脑血管疾病和肿瘤，它们在降低预期寿命的同时，又折损了寿命的质量，导致的人均健康预期寿命损失分别为 1.97 岁、1.75 岁和 0.52 岁。

中国疾病预防控制中心慢性非传染性疾病预防控制中心进行的"健康中国 2030 慢性疾病早死概率"预研究显示：到 2030 年，若能使运动不足率降低 10%、吸烟率降低 30%、高血压降低 25%、血胆固醇降低 20%、BMI（体质指数）停止上升、空腹血糖停止上升，可大幅降低我国居民因慢性疾病导致的死亡数。也就是说，控制这些危险因素能有效预防慢性疾病的发生和死亡，延长健康寿命。

老年慢性疾病的普遍症状

尽管各种老年慢性疾病的病变部位不同，有脑、心、肺、肾、关节……但它们给老年病人带来的麻烦和问题是相似的。慢性疾病一旦发生，往往会给病人带来一些不舒服的感觉和影响，医学上称之为"疾病症状"。疾病的症状往往是一种信号，表明你体内有不正常的情况正在发生。虽然不同的慢性疾病会有些各自不同的症状，出现的身体部位也不尽相同。例如高血压病人常出现头昏，慢性支气管炎病人常有咳嗽、气喘，一个出现在头部，另一个则出现在颈部、胸部，但是有些症状是各种慢性疾病病人基本上都有的非常普遍和常见的症状。这些症状包括疲劳、过度紧张、气短、疼痛、愤怒、抑郁和睡眠问题等，它们会彼此相互作用，导致现存症状的恶化和/或新症状的产生。例如，疾病（→）←疲劳→（←）情绪低落→（←）沮丧、恐惧→（←）心理紧张→（←）疾病。

1. 疲劳　很多老人患了慢性疾病以后，时常感到很疲劳。疲劳可能有许多原因：

（1）疾病本身：无论疾病是肺气肿、慢性支气管炎、哮喘病、关节炎、心脏病还是脑卒中后的恢复，当您患有慢性疾病后，日常活动要消耗更多的能量。当出现慢性疾病时，身体活动过程中利用能量的效率将降低，身体还需要一些额外的能量用于身体本身的康复。这些都会导致机体的疲劳。

（2）缺少活动：当老人发生慢性疾病时，心脏泵血的能力和身体其他部位的必须营养素和氧气的供给量会下降。当肌肉没有得到活动所必需的营养素和氧气时，肌肉更容易疲劳。

（3）营养不良：食物是能量的根本来源。假如我们摄入的食物没有很好的质量和/或一定的数量，就会产生疲劳。实际生活中，相当一部分人是由于营养过剩导致肥胖引起疲劳的。因为超重会导致从事日常活动所需能量的增加。但也有另一些人，是由于低体重导致与疲劳有关的问题。

（4）休息不足：由于多种原因，我们常常睡眠不够或睡眠质量差。这也能引起疲劳。

（5）情绪：紧张和忧郁也能引起明显的疲劳。

疲劳可能是一个十分现实却又不能"完全意识到"的问题。你的疲劳，除了您的慢性疾病外，还会有许多疾病之外的事情引起，如年老体力衰退引起疲劳等。

2. 情绪紧张　当老人得知患了慢性疾病，会出现各种紧张情绪。其实，紧张是人们生活中不可避免的部分，是每个人都会经历的常见问题。导致紧张有很多因素，但不管什么类型的原因，体内变化都是相同的。每个人都需要一定的紧张，它有助于使您的生活更有效率。只要不超过您的承受能力，紧张对您是有好处的。有些时候您可能会紧张过度而感到好像生活完全失控。

要确定您什么时候正处于过度紧张的状态，以下是一些常见的警告信号：①咬指甲、扯头发或其他重复性的动作。②磨牙齿、咬紧牙关。③头、颈或肩部有紧张感。④感到焦虑、紧张、无助、易激怒。⑤头痛、胸痛、胃痛。⑥记忆力下降。

假如能捕捉到自己正处的情绪紧张状态，请做几下深呼吸并试着放松四肢肌肉，也许有益。

3. 气短　随着年龄的增长，由于心肺功能逐渐衰老、退化、加之缺乏锻炼，常会出现气短现象。因此，许多老年人对气短很不在意，认为人老了就是这样。其实，气短是许多疾病的症状，也是许多严重疾病出现异常变化的早期信号，都是因为您身体得不到充足的氧气所致。

气短的原因有以下几个方面：①慢性肺部疾病。②心脏病。③超重或肥胖。④肌肉功能下降。⑤左心衰竭，多见于高血压、冠心病等。先兆症状表现为睡眠时喜欢把枕头逐步垫高，又常被胸闷气所扰醒。此外，肺癌、肺结核、支气管哮喘、各类肺炎等都可能有气短的兆头。因此，出现气短时千万不可大意。

4. 疼痛　是许多老年慢性疾病病人的共同问题。下面介绍 4 个最普遍的原因：

（1）疾病本身：疼痛可来自损伤的关节、心脏的供血不足或受损的神经等，但这还仅仅是其中的一小部分原因。

（2）肌肉的紧张：当身体某个部位受伤时，那个地方的肌肉就会变得紧张。这是身体对疼痛的自然反应，试图保护受损的部位。

（3）肌肉的虚弱或适应性下降：患有慢性疾病后，人们通常变得不太活动，导致肌肉的虚弱或肌肉适应性下降，即使轻微的活动有时也会引起肌肉疼痛和僵硬。

（4）害怕或情绪低落等不良情绪：会使一个已经存在的不好感受变得更糟。

因为疼痛有许多原因，所以疼痛管理必须考虑到所有这些原因并有针对性地进行管理。使用药物可缓解一些疾病引起的疼痛。长时间使用止痛药其效果会逐渐下降并会成瘾。由于慢性疾病的病程很长，与之相关的疼痛也会长期存在，故使用大剂量止痛药出现成瘾性的概率将大大增加。

5. 发脾气　愤怒、发脾气是患慢性疾病后最常见的情绪反应之一。患慢性疾病之后生活的不确定和不可预测性会威胁您对身体的支配和独立的生活能力产生受挫感、无助感和失望，这些情绪将点燃您的愤怒，产生这些想法都是患慢性疾病的正常反应。

有时，愤怒不仅是对慢性疾病的反应，也是疾病本身的结果。例如，脑卒中病人往往会影响大脑的部分功能，这些者表达或抑制情感的能力可能受到影响。因此，一些脑卒中者可能表现出无故哭喊或突然发脾气。

认识到或承认您在生气，管理您的愤怒，也包括找到表达愤怒的正确方法十分重要。假如得不到发泄，它会累积起来，或爆发并冒犯别人，或压抑在心里，加剧您情绪低落的程度。

6. 情绪低落　很多慢性疾病病人在得病后由紧张、愤怒，慢慢变得情绪无比的低落，抑郁也是得了慢性疾病之后的一种常见反应。有时要看出您什么时候抑郁是不容易的。要看出自己什么时候正在变得抑郁，从而在陷入更深的抑郁之前控制住自己，则困难更大。在实际生活中，这些情绪通常是结合在一起出现的。

7. 忧郁　是慢性疾病的一个十分真实、普遍的症状。如果病人出现了忧郁症状，往往表现为病人正常行为、兴趣、习惯、性格、体力等的改变。

8. 失眠　许多慢性疾病病人通常抱怨最近睡不着、睡不好、睡不够，醒后仍觉疲倦等，即我们常说的失眠。

常见的失眠原因有：①生理疾病，如胃溃疡、心脏、肾脏引起的生理异常等，其中疼痛是最容易干扰睡眠的原因。②精神疾病，如焦虑状态容易失眠；忧郁状态也可能产生失眠。③药物影响。④不良的睡眠卫生习惯，如不把床当床，日积月累使床与睡眠无直接联结。对于这种病人，应教导其正确的睡眠卫生观念。⑤阻塞性睡眠窒息，例如常见的"打呼"，经常间歇性醒来。

研究发现长期失眠病人中，大都只是自行服用精神镇静类药品。

与慢性疾病和谐共处——带病延寿的智慧

医学研究对象是人、不仅仅是疾病。减轻病痛、延长寿命、改善病人生活质量才是医学的终极目标，并非治愈疾病。减轻病痛、延长寿命、改善生活质量的主动权是在病人自己手中，医院、医务人员只是你的"战友"。每位患老年慢性疾病的朋友对此一定要有清醒的认识。

我们都知道，绝大多数慢性疾病都无法像急性病那样恢复到未患病时的状态。也就是说，绝大多数慢性疾病都无法彻底治愈的，它将与病人长期共存，甚至伴随终身。如今，慢性疾病已成为困扰中国老人健康的主要问题，有 83％的人死于各种慢性疾病。这些慢性疾病，如心脏病、原发性高血压、关节炎、支气管炎或任何其他慢性疾病，最后都会导致大多数病人失去躯体的正常活动功能，并导致情绪方面的问题，诸如抑郁症、心灰意冷、无助感等。

事实上、以现在的科学水平，老年人最常见的 2 型糖尿病、原发性高血压和冠心病、癌症等大都是无法治愈的。相比徒劳想治愈疾病的各种努力，若与慢性疾病和谐共存，就不必一门心思去追求治愈慢性疾病，才是老人真正明智的选择。只要能活得长久、活得高质量，身上带不带慢性疾病，又有什么相干呢！

例如，对于糖尿病、高血压的老年病人，只要你把血糖或血压长期控制好，就能长期维持和健康老人一样的生活身体功能，一样的生活质量，带病或者无病的差别就会显得很小。疾病治愈或不治愈，对医学或许有价值，但对老年病人本人也就无多大意义。老年人的养老目标是身心愉快，高质量的生活品质和延年益寿。

过去医生总把视线集中在"病"上，希望根除疾病，不惜一切代价希望治愈慢性疾病，甚至造成病人的治疗痛苦更堪于疾病本身。认为这是解除病人痛苦，其实这是造成病人更多、更大、更深的痛苦。

长期以来，医院主要用药物治疗或控制慢性疾病的方法，实际上既没有起到帮助病人有效消除与规避好病因的作用，也没有使病人受损的细胞群获得有效修复，并且长期大量用药往往会成为加重和造成更多细胞受损的因素。

其实，慢性疾病的治疗是个系统工作，近年慢性疾病防控研究已把关注的重点，从强调生活习惯控制、减少心脑血管疾病发生，扩大到治疗已发生的慢性疾病及慢性疾病造成功能康复上。

饮食控制和身体活动，积极调整生活方式能够预防和辅助治疗许多已经被确认的动脉粥样硬化的危险因素，包括高血压、胰岛素抵抗、葡萄糖耐受不良、甘油三酯升高和肥胖的发生。运动与减肥相互结合，可以降低低密度脂蛋白或胆固醇，有效控制慢性疾病发展，从而提高病人的生活质量，有利于老年病人延年益寿。

就目前医学水平而言，单一药物治疗对慢性疾病这些问题作用很有限，主要作用为控制慢性疾病的病情，要解决这些问题必须主要是依靠老年病人承担起自己的责任，在医生的帮助下完成疾病的日常管理，达到控制病情、减轻症状、减轻或消除慢性疾病患病所带来后果和并发症的目的。

再三强调一下，老年人患慢性疾病之后是否能维持或改善健康状况，主要取决于老年病人自己的责任和行动，即努力培养健康的生活方式，克服因病所致的躯体和情绪方面的问题，以便最大限度地发挥老人身体的自愈功能、免疫功能，并从养老生活中获得乐趣和延年益寿。

最好的医生是自己

医生能治疗某种疾病，但真正的健康得靠自己去获得。自己的生活方式决定着自己的健康，自己最了解自己的身体，科学地进行自我保健正是获得健康和捍卫健康的关键。人们在繁忙的工作中要掌握一些保持身体健康的基本常识，做自己的保健医生。

1. 对健康要有正确的认识　健康的体魄是生活的基本条件。老人可以通过阅读一些有关健康知识的报刊，参加一些健康保健知识讲座，了解什么是健康、健康的标准和自己患病的范畴。定期进行健康体检，对体检结果进行比较分析，随时调整自我保健的侧重点。

2. 了解什么是健康的生活方式　健康宣传教育是了解健康生活方式的主要途径。如每天身体活动量应该多大、时间要多长，哪一种活动方式更适合自己，每天主食吃多少最适宜、副食怎样搭配，每天饮水多少，每天睡眠几小时合适等。

3. 慢性疾病要坚持规范治疗　老年慢性疾病病人一定要按医嘱积极、规范地进行治疗，定期和自己的主治医师进行交流，定期进行复查，随时调整治疗方案，这对保持健康至关重要。尤其患有高血压、糖尿病等这些需要长期、终身服药治疗的慢性疾病，一定要坚持自己定时测血压、血糖，按时服药治疗。

4. 重视心理健康　应掌握和了解一些心理学知识，保持乐观态度，善于和朋友、家人、同事沟通，一旦出现失眠、食欲下降、郁闷、烦躁、易疲劳、消瘦等现象，应及时和专科医生联系，进行心理疏导，防止心理疾病的发生。

只要有科学、丰富的健康保健知识，良好、平衡的心理状态，持之以恒的精神，就会拥有一个好的养老生活质量，带病延寿。

学会慢性疾病的自我管理

慢性疾病自我管理指的是在医务人员的支持下，个人承担一些预防性和治疗性活动。慢性疾病的自我管理的目的是：①照顾好自己的疾病（如服药、身体活动、看医生、改变饮食）。②完成你正常的日常活动（家务、社会交往等）。③管理你的情绪变化（因患病所致的变化，如生气、对未来的担心、改变对未来的预期和目标。出现情绪低落时，还包括你与家人或朋友关系的调整和改变）。

对待慢性疾病所致的问题，大家往往有 2 种不同的方式：一种是听之任之，完全依靠医生，逐渐丧失了主动性和做自己感兴趣事情的能力；另一种是我们通过努力改善和维持自己的健康状况来重新获得和保持过去拥有的快乐。我们希望每一位慢性疾病老年朋友都能采取上述的第 2 种方式来对待慢性疾病所致的各种问题，成为一名积极的自我管理者。对自己管理慢性疾病所致问题的能力充满信心，从而担当起每天的保健任务，使自己的生活更充实、更快乐。可见，自信心是成为一个积极的自我管理者的关键。因为有了自信心，人们往往感觉做某件事会成功，也愿意为此投入更多精力，哪怕遇到再大的困难也会坚持，且容易克服一些悲观、焦虑等不良情绪。许多老年慢性疾病病人正是由于对自己缺乏自信，才不知怎么做。

怎样提高自己管理慢性疾病的自信心：

1. 勇于实践　成功地完成某一行为或活动。在日常生活中我们要学会将改变某种不良行为的任务细化为一个个小的阶段性的行为改变目标，最好采用与自己签订行动计划合约的办法，逐步达到所设目标。这样通过分阶段细化要完成的任务，不断获得成功，可使人增强自信心。如我们要养成每天散步 30 分钟的锻炼习惯，可首先从每天散步 10 分钟，一周只做 3 次开始，并与自己制订周行动计划来约束自己。成功后，增加到每天散步 10 分钟，一周锻炼 4 次，从而不断取得阶段性的成功，直至养成每天散步30分钟的习惯。

2. 向周围有经验的人学习　在日常生活中，我们要善于有意识地接触一些自我管理做得非常成功的人。看看他们是怎么做的？他们有什么经验和教训？要认识到，同样是慢性疾病病人，他们能做到的，我们通过努力和坚持也一定能够完成。这样，我们的自信心将不自觉地得到提高。

3. 努力寻找他人的支持　在慢性疾病的日常管理过程中，我们一定要尊重并认真听取别人的劝说。我们应尽量多参加一些社区的集体活动，通过互相支持、互相帮助、互相鼓励的环境，提高我们获得成功的自信。如要养成锻炼的好习惯，我们可以和几个好朋友一起锻炼，互相监督、互相鼓励；也可参加到社区中现有的一些集体锻炼小组中去，如太极拳锻炼小组、关节操锻炼小组、扇子舞蹈队等。

4. 消除不良情绪　保持快乐的心情：认识到生气、害怕、焦虑、灰心沮丧等不良情感是很常见的表现，得了慢性疾病只不过会使我们比正常人更容易出现情绪波动和变化而已。我们应该能够通过积极的心理调节来消除这些不良情绪的影响。消除不良情绪的一个好办法就是学会写情感日记。写下我们对生活不同方面的想法和感受、尤其是那些不能和别人交流的想法和感受。心理学家发现、将自己的感想写出来能帮助人们更好地感受和处理所面临的情感问题。自信心之所以重要，还因为自信心的提高能直接影响一个人的信念、态度、情绪，并改善人们的健康功能和症状。

因此，注重自信心的提高非常有益，是成为一名积极的慢性疾病自我管理者的必备要素。

3 生活方式和生活方式病

生活方式最简单的定义就是："过日子的方式。"生活方式狭义是指个人及其家庭的日常生活的活动方式，包括衣、食、住、行以及闲暇时间的利用等。广义是指人们一切生活活动的典型方式和特征的总和，包括劳动生活、消费生活和精神生活（如政治生活、文化生活、宗教生活）等活动方式。

因长期的不良生活方式而引起人类的疾病，称为生活方式病，如肥胖、高血压、冠心病等心血管疾病，脑卒中等脑血管疾病，糖尿病等。生活方式病还包括部分恶性肿瘤。这些慢性非传染性疾病的主要病因是人们的不良生活方式，这些都是现代医学还难以治愈，并严重地危害人们的生命和健康的疾病。

有的老年朋友可能会问，高血压、冠心病、脑卒中、糖尿病、部分恶性肿瘤等，为什么既是慢性疾病、老年病，又是生活方式病，到底算是什么病呢？

这些疾病从不角度来看，它们的确既是慢性疾病、老年病，又是生活方式病。因为这些病大多是无法治愈，将与病人长期共存，甚至伴随终身的病，所以称为慢性疾病；这些病又是多发生在老年人身上，老年人又容易患这些病，这些病还多具有老年病的特点，所以又是老年病；这些病的主要病因大多是由于人们长期不良的生活方式引起的，所以又称生活方式病。

世界卫生组织指出："世界上绝大多数影响健康和过早夭亡的问题都是可以通过改变人们的行为来防止的，只要改变一下生活方式，死亡率可以减少50％。"

不良生活方式

上海市爱国卫生运动委员会办公室、上海市健康促进委员会办公室、上海健康医学院、上海市健康促进中心共同开展的"影响市民健康的不良生活方式"社会调查结果显示，影响市民健康的不良生活方式前10种有：①久坐不动，缺乏体育锻炼；②经常吃油炸、烧烤和烟熏食品；③三餐饮食无规律，经常不吃早餐或深夜餐食；④常吃外卖，暴饮暴食，用零食点心代替正餐；⑤烧菜过量添加食盐、酱油和糖；⑥吸烟；⑦常常喝含糖饮料；⑧过量饮酒；⑨作息不规律，经常熬夜，睡眠不足；⑩每天喝水少，口渴才喝水。

影响老年人的不良生活方式前 5 种有：①经常吃腌制食品，贮存不当的隔夜饭菜；②烧菜过量添加食盐、酱油和糖；③久坐不动，缺乏身体活动；④吸烟；⑤过量饮酒。

从榜单中得知，老年人不良生活方式排名第一位是"经常吃腌制食品、储存不当的隔夜饭菜"，这个习惯其实和各地的风俗有关系，有的地方会流行过年过节吃腊鱼腊肉。但是从健康的角度来看，专家表示，腌制品中存在大量亚硝酸盐和硝酸盐，长期食用腌制食品，会增加多种疾病风险。吃隔夜菜同样危害健康，烹调处理后的亚硝酸盐含量，会在 3～4 小时后明显回升。因此，老年人要健康饮食，少吃腌制食品、隔夜饭菜，多吃新鲜蔬菜水果，确保微量元素摄入，以及每天要保证充足的饮水。

此外"烧菜过量添加食盐、酱油和糖"，也是老年人常见的饮食习惯问题，包括通过各种途径如咸菜、味精等摄入盐的量。人老了，味觉多少会受影响，菜的咸淡感知没有年轻时强，多少会偏向于吃重口味重调料的菜肴，但大家要知道的是，食盐过量，容易导致高血压、骨质疏松、糖尿病及支气管炎等发生。每天饮食过咸导致心血管疾病的概率比正常人高出 4～5 倍。专家建议，老年人饮食口味要清淡，烧菜时少放盐、少放糖，以及鸡精、味精、豆豉、海鲜汁等"含盐大户"。咸味不足的食品加点辣椒、花椒、葱姜蒜之类香辛料。

每天坐着的时间超过 6 小时，就被称为"久坐"。久坐不利于人体新陈代谢，会增加肥胖、糖尿病、心血管疾病等患病风险。老年人在家如何"少坐多动"？可根据自身情况设定具体、可衡量的运动小目标。例如在午餐时间或闲暇时，散步 20 分钟；每静坐 1 小时后，起身倒水或是运动几下；晚饭后与家人一起散步，一边看电视一边做简单的拉伸运动等都不错。

据世界卫生组织研究，全球人类死因中，由不良生活方式引起的疾病占 2/3，不健康生活方式日渐普遍，由此引起的疾病问题日益突出，然而只要及时发现健康危险因素，"生活方式病"完全可防可控。其实，每个人是自己健康第一责任人，上述"不良生活方式排行榜"，犹如一面镜子，提醒和警示我们要引以为戒，认识到不良生活方式的危害性。

生活方式病是"自作自受"病

世界卫生组织指出：人的健康与长寿，15％取决于遗传因素；10％取决于社会条件；8％取决于医疗条件；7％取决于环境条件；60％取决于人们自己的生活方式，即衣食住行、行为嗜好等。

生活方式病是指由于人们衣、食、住、行、娱等日常生活中的不良行为，以及社会、经济、精神、文化各方面不良因素所导致的躯体或心理的慢性非传染性疾病。

早期的超重和肥胖，中期的"四高"，即高血压、高血脂、高血糖和高尿酸，以及后期的心脑血管疾病，总的说来，并非与生俱来的，也不是由细菌、病毒传染而来的，多半是源于不健康的生活方式，属于现代文明派生出来的所谓"富贵病""文明病"。也就是说，现在的很多病是吃出来、坐出来的，与吃得多、动得少密切相关。生活方式病，可以说是一种自己"作"出来的病，一种"自作自受"的病。

现代人类所患的疾病中，45％与不良生活方式有关，而在死亡的因素中，60％以上与不良生活方式有关。不健康的生活方式直接或间接与多种慢性非传染性疾病有关，包括恶性肿瘤、高血压、糖尿病等。这些非传染性的生活方式病已成为我国人民健康的第一大威胁，成为健康的头号公敌。据统计，我国居民因慢性疾病死亡者占总死亡人数的比例高达86.6％，已成重大的公共卫生问题。

目前，我国的高血压病人已达2.45亿，糖尿病病人1.2亿，高脂血症病人4亿，肥胖和超重者2亿；约有3.5亿吸烟者，超过5亿人暴露于被动吸的环境之中；静息少动生活方式者上亿人，因生活方式病而死亡者高达67％，其中以老年人为主。

防治生活方式病

对于生活方式病，真正的危害并不是来自于疾病本身，而是人们对来自日常生活中对危害健康的因素认识不足，不懂得生活方式与疾病的关系。可以这样说，目前在很多人的心中，还没有树立真正意义上的"健康生活方式"这一概念。

不要说我们老年人，就是在医院里那些受过正规医学教育的医生们，目前只有不到 30% 的临床医生会问询病人的体重变化、下肢水肿、体育锻炼和营养状况。而且，在进行健康宣教和疾病康复指导时，相关的建议五花八门、本身就对"健康生活方式"认识不足。

要知道，良好的生活方式可以使 40 岁人的健康状况，等同于生活方式不良的 20 岁年轻人；在静息状态下，一个心率为 60 次/分的人要比 85 次/分的人长寿些；皮带越长，寿命越短；每吸一支烟，减寿 5 分钟，终身吸烟则减寿 18 年；每天吸烟者，患消化性溃疡、心血管疾病比不吸烟者要增加 4～5 倍；生活不规律者患消化性溃疡的可能性比生活规律者高出 3 倍以上；对任何事物都不感兴趣，患肝病的可能性比对生活充满兴趣的人高出 3 倍；心理素质较差、常受到精神刺激的人，患消化性溃疡的危险比心理素质好的人高出 4 倍，患心血管疾病的危险比心理素质好的人高出 2 倍；每天饮食过咸导致患心血管疾病的概率比正人高出 45 倍（每天盐的摄入量在 10 克以上者，几乎都会患高血压）。

慢性疾病一旦出现，往往伴随终生，治疗的效果不是治愈，而是控制，最好的结局是使之不常复发，病人要习惯和慢性疾病共处，不管是几年还是几十年，只要控制住了，最终没有死于慢性疾病，就是胜利。

有的老年人可能会质疑，我都是老人了，又身患多种慢性疾病，不健康的生活方式也已成习惯，还能纠正吗？改了还有用吗？

可以肯定地回答你，健康的生活方式只要从今日做起，长期坚持，对你的健康、疾病的控制、生活质量的提高、寿命的延长的效果是毫无疑问的。有很多慢性疾病病人，在患病后除了认真服从医生的安排之外，同时亡羊补牢，纠正自己不健康的生活习惯，不仅控制住了所患的慢性疾病，而且也预防了其他慢性疾病，得以高寿。

数据表明，生活方式病是可防可治的。健康的生活方式可以避免 80% 的慢性疾病，可以提升癌症病人 5 年存活率，降低 36% 癌症发病率和 91％糖尿病发病率，降低 80％心脏病发病率和 50％脑卒中发病率。

毋庸置疑，日常习惯和行为会深刻地影响我们的健康水平和生活质量。数千项研究显示，通过选择健康的生活方式，规律的身体运动、保持理想的体重、合理全面的营养、适时缓解压力、不吸烟和其他促进健康的做法，都会对健康产生良好的影响。相反，不良的生活方式，如肥胖、压力过大、吸烟或接触二手烟和其他毒物，都会对健康产生不利影响。

生活方式应根据个人的情况不断地进行改善，这一点是非常重要的。我们可以通过改变不合理膳食、戒烟、增加运动和体力活动、缓解心理压力和紧张情绪，来达到预防生活方式病的效果。

有学者提出，老年人健康生活方式可以先从以下 7 项方式做起：①保证睡眠时间；②不吸烟；③维持理想体重；④避免过度饮酒；⑤定期做一次中强度运动；⑥每天吃早餐；⑦两顿饭之间不加餐。通过几十年的验证，如果照此执行，就可以减少生活方式病的发生率，延长寿命，提高生活质量。

健康得来不易，需要我们努力争取。美国多年推行健康的生活方式，据美国国家疾病控制中心报道，美国推行以上述内容为基础的生活方式，美国人的原发性高血压可望减少 55％、脑卒中（中风）可望减少 75％、糖尿病可望减少 50％、癌症也可望减少 33％。国民的预期寿命因此可望增加 10 年。

人们常说"人生苦短"，增寿 10 年，何等的宝贵。美国人能做到的，我们中国人一定也能做到。

关于戒烟

不良生活方式中，最引起老人关心的是戒烟和少酒。有的老人认为，自己已进入老年，唯有烟酒嗜好，叫我戒烟少酒，生活还有乐趣吗？老年朋友，你嗜烟好酒不是乐趣，而是自己减寿。

1. 吸烟要早死 10 年　吸烟，不论主动还是被动吸烟（俗称"二手烟"），对人类健康都有严重的危害。除尼古丁外，每支卷烟燃烧会释放 7000 多种化学物质，其中有 69 种直接致癌物质（如焦油、一氧化碳、胺类、酚类、多环芳烃等）。吸烟伤肺、伤心、伤全身。

为了帮助大家进一步了解吸烟的危害，我们对吸烟可致的不良后果做如下概括：

（1）直接后果：吸烟时可能会出现心跳加快；血压升高；胃酸分泌增加；肾脏排尿减少；大脑和神经系统先反应灵敏，后变得反应迟钝；饥饿感下降；味觉和嗅觉减弱；肺部和气管内的细小纤毛功能受损；流至手指和脚趾的血流量减少。由此，吸烟者可能出现胃痛、眼睛流泪、眩晕等问题。

（2）远期后果：如果吸烟时间较长，可能会出现气喘及咳嗽（最常见）；手指和牙齿上出现黄斑；外貌显老，皮肤干枯、皱纹多；长期吸烟可致许多疾病，如呼吸道感染、肺炎、慢性支气管炎、肺气肿；心脏病发作、冠心病；胃溃疡、肺癌、口腔癌、喉癌、咽癌、食管癌、膀胱癌、胰腺癌等。

有研究显示，开始吸烟年龄越早、吸烟量越大，因患肺癌而死亡的风险也越高。烟草对心血管系统的损伤同样非常严重，会导致更多的死亡。全球每 100 个因吸烟导致的死亡者中，有 35 个因吸烟引发心血管疾病而死亡。吸烟主要通过 3 个途径危害心血管，即高血压、动脉粥样硬化和心功能损害。上海市疾病预防控制中心的调查发现：吸烟的心脑血管疾病病人的死亡率比非吸烟病人高 46％。实际上，吸烟可以损害人体所有器官和系统。与不吸烟者相比，吸烟者平均早死约 10 年。

2. 越早戒烟、越早获益 戒烟越早越好。相关研究显示，开始戒烟 24 小时后、发生心肌梗死的风险就会降低；2 天后味觉、嗅觉敏感性增加；2 个月后会感觉呼吸变顺畅、体力恢复、身上和口腔异味消失、牙齿变清洁、皮肤更健康；1 年后死于心脏病的风险将减少一半；15 年后患吸烟相关疾病的风险降至与不吸烟者相同。在 60 岁时戒烟可望多得约 3 年的预期寿命。

戒烟对疾病的治疗也很有帮助，特别是呼吸系统疾病和心脑血管疾病。目前、能够延缓慢性阻塞性肺疾病病人肺功能持续下降的方法唯有戒烟；戒烟还会降低肺癌的发生风险。戒烟与降血压、调血脂、控制血糖及抗血栓一样，是治疗心血管疾病的手段之一。戒烟后的心血管获益在2个月时即可显现，可以一直延续到戒烟之后20年，甚至更久。

3. 烟瘾要规范治疗　世界卫生组织将烟草依赖定义为一种慢性尼古丁成瘾性疾病，它是烟民对烟草产生的生理和心理依赖，即烟瘾。烟瘾也是一种慢性疾病，有容易复发的特点。戒烟应该像对待其他慢性疾病（如高血压、糖尿病）一样，准备打持久战，需要药物、心理、行为3方面的联合干预。

目前，上海市部分医院已设有戒烟门诊，医生会根据烟民的实际情况制订详细地戒烟计划，采用合适的药物，并定期对戒烟成效进行评估。

（1）常用的戒烟治疗有尼古丁替代疗法，应用不同形式的尼古丁制剂（如透皮贴片、咀嚼胶、含片等）替代卷烟中的尼古丁；降低因不吸烟产生的戒断症状，帮戒烟者逐渐放弃吸烟，然后逐渐降低尼古丁的剂量，最终成功戒烟。需要提醒的是，戒烟后再次吸烟的情况很有可能发生，烟民不要因此而灰心，应分析原因，总结经验教训，力争再次戒烟成功。

（2）让自己一直保持紧张忙碌的状态，以此来克服戒烟的影响。您可以试着做以下的一些事情：嚼口香糖、散步几分钟、刷牙、给朋友打电话。一般烟瘾发作通常仅持续1～2分钟。随着时间的推移，这种发作的频率会逐渐下降。最重要的是戒烟的好处随着坚持时间的增加，逐渐体现出来：一般停止吸烟6小时后，心率会下降，血压也会有轻微降低；12小时后，尼古丁将被排出体外；24小时后，一氧化碳将从肺部排除，呼吸功能得到改善。此时，也许会出现咳嗽，因为通过咳嗽可清除堵塞在气管和肺部的分泌堵塞物。2天之后，尼古丁所致的不良反应就会消失。2个月左右，手部和脚部的血液循环就会更加顺畅。戒烟1年之后，得心脏病的危险性就会显著降低。戒烟10年，得病的危险性将会变得和不吸烟者相似。

另外，以下几点可帮助您处理烟瘾的问题：

（1）您是否把吸烟同其他活动，如喝茶、吃饭、看报纸或看电视联系在一起？若果真如此，您可能需要把这些活动同吸烟之外的其他活动联系在一起，以代替吸烟。另外，使烟瘾更为复杂化的是吸烟的身体动作会在吸烟多年后成为一种习惯。如果您也有这个问题的话，应努力找些其他手部活动来做，如编织或玩健身球（在手掌上转动）。

（2）您吸烟是为了打发空闲时间吗？您可能发现自己之所以吸烟是因为没事可干。您可利用这个机会来建立一项新的爱好或对您的房屋开始一个新的改进项目。

（3）您害怕失败吗？无论是这种害怕阻止了您戒烟的成功还是您过去有戒烟失败的经历，您都可在社区找到许多资源来帮助自己。您可以向医生请求帮助，也可同其他想戒烟的人一起与这一困难做斗争。

（4）您害怕增重吗？实际上，戒烟所引起的增重通常仅为 5 千克左右。更为重要的是，这点体重的增加对健康的影响与吸烟带给健康的害处相比要小多了。为了帮助您控制体重，使您将吸烟的念头去掉，您可以考虑采纳一些如何合理饮食的建议及增加身体活动。

关于少酒

老年人不良生活方式中有一条是"过量饮酒"。

1. 关注酒精摄入量　无论饮哪一种酒，饮酒时都要关注酒精摄入量。《中国居民膳指南（2016）》建议：成年人一天饮用的酒精量，男性不超过 25 克，女性不超过 15 克。

酒精摄入量（克）＝酒量（毫升）×酒精浓度（％）×酒精密度（0.8 克/毫升）。

酒精摄入量为 15 克相当于饮啤酒 450 毫升；葡萄酒 150 毫升；38 度白酒 50 毫升；50 度白酒 40 毫升。酒精摄入量为 25 克相当于饮啤酒 750 毫升；葡萄酒 250 毫升；38 度白酒 75 毫升；50 度白酒 60 毫升。

2. 过量饮酒祸害无穷　人类饮酒的历史已有数千年，酒是社交场合消费最普遍的饮品之一。酒精的过度消费带来了严重的社会负担和经济负担，更是导致肝硬化、肝癌和肝衰竭的常见原因。与男性相比，女性过量饮酒的危害更大。2012 年，全球死亡原因中，饮酒约占

5.9％；在所有因肝硬化死亡的病人中，约 48％由酒精性肝病所致。此外，酒精还与 25.8％的伤害死亡（如车祸）、33.4％的糖尿病和心血管疾病死亡、12.5％的癌症死亡相关；饮酒是导致大脑海马区萎缩和产生痴呆的一个重要原因；经常饮酒至少是 8 种肿瘤的危险因素，包括口腔癌、食管癌、鼻咽癌、喉癌、胃癌、肝癌、大肠癌和乳腺癌，国际癌症研究机构已将酒精归为一类致癌物。

过量饮酒是指：①长期饮酒，平均每天酒精摄入量 25 克以上（男性）和 15 克以上（女性）；②一次大量饮酒，一次酒精摄入量超过 60 克（男性）和 40 克（女性）；③累计酒精摄入量大于 100 千克。一次大量饮酒的危害更大，可能导致急性胰腺炎、消化道出血等疾病，甚至危及生命。

3. 适量饮酒也有潜在健康危害　我国传统医学认为，酒有一定的药用价值，如散寒滞、消积食、通经络、行血脉、温脾胃、养肌肤等。药酒也是传统医学的治疗手段之一，但饮用前应辨证施治，并严格控制酒精摄入量。其实，即使是少量或适量饮酒，也有潜在的健康危害，比如：导致天冬氨酸氨基转移酶和谷氨酰转肽酶增高，促进慢性肝病进展，增加血脂异常和癌症等疾病的发生风险。

从健康角度来说，饮酒没有"安全剂量"，越少越好。有饮酒习惯的老年人，应该把饮酒量控制到自己的最低"适量"；如果本来不饮酒，千万不要为了所谓的"适量饮酒有益健康"而饮酒，包括药酒。很多人无法做到完全不饮酒，此时需要通过一些小技巧来减少酒精的伤害。比如，忌空腹饮酒、快速饮酒、每天多次饮酒、饮烈性酒，避免不同类型的酒混饮；女性、肥胖者和肝病病人要谨慎饮酒。因为饮酒能影响多种药物在肝脏中的代谢，所以在药物治疗期间及结束后一周内，应避免饮酒，以免造成损害。

4. 醉酒有因，身体很"受伤"　酒精，即乙醇进入人体后，体内有两种酶参与代谢，分别是乙醇脱氢酶和乙醛脱氢酶，这两种酸主要分布在肝脏。人饮酒后，乙醇被胃肠道吸收，绝大部分通过血液进入肝脏。在肝内，90％的乙醇首先被乙醇脱氢酶分解成乙醛，再被乙醛脱氢酶氧化成乙酸，随后被氧化分解为二氧化碳和水。当饮酒速度过快饮酒量过大时，上述两种来不及分解代谢乙醇，就会导致血液中乙醇和乙醛浓度超标，从而出现一系列所谓的"醉酒反应"。

人体内乙醇脱氢酶含量差异较小，而乙醛脱氢酶则存在种族和个体差异，黄种人乙醛脱氢酶缺乏较常见。乙醛脱氢酶缺乏者少量饮酒就会导致乙醛蓄积，从而出现头痛、脸红等醉酒表现。因为乙醛的毒性比乙醇大，所以喝酒脸红者过量饮酒更容易发生肝纤维化和肝硬化。此外，还有约10%的乙醇在体内是通过细胞色素 P450 酶系氧化途径代谢的。细胞色素 P450 酶系是底物依赖性的，也就是说，酒精持续刺激可诱导产生更多的氧化代谢酶，从而增强解酒功能，但同时也带来了潜在的肝脏损害。切记，至今尚无安全有效的解酒药。

酒精的代谢途径：

酒精（乙醇）→乙醛（乙醇脱氢酶）→乙酸（乙醛脱氢酶）→二氧化碳＋水（三羧酸循环）
　　　　　↓细胞色素 P450 酶系氧化途径───────────────

5. 饮酒的注意事项　尽管目前认为适量饮酒可能对身体有一定的益处，但仍然要注意以下几点：

（1）忌狂饮：数小时之内喝大量的酒或连续几天、几周都不间断地饮酒，即狂饮。狂饮是非常危险的！因为这会使酒精的危害最大化，而且饮酒过多会使您思维不清、行为失常而使自己的安全受到威胁。

（2）不要在服药的同时饮酒：在服药的同时饮酒是非常危险的。因为酒精和药物混合使用将可能加重彼此的不良反应。例如，酒精与降低身体活动性的安眠药一起服用可能会使你出现严重的意识不清、不能自我控制、呼吸骤停，甚至死亡。

（3）禁止开车前饮酒：饮酒导致的交通事故占所有交通事故的1/3。许多国家以法律的形式禁止开车之前饮酒。我们再次提醒大家，为了你和他人的安全，请不要在开车之前饮酒。

不重油重盐

老年人不良生活方式中有一条：烧菜过量添加食盐、酱油。

重油重盐饮食能刺激人的食欲，但摄入过量烹调油、盐会带来很多健康问题。烹调油包括动物油和植物油。常见的植物油有大豆油、花生油、葵花籽油、菜籽油、芝麻油、玉米油、橄榄油等，常见的动物油有猪油、牛油、羊油、奶油（黄油）等。烹调油的主要成分是脂肪，脂肪能提供能量，是细胞的重要组成成分，具有促进脂溶性维生素的吸收等功能。但烹调油是一种高能量食物，每克脂肪可产生37.7千焦（9千卡）能量，多吃油就是多摄入能量。

如果摄入的能量没有被消耗掉，就会变成脂肪储存在体内，日积月累，可能导致超重，甚至肥胖。而肥胖是诱发血脂异常、高血压、糖尿病、动脉粥样硬化、冠心病、脑卒中等慢性疾病的危险因素。钠是人体必需的营养素，食盐是钠的主要来源，每克食盐中约含400毫克钠。食盐摄入过多与高血压、胃癌和脑卒中有关。高盐饮食还可以改变人体血压"昼高夜低"的变化规律，使血压变成"昼高夜也高"，增加心脑血管意外的发生风险。

1. 推荐"江南饮食"　见第四篇带病延寿《中国居民膳食指南（2021）》中推荐的"江南饮食"健康膳食模式。

2. 告别"重口味"饮食　人的味觉是逐渐养成的，需要不断强化健康观念，改变烹饪和饮食习惯，减少油、盐等调味料的用量，培养清淡口味。《健康中国行动 2019—2030 年》提出，成人每天烹调油摄入量应控制在 25～30 克，食盐摄入量不超过 5 克。对油、盐的摄入量，应"克克计较"。

3. 减少烹调油摄入量的方法　减少烹调油摄入量的方法有：①改进烹调方法，尽可能不用或少用烹调油。宜采用蒸、煮、炖、焖、拌、急火快炒等方法烹制食物。②少吃油炸食物，因为食物油炸后会增加能量。比如：用 100 克面粉制成馒头，能量为 1507 焦（360 卡）；而炸成油条后，能量可增至 2620 千焦（626 卡）。③控制用油总量，可将全家每天使用的食用油按推荐量置入一个量器内，用油均取自该量器。

4. 减少食盐摄入量的方法　①对每天的食盐摄入实行总量控制，最好使用控盐勺。②如果用了酱油和酱类，应减少食盐用量。比如，5 毫升酱油中约含 1 克食盐，10 克黄酱中约含 1.5 克食盐。③可在烧菜时加少许醋，提高菜肴的鲜香味。为满足口感的需要，可在烹制菜肴时借助其他调料，如柠檬汁、百里香、迷迭香、胡椒、辣椒等，从而减少盐的使用。④减少酱菜、腌制食品、偏咸食品的摄入量。⑤不同食物都有其特别的味道，就算不调重味，也可以很美味。比如，以蘑菇、木耳、海带等为主料的汤菜，味鲜色浓，加少许盐或不加盐即可食用。

健康生活方式的古代版——乾隆四字诀

在古代虽然没有健康生活方式之说，但古人在生活实践中也认识到类似"生活方式"的重要性，提出养生四字诀。

清代皇帝乾隆在位 60 年，以 89 岁之高龄，在历代帝王中一举赢得长寿之冠。他满怀欣慰感恩生命，晚年之际，又不遗余力，结合切身体验，提出养生秘诀"四字诀"："吐纳肺腑，活动筋骨，十常四勿，适时进补。"

吐纳肺腑：常言道"一日之计在于晨"，乾隆养生也是从早晨开始。每天 6 时早起，他都坚持做三件事。一是趁空气新鲜，做吐故纳新的深呼吸，达到舒活气血、顺畅脏腑之目的；二是身体直立，两眼平视，借助极目远眺，来保护视力；三是及时大小便，以排泄体内毒素，促进新陈代谢。受此影响，在日常生活方面，他也非常注意和克制。饮食以新鲜蔬菜为主，喜欢喝茶，适量饮酒。用其自己的话来说，就是"老年人饮食宜淡薄，每兼蔬菜食之则少病，于身有益。所以农夫身体强壮，至老犹健者，皆此故也"。他还认为"节饮食，慎起居，实却病之良方也"。

活动筋骨："生命在于运动"在乾隆身上，可谓身体力行、实践不停。热衷户外活动的他，毕生坚持锻炼，时刻不忘活动，从而自小就拥有强健的体魄。继承祖父喜好骑射的传统，乾隆自幼喜欢巡游打猎，史书曾称其"善射"。而投身大自然，游山玩水，更成为其钟爱一生的嗜好。他六巡江南，三临五台，神游大地，东西南北，不知有多少名山大川、古刹名寺，都留下他来来往往的足迹。不仅如此，平时，他还有十分广泛的兴趣爱好。读书字画、琴棋诗文，样样精通；听戏、观灯、看杂技、玩滑冰，无所不往。这些，既让生活丰富多彩，充满乐趣，又能修身养性、陶冶情操，不能不说，也是一种与众不同的独特养生方式。

十常四勿："十常"为齿常叩，津常咽，耳常弹，鼻常揉，睛常运，面常搓，足常摩，腹常捋，肢常伸，肛常提。"四勿"为食勿言，卧勿语，饮勿醉，色勿迷。这套锻炼方法，从传统中医注重按摩、针灸达到舒筋活络的角度来看，不乏有一定的科学原理。此方法简单易学，老少皆宜，只要用心，随时随地就能做到。

适时进补：乾隆也重视补养，但他却能做到适时适当，从不乱补。他经常服用的滋补药方有以下几种：龟龄集、龟龄汤、松龄太平春酒方、椿龄益寿药酒方、健脾滋肾壮元方、秘传固本仙方等。从成分来看，这 6 个长寿仙方多属于脾肾双补之品。如龟龄集方，就含有人参、鹿茸等 41 味中草药。从功效来看，多属固本，而"固本"者，即"固肾"也。也完全符合中医的观点："肾为先天之木，先天之木既充，体质自当健康矣。"这四字诀一般老人都可做到。

第 三 篇

养老、康复、自我保健的新观念

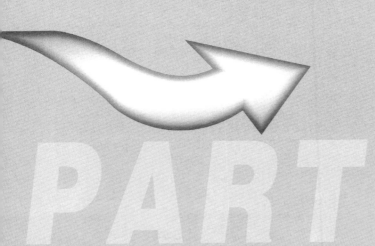

PART3

随着现代文明社会的进步，近几十年来国内外对养老、老年病康复、自我保健的观念和内涵的认识有了新的发展。

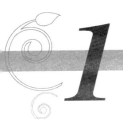

1 多元化健康养老

国内外的实践经验告诉我们：纯粹为"养老"而养老，会把老人越养越衰老。随着社会和科学的发展，养老的概念也在不断延伸。

早在 20 世纪 80 年代，我国老年医学工作者就首先提出：家庭养老和老年病家庭康复相结合的观点。21 世纪初，日本老年医学工作者也提出："医学与养老融合"的观点，并把居家养老与老化预防、老年病康复相结合。

其实，现代医学的概念也在不断发展，医学包含临床医学、预防医学、康复医学、保健医学和家庭医学等多种内涵。近年，国外大力推广和普及"多元化健康养老"的新概念，把养老与老人健康管理、自我保健、康复医疗、精神赡养、延缓老化、护理照料相融合，既可延年益寿，又可提高老年人的生活质量。多元化健康养老是积极老龄化的具体体现之一。

多元化健康养老的特点是：

1. 从被动养老到主动防老　例如，20 世纪日本在养老方面，强调养老服务而轻视了老化预防，结果在养老服务体系建成后、失能和半失能老人却越来越多、越老越多。在日本，老人失能和半失能主要由"卧床不起"和"痴呆"所致。失能和半失能使老年人养老生活的质量不断下降，给家属带来巨大压力，也给国家增加了医疗负担。日本在2006 年修改相关立法，把预防作为养老根本，在全国开展和普及老化预防与老年康复运动，工作重点把预防老人失能和半失能调整为"预防卧床不起"和"预防痴呆"，结果老人失能和半失能状况有明显改善，养老服务保险的年度费用平均每人下降了 100 万日元。日本的经验证实，失能和半失能是可以预防的，老化预防至关重要。

2. 养老结合自我保健和健康管理　几千年来，我国一直把养老与传统的养生相结合，其实传统的中医养生就是现代自我保健医学的一部分。自我保健是指个人或家庭、社区运用一些医疗保健方法，来维护和增强自身健康、预防疾病、延缓衰老与延年益寿。自我保健实际上是发挥个人主观能动性，集预防、医疗、康复、保健为一体的综合措施。现代医学实证明，自我保健是提高老年人生活质量、健康水平、延长寿命的最理想手段。

健康管理是 20 世纪 50 年代才提出的新健康概念。老年人的健康管理是指调动老人及其家属的积极性，对于影响老人健康的危险因素，进行社会、生活方式、心理、环境、营养、运动等多方面管理和干涉的过程，以达到老人最大的健康养老效果。

3. 养老中强化老年康复医疗　老年人常因衰老和疾病（如脑卒中、跌倒引起骨折、帕金森病等）而发生种种功能障碍，进而逐渐丧失日常生活自理能力，使生活质量显著下降。在预防这些疾病同时，积极开展老年康复医疗，不论在养老机构或者家庭、社区，把老年康复医疗融入养老之中，不仅使老人功能得到恢复或改善，使老年病医疗效果也能得到明显提高。

4. 养老中增强老人自立、自理等自我生活能力　过去，养老强调"伺候"老人，让老人多休息，即多坐、多躺、多睡的思维定势，结果反而使老人失去生活自理能力，使很多身体功能也造成"失用性萎缩"，老年人心理上也产生依赖感，养老生活质量越来越差，并导致老人进一步加速衰老。老人的自立、自理能力关系到老人的养老生活质量，并可预防失能和半失能的发生，自我能力的提高也增强了老人的自信力。因此，养老要提倡支持和帮助老人尽可能自立、自理地生活。

5. 养老中加强心理健康和精神赡养措施　我国老年人养老生活中出现的心理健康问题正日渐凸显，越来越多老年人渴望得到精神慰藉和关怀，我国正逐步从立法、心理健康知识的普及、社会保障等多方面来进一步完善。

6. 强调学习科学养老知识　老年人渴望健康、渴望长寿。调查显示，在老年人众多愿望中，85％以上老人把健康列为第一愿望。养老的目的：一是提高老人生活质量，二是健康地延年益寿。要达到这些目的，必须要让老人自己、家属和护理人员学习科学养老知识、更新陈旧的养老意识，包括健康生活方式的知识、延缓老化的预防知识、老年心理知识、老年病康复知识、自我保健知识、护理照料知识等。

2 老年病全面康复

随着现代康复医学的发展，对老年病康复医疗的认识也在不断深化，近年很多先进国家的康复医学专家，提出了"老年病全面康复"（即康复治疗的层次）的新概念。根据老年人病情轻重不同、病残程度不同，康复的内容和任务也从浅层次到深层次，逐步深化，从个人到家庭和周围社会环境，逐步扩大，使老年病人得到全面的康复。

第一个层次：控制原发疾病和功能障碍。例如，对脑血管意外的病人，首先是早期稳定病情，尽量不使功能障碍继续发展。当然，对老年病人，要稳定和控制原发疾病是不容易的，往往因为有数个原发病，如除脑卒中外，也许还有糖尿病、冠心病，对这些原有的疾病问题要认真处理，注意观察。

第二个层次：预防继发性的合并症和功能障碍。老年病人容易继发忧郁症、压疮、肺炎、关节肌肉挛缩、静脉血栓形成等。这些合并症大多是由于长期卧床缺乏运动，没有经常转变体位以及缺乏精神安慰所致，应针对原因，由医护人员及家人积极采取相应措施加以预防。

第三个层次：恢复已丧失的功能活动能力。这是康复医疗上的重点，要积极进行各种功能性锻炼和运动疗法，辅以物理治疗、言语治疗、心理疗法等，有些老年人还要配置、使用辅助器具，如手杖、轮椅、助步器、助听器等，促进功能的改善和恢复。

第四个层次：训练老年人适应外界环境。这是在改善和恢复功能的基础上以重返社会为目标，并进一步做身体和心理上的适应性训练，或者学习新的技能（如书法、摄影、歌咏、棋艺等），使其能适应外界环境的要求（包括家庭环境和社会环境）。例如，居家生活、社交生活和参加社区活动。

第五个层次：改变环境条件适应于老年人。对病人周围的环境做调整性的改变，使之适应于老年人的功能状况。这些老年病人都有这样或那样的永久性的功能缺陷或残疾，不可能有进一步的改善，而这些缺陷使他们无法在通常的条件下适应环境，因此，只能对周围环境作出改变，例如社区交通及公共场所的无障碍通行，居室的出入门户要扩宽，使轮椅能通过等。

第六个层次：促使家庭适应于老年病人。鼓励和教会老年人的家属参与和支持老年人全面康复，特别是对老年人的功能障碍和特殊的困难和需求要予以理解，例如，老年人言语不清，讲得慢，家属就要耐心倾听，慢慢讲话；老年人行动不便，容易摔倒，家属就要注意扶持保护；老年人心理情绪有改变，脾气不好，家属要体谅，耐心开导。

总之，老年人的全面康复要靠家庭的充分理解，相互适应，给予热情帮助和支持。通过老年病人的全面康复，把老年人家庭养老、延缓老化、自我保健和家庭康复有机结合起来，促使老年人更多参与社会活动，不断提高老年人的生活质量，达到延年益寿目的。

3

医学新领域——自我保健

健康是现代人的第一需要。健康权是基本人权，而维护这一人权的首要责任者是——自我。随着社会、经济、文化的发展，医学模式的转变，医学正进入健康促进时代。"健康第一"已成为全人类的共识，然而新的健康观要求医学能在与疾病和健康有关的一切领域发挥作用。人们的健康维护、疾病防治不能单纯依赖被动的医疗技术服务，而应强调自身的主观能动作用，进行自身负责的自我保健。

那么什么是自我保健？自我保健是指自己（或家庭）利用手中学到的知识和掌握的保健手段，进行自我观察、自我治疗、自我护理、自我康复、自我预防养成良好的生活方式和行为，建立一套适合自己的养生方法，达到健身祛病养病、延缓衰老、延年益寿的目的。

以上一段话，90个字包含了五方面的含义：

第一，健康是自己的事。首先自己要负起责任来，不能单纯靠医生和别人，不能过分依赖药物和保健品，呵护自己的健康需要自己付出一生的努力。

第二，学习和掌握科学的保健知识，增强自我保健意识，提高自我保健能力。人们不是死于疾病，多是死于无知，所以早学早受益，早学早健康，早学早长寿。

第三，学会小病会治疗，大病会看苗头，有慢病懂保养。非药物治疗措施对慢性疾病来说，有时甚至比药物治疗还有效，应做到三分治，七分养。

第四，改变不良的生活方式和行为，陋习不改、健康难保，建立一套适用的、简单的、健康的生活方式和行为。

第五，达到提高身体素质，提高免疫功能，提高生活质量，提高自然寿命、健康寿命和愉快寿命，延缓衰老的目的。

当老人成为病人角色时，不论从病人的主观愿望来说，还是从疾病的客观需要来讲，自我保健都显得更为必要，也只有真正发挥老年人自我保健的主观能动性，才能充分调动老人机体内在的自我保健机制，更好地满足病人客观的自我保健需要。当然医护人员要积极参与并帮助病人制订和实现自我保健目标，所以要充分研究各类常见病的自我观察要点，自我诊断依据、自我和护理措施等，如包括症状、体征的自我观察和监测，药物和其他治疗的效果与副反应的监测，饮食、营养的合理摄入，自我体位、呼吸控制、自我心理调节、自我按摩、运动治疗等。

自我保健属于自我保健医学范畴，自我保健医学是在临床医学、预防医学和康复医学的基础上，进行自我防护并倡导科学的自我保健。

实际上，老年人的自我保健是将"养老、医疗、预防、康复和保健"合为一体的综合性养老保健措施。

现代医学实践已证明，自我保健是提高老年人生活品质、健康水平和延长寿命的理想方法和手段。

第四篇

带病延寿

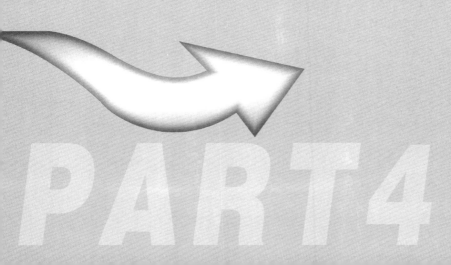

PART4

健康长寿是每个老人的向往，体衰多病也是老年人生活的现实问题，老人怎么正确、科学地对待自己的衰老与疾病，与病共存，与衰共处，提高自己养老生活的质量？自我保健，带病延寿就是老年人的最佳选择，也是老年人的头等大事。

　　怎样带病延寿？就得从心理健康做起，并做到膳食平衡、活动身体；对待自己疾病要听从医嘱，安全合理用药；做好老人日常生活保健，只有这样才能提高老人的健康水平，延年益寿。

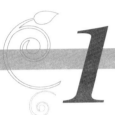

带病延寿——养心为上

　　一个人到了老年，不仅外貌上出现老化，而且心理也会出现衰老。心理衰老不仅受大脑衰老、生理衰老、自身疾病的影响，还和社会环境、个人的文化修养、过去的心理状况密切相关。

　　心理健康是指智力正常，内心世界丰富、充实、和谐、安宁，情绪安定，有自信心，能适当评价自己，言行协调统一，有充分的安全感等。人到老年又会因社会地位的改变、突发事件和身体上的原因，常会产生各种心理问题。

　　心理健康与身体健康又相互关联，特别是老年人，因此老人的心理健康至关重要，自我保健、带病延寿首先要从心理健康"养心"做起。

潇洒面对衰老

　　首先，我们一起先来欣赏唐代诗人刘禹锡的《酬乐天咏老见示》一诗：

　　　　人谁不顾老，老去有谁怜。身瘦带频减，发稀冠自偏。
　　　　废书缘惜眼，多灸为随年。经事还谙事，阅人如阅川。

细思皆幸矣，下此便翛然。莫道桑榆晚，为霞尚满天。

此诗是刘禹锡读了好友白居易的《咏老赠梦得》诗后回赠诗，意思是说，人谁不怕老啊，老了又有谁怜惜？身体一天天消瘦，经常要缩紧腰带；头发渐渐稀疏，帽子自动偏斜。书卷废置不看，是为了保护眼睛；经常治疗疾病，为的是益寿延年。老年人见多识广，经验丰富；对人情世故的了解，就如观看江河山川那样清楚。细细想来，年老也是很荣幸的事；只要正确对待，便会无忧无虑。不要说日落在桑榆已是晚景；晚霞也可以依旧绮丽满天。诗人用一个令人神往的深情比喻，托出了一个豁达乐观、积极进取的人生态度，表达了诗人对老朋友的真情关爱和真诚劝勉。

"莫道桑榆晚，为霞尚满天"潇洒地面对衰老，这意境多优美、积极，气势豪放。诗人面对衰老，不可怕，不消极，不悲观，是用有生之年撒出满天的红霞，而更充满希望。这两句诗既是诗人内心世界的自我剖白，又是对老朋友白居易的宽慰和鼓励。此诗句流传千年，也成为我们老年人的座右铭。

老年人的心理变化

人进入 60 岁以后，心理会发生很多衰老的变化：

1. 感知觉减退　老年人眼花、耳背、吃饭不香、嗅觉不灵，都属于感知觉回归现象。这种变化会影响老年人的心理活动和生理活动，专家们研制出许多弥补的工具，如眼镜、助听器等，尽管这些工具不一定对每个老年人都适用，但是，人的代偿能力是很强的。视觉丧失，可以用听觉来补偿；听觉丧失，可以用视觉来补偿；即使是视、听觉都丧失，触觉、味觉、嗅觉也会自觉来帮忙。

2. 记忆力衰退　一般来说，40 岁以后有一个明显的衰退阶段；到 70 岁以后，又出现一个较为明显的衰退阶段，如记远不记近，机械记忆差，规定时间的速度记忆衰退等。但是，这些变化并不是不能改善的。首先，要改善全身状况，积极锻炼，合理膳食，戒烟限酒，对增强记忆、延缓智力衰退都有一定作用；其次，要掌握几种增强记忆的技巧，如加深理解、从容记忆、全神贯注、做备忘录等。

3. 性格固定化　由于每个人的生活经历、文化程度、经济情况不同，老年人性格有正负两方面。好的一面是：较慷慨，不赶时髦，关心事物的本质，不满足于表面现象，喜欢深思熟虑等；不好的一面有：任性，顽固，保守，猜疑心大，动作不利索，爱用老眼光来看待新事物。老年人应当有意识地去发扬正面效应，克服消极的一面，使自己的形象更加完善。

4. 情绪不稳定　老年人自控能力变差，易激怒，动不动便大发雷霆，或易哭泣，经常产生抑郁、焦虑、孤独感、自闭和对死亡的恐惧等心理，对外界的人和事漠不关心，还经常出现消极言行。

5. 意志的变化　老年人随着年龄的增长，克服困难的勇气和毅力将会减弱。表现为缺乏果断性、犹豫不决，主观固执、独断专行，意志削弱、自卑自怨。所以，老年人处事要量力而行，目标不应定得太高，要用"蚂蚁啃骨头"的精神，磨炼自己的意志。

6. 运动能力下降　老年人组成人体的"零部件"由于长期磨损而出现老化，生理功能必然出现全面衰退。运动能力下降，容易疲劳，动作迟缓，不愿多活动，这是一般的生理规律。老年人只要坚持科学健康的生活方式，无论在身体上和精神上都会延缓老化而变得相对年轻。

老年人心理变化的原因

引起老年人心理变化的原因：

1. 内心孤独　老年人退休在家，离开了工作岗位和长期相处的同事，终日无所事事，孤寂凄凉之情油然而生；寡朋少友，缺少社交活动；丧偶或离婚，老来孑然一身。老年人最怕孤独，很容易产生一种"被遗弃感"，继而使老年人对自身存在的价值表示怀疑，心里抑郁、绝望。

2. 生活空虚　这种问题多见于退休不久或对退休缺乏足够思想准备的老年人。他们从长期紧张、有序的工作与生活状态突然转到松散、无规律的生活状态，一时很难适应，伴随"空虚感"而导致情绪低落或烦躁不安，有时可以达到使人厌世的程度。

3. 情绪变化　老年期是人生旅途的最后一段，也是人生的"丧失期"，如"丧失"工作、权力和地位、金钱、亲人和健康等。另外，由于大脑和机体的衰老，老年人往往产生不同程度的性情改变，常常加大了他们与晚辈、与现实生活的距离，导致社会适应能力的降低。

4. 记忆力减退　不少老年人时常为自己的记忆力减退而深感苦恼，如出门忘记带钥匙，炒菜忘了放盐，读书看报找不到眼镜，刚才介绍认识的客人转眼便叫不出人家的名字等。

5. 睡眠困难　大多数老年人睡眠时间减少、睡眠浅、易惊醒，有的老年人同时有入睡困难和早醒，这是脑功能随着年龄增长衰退的自然现象。老年人睡眠的质和量都发生了明显变化，这也是脑功能削弱的显著标志。

老年人应该正视自己的心理变化，多学一些自我保健的常识，一旦发现自己有了心理变化的某些现象，应采取积极态度应对，及时进行自我克制和自我纠正，这样才有益于健康长寿。

老年人心理问题对健康的影响

老年人的心理问题对老年人的身体健康影响很大。

（1）到医院就诊的老年人中，30％～40％常见病的发生、发展与其心理行为因素有关。

（2）患有心脑血管疾病和恶性肿瘤的老年人，其致病因素中的心理问题是主因，超过生理原因。

（3）心理疾病会诱发或加重常见的高血压、糖尿病、胃肠功能紊乱、阿尔茨海默病（老年性痴呆）等疾病。

（4）消极情绪是破坏身体免疫系统的凶手，是导致身心疾病的主要诱因。

老年人心理健康的表现

中国心理卫生协会制定的《中国人心理健康标准》确立了中国人心理健康的标准：情绪稳定，有安全感；认识自我，接纳自我；自我学习，独立生活；人际关系和谐；"角色"功能协调统一；适应环境，应对挫折。

老年人心理健康是指其说话办事、认识问题、逻辑思维、人际交往等都在基本正常状态，那么就认为其心理健康已经达标。

老年人心理健康具体表现如下：

（1）逻辑思维健全：说话不颠三倒四，回答问题条理清晰。

（2）想象力丰富：不拘泥于现有的框框，想法常新奇有趣。

（3）情感反映适度：积极的情绪多于消极的情绪、对事物能泰然处之。

（4）有正当的业余爱好：如养鱼、下棋、书法、画画、种花等。

（5）保持正常的行为：能坚持正常的生活、学习和活动，能有效地适应社会环境变化。

（6）意志坚强：办事有始有终，能经得起悲伤和挫折。

（7）人际关系良好：乐意助人也受他人欢迎。

（8）态度和蔼可亲：能知足常乐，能制怒。

（9）保持学习的兴趣：能坚持某一方面不倦地学习。

（10）感知觉尚好：稍有衰者，可通过戴眼镜、助听器等弥补，判断事物不常发生错觉。

（11）与大多数人的心理活动基本保持一致。

（12）记忆良好：能轻松地记住一读而过的 7 位数字可说明记忆良好。

也有学者认为掌握以下 12 点，就可保持心理健康：①尚实际；②有创见；③建知交；④重客观；⑤崇新颖；⑥择善而从；⑦爱生命；⑧具坦诚；⑨重公益；⑩能包容；⑪富幽默；⑫悦己信人。老年人不妨自己或请家人试试测之。

老人心理健康的重要性体现在以下两个方面：

（1）心理和生理因素相互影响：当身体或心理某一方面产生疾病时，另一方面也会受到影响。人们都有这样的经历：当身体有病时，会情绪低落，烦躁不安，容易发怒；而当面临重要情境而紧张焦虑时，则会食而无味，胃口大减，失眠，易疲劳。许多研究表明，情绪主宰健康，强烈或持久的负性情绪，如烦恼、忧愁、焦虑、怀疑、恐惧、失望等，最终会导致疾病。

（2）人体的身心健康相互促进：心理健康和身体健康是互相联系、互相作用的。健康的身体使人精力充沛，充满活力，朝气蓬勃，奋发向上，行动迅速，思维敏捷，思路清晰，观察敏锐，心胸宽广，兴趣广泛，情绪良好。健康的心理反过来又使人认识到身体健康的可贵，从而正确指导身体锻炼，自觉地调节睡眠、休息与活动的时间比例，使身体各系统始终处于良好的运行状态。此外，教育学家指出：现代社会成才的因素中，智力因素仅占20％，其余80％取决于非智力因素，而非智力因素中最主要的就是心理因素，心理健康的重要性不言而喻。

心理问题、心理障碍、心理疾病和异常心理现象

心理问题、心理障碍和心理疾病虽然有着密切的联系，但是它们却是3个完全不同的概念。

（1）心理问题指那些持续时间较短，内容比较局限，心理活动反应不甚强烈，且未影响思维逻辑的暂时性的心理紊乱。心理问题具有普遍性，多是由人主观上与环境间的不适应造成的，多为发展性心理问题，如老年人的孤独等，都属于心理问题范畴。绝大多数人都有能力通过自我调适解决日常生活中碰到的心理问题。

（2）心理障碍指一些初始反应就很强烈，且持续时间比较长，自身难以克服的精神负担。心理障碍多由人生重大事件引起，如家庭变故、婚姻危机、工作受挫、人际关系冲突等事件造成的暂时情绪波动、失调引起不良心境、行为异常、性格偏离等。

常见的心理障碍有适应性障碍、焦虑性障碍、抑郁性障碍、恐惧性障碍、疑病性障碍等。大多数人可以通过自我调整及亲朋好友、心理医生帮助等途径，恢复正常的社会功能状态。如果心理障碍长期持续得不到合理的调适和治疗，可导致心理疾病。

（3）心理疾病指人由于各种精神因素，使自己在思想上、情感上和行为上偏离社会生活的正常轨道。患有心理疾病的人有明显的社会功能缺陷，不能坚持正常的生活和人际交往。心理疾病包括轻型心理

疾病和重型心理疾病两种类型。重度的心理疾病病人由于大脑功能失调，导致认知、情感、意志和行为等精神活动出现不同程度的障碍。病人常有幻觉、妄想，并且不承认自己的病态，拒绝求医。大多数病人需靠药物治疗。

（4）"异常"心理现象。现实生活中，绝对的、完美的心理状态是不存在的，正常人也会出现短暂的异常心理现象。"异常"心理现象如果持续的时间短，且程度较轻，均属正常，如疲劳感、焦虑反应、类似歇斯底里现象、强迫现象、恐惧感、疑病现象、偏执、错觉、幻觉、自笑自言自语等。

老年人的心事

很多老年人常关心的是自己的身体健康，较少考虑注意自己的心理健康。国家统计局数据显示，2020年中国60岁以上老年人口已达到2.55亿人左右，其中独居和空巢老年人已增加至1.18亿人。随着中国人口老龄化进程的加速，老年问题受到越来越多的关注，老年心理健康是反映老年人生活质量的重要指标，因此，研究解决老年人的心理问题，有助于改善老年人的生活品质、能更好带病延寿。

调查表明，大概90％的老年人退休后无所事事，有的老人退休后会出现精神上的空虚和寂寞，失去了生活的重心和目标，随着老年人社会角色和地位的改变，很多老人不能很好适应退休后的生活，而出现种种心理健康问题。根据上海市的一份调查报告：上海老人中遇事想不开的约有15％。据美国健康教育福利部的报告，在65以上的老人中10％的人存在一些情绪或认知上的问题。另有报告认为15％的65～84岁的老人，25％的85岁以上的老人中都存在一些心理问题，如抑郁、不安、悲伤、失望、乏味、精神萎顿等。抑郁心理在老人中最为常见，15％～25％的老人都有，年龄越大越为常见，而在养老院的老人中可能普遍都有此情况。

一些老年人由于不能正确对待自身的现状，不善于顺应自然、顺应社会，加之疾病等因素，可导致心身失调，甚或疾病。具体来说，表现在以下几个方面：

1. 慢性疾病与心理困扰

（1）老年抑郁症状：有的老年病人会出现抑郁症状。所谓老年抑郁症是指老年人这一特定人群的抑郁症，老年抑郁症在临床上普遍表现不典型，以躯体不适的主诉和认知功能下降较为多见。老年人表现为过分地担心紧张，往往会觉得自己的身体出现了严重的问题，到处求医就诊，临床医生应足够重视，引导病人及时就诊心理医学科。经过详细的精神检查会发现病人存在明显的情绪低落，自我评价低，认为自己老了，一无是处，是家人的累赘，自罪自责。有的病人伴有睡眠障碍，主要表现为入睡困难、睡眠时间明显缩短和早醒现象，严重时病人会产生消极观念等。同时认知功能下降也是老年抑郁症常见症状，约有80%的病人认为自己的记忆力严重减退，反应迟钝，思维缓慢，感叹年老不中用了。面对抑郁症的老年病人，要及时寻找专科医生给予鉴别诊断，病人是真正的躯体不适还是情绪导致的问题，同时给予积极的对症治疗，病人家属做好看护、陪伴和心灵慰藉工作。

（2）老年疑病症：老年疑病症也是临床上比较多见的老年心理问题，是指老年人担心自己某些器官患有其想象的难以治愈的疾病为特征的神经症。人进入老年期之后，由于身体功能逐渐衰退，难免会出现这样或那样的不适，这也是正常现象，但是有的老年病人会长时间地相信自己身体的某个部位或某几个部位有病，求医时对病情的诉说不厌其详，甚至喋喋不休，生怕自己说漏一些信息，唯恐医生疏忽大意。也有病人对自身变化特别敏感和多疑，即使是一些微不足道的细小变化，也显得特别关注，并且会不自觉地加以夸大和曲解，认为自己患有严重疾病，常常感到烦恼、忧虑甚至恐慌，尽管这项检查和指标都在合理范围，医生的再三解释和保证仍然不能打消其疑虑，去往各大三甲医院到处找专家反复就诊。面对这类病人，作为家属要给予足够的理解和关心，家属多鼓励多开导；作为医生需要有足够的耐心，避免过度检查，合理予以解释，严重时配合相应的药物改善焦虑情绪，并给予相应的心理疏导。

（3）对疾病的心理反应：老人的晚年生活中，健康状况是个很重要的"角色"，慢性疾病决定老人的生活能力和家庭角色，疾病还可以

带病延寿——健康专家严忠浩谈老年人保健

改变老人的余生目标，疾病会使老人失去生活信心，变得一切依赖他人。老年人常有一种或多种疾病，为此精神紧张，惧怕因病影响子女的工作和学习；有的老年慢性疾病病人既担心"久病床前无孝子"，又怕支付高额医药费用增加经济负担，影响生活质量。特别是肿瘤病人和患过心肌梗死的老年病人，常有痛苦不安、消沉抑郁或怕死心理。

（4）对检查、用药的心理反应：老年人对医院的各种辅助检查产生恐惧心理，用药心理更为复杂。老年人大病去医院，小病到药店和凭感觉吃药的现象较普遍；对小医院和年轻医生开出的药物不放心，盲目崇拜进口药；面对铺天盖地的医药广告表现为束手无策，轻信小偏方、小广告；对保健品与药品分不清；对药物的包装、价格较为关注，对服药方法、剂量、疗程不太在意，容易接受暗示疗法，或上当受骗等。

（5）对因病住院的心理反应：因病住院改变了老人生活环境和习惯，易产生被隔离的感觉。对于需要他人护理的老年病人，他们的心理挫折比身体障碍更加严重，老朽感油然而生。对于能生活自理和给人帮助的人，他们一旦患病住院，会感到自身价值丧失，表现出烦躁不安或厌世心理。

2. 退休综合征　有的老年人退休后，由于不能适应新的社会角色和生活方式的变化而出现焦虑、抑郁、悲观、自卑、多疑等消极情绪，甚至出现一些偏离常态的适应性心理障碍，有无力感、无用感、无助感等，临床上称之为"退休综合征"。尤其是以往身居高职的领导人退休后出现明显的失落感，感觉被社会抛弃了，本来门庭若市现在突然变得冷冷清清，故心情低落，整日郁郁寡欢。一般而言，事业心强、好胜、偏激、固执的老人发病率高。

此时需要家人给予积极的鼓励和安慰，同时改变老年人的认知，调整心态，顺应规律，接纳自己角色和身份的改变，以平常心对待退休后的生活。鼓励病人重新发展自己的兴趣爱好，以往感兴趣却没时间做的事情可以提上议程，扩大社交排除寂寞，寻找更广泛的生活乐趣和目标。

3. 空巢综合征　"空巢综合征"是指无子女或者子女长大后离开

家庭，父母独守空屋的现象，这样的老人也容易出现焦虑抑郁情绪，感觉晚年凄凉，无人陪伴，加之体弱多病，行动不便，更加消极悲观。这时作为子女更应波积极主动关心自己的父母，有空时多打电话沟通交流，主动询问父母的需求，提供相应的帮助，抽空经常回家看望自己的父母，老年人的晚年幸福指数会明显上升。

4. 安度晚年与意外变故　老年人都希望平平安安、幸福美满地度过晚年，而且大多数老年人都希望长寿，但这种美好的愿望与实际生活中的意外打击、重大变故往往形成强烈的对比和深刻的矛盾。老人往往会面临丧偶之痛、亲友亡故、夫妻争吵、婆媳不和、突患重病等意外变故的刺激，这对老年人的心灵打击也是十分严重的。

5. 老有所为与身心衰老　很多年高而志不减的老年人，有的身心健康状况并不理想。他们机体衰老严重或者身患多种疾病，有的在感知、记忆、思维等方面的心理能力的衰退也非常明显。这样，就使得这些老年人在志向与衰老之间形成了落差，有的人还为此陷入深深的苦恼和焦虑之中，认为自己老了没有用了。

6. 老有所养与经济保障　老年人面临未富先老。缺乏可靠的经济保障，是老年人心理困扰的重要原因之一。

一般来说，由于经济收入不多、社会地位不高，因而使得这类老年人容易产生自卑心理。他们的性情也比较郁闷，处事小心，易于伤感。老有所养与经济保障不充分的矛盾，既是社会矛盾，也是社会心理矛盾。

7. 角色转变与社会适应　这是老年人退休后出现的心理感受，不同职业群体的人，对退休的心理感受是大不一样的，退休后生活的重心变成了家庭琐事，有的老人的社会联系骤然减少，这使他们感到很不适应。

8. 物质功利过度，欲望膨胀　正当、适度的欲望和压力可以是身心健康的活力和动力，但欲望不当或者失度也可以成为负力和生活的阻力。人的痛苦和烦恼大都源于贪欲，整天想拥有更多，被欲望牵着走，却看不到自己手中已拥有的。其实，人真正需要的并不多，而是想要的太多。有些老人，不能要、不该要的也想要，而失去了最基本和必需的良知、健康等。

9. 心理认知不当　有的老年人心理认识不当，有极端的思维方式，往往会将问题复杂化，徒增痛苦。例如，生活中过于追求完美；以自我为中心，思考问题、说话做事都从"我"出发；固执思维，过于纠结某一事件或人生某一时段；心理行为难以与同年龄人相协调；负性思维，缺乏客观性，脑海里充斥着各种负性暗示，对自己感到消极、悲观等。

养心关键在养性

老年人应该如何正确对待自身逐渐衰老和疾病呢？

老年人要走出晚年惧老、惧病心理的阴影，必须树立积极的生命意识，正确对待人生，科学看待生命。结合自身条件激发生活热情，消除身心衰老的自我不良暗示。正确对待疾病，有病就医，相信科学，正确认识衰老的身心变化。要学会"与病共存""与衰共处""带病延寿"的生活态度，克服怕老、怕病的思想包袱。

中医学一直把"养性"作为养生的核心。认为精神锻炼比躯体锻炼更为重要。《黄帝内经》上说："积精全神是养生大法""恬淡虚无，真气从之，精神内守，病安从来。"就是讲，安静和谐的精神状态可以使人少得病、不得病，不求寿而自延寿。

所以，要成为身心健康的人，特别要重视情绪的锻炼，既要克服不良情结对自己的伤害，更要保持和培养乐观豁达的情结。老年人进入晚年后，会面临生活上和躯体上的各种问题和困惑。需要老人客观认识、正确对待身体的变化和衰退，定期体检及早发现问题及早治疗。合理安排日常生活、规律作息，根据自己的兴趣爱好、身体状况选择性地进行运动，包括步行、跳广场舞、打太极拳等体力运动和下棋、绘画、打牌等脑力运动，既能增强体质，还能延缓大脑功能的衰退，促进良好的心理建设，并保持身体健康。

老年人怎样才能心理健康

人类本来就具有盼望长寿的愿景，这种愿景愈大，惧老、惧病心理就愈加强烈。由此，对衰老极度敏感，全神贯注的结果是自我暗示，自我加压，出现焦虑、抑郁、怨恨、心神不定、失眠等不安情绪，并很容易患各种心身疾病，或使原有疾病加重，因而叹老嗟弱，恐惧死亡，出现衰亡感。这些情况都会影响了老年人的心理卫生，成为老年人身心不健康的重要因素之一。据统计，老年人由于身心失调引起的各种疾病，占现代社会老年人全部疾病的50％，由于不良的心理、社会因素而造成的直接或间接的死亡高达75％。

作为一个心理健康的老年人应该智力正常，情绪良好，行为协调，人际关系和谐，反应适度，并具有一定的参与意识和能力。

如何才能培养和保持老年人健康的心理呢？

第一，作为老人要树立积极的生存意识，掌控自我心理。即正确对待人生，科学看待生命。通过对人生和自我价值的合理认定，提高对生命意义的领悟。人无法改变天气，即可以改变心情；人无法控制别人，却可以掌握自己；掌控自我心理，改变自我认知，学会排解生活中各种烦恼。由此，结合自身条件继续服务社会以激发生活热情，体验生活情趣，消除身心衰老对自我的不良暗示。

正确对待疾病，有病就求医，相信科学，不过分关注生理上的细微变化和片面强调他人对自己的态度。通过情绪转移加强人际交往，以消除与社会的疏远，避免自我孤立。辩证地看待衰老，变衰老为紧迫感，进而对生命的珍惜和人生意义的追求。

第二，正确对待身体疾病。这种正确对待，包含对病患危害的认识，对身体功能能力的评估，对治疗康复的态度，治疗过程中的配合，治愈之后的保健和慢性疾病的心态等各个方面。进一步说，老年人虽然机能有所衰变，但仍应充满信心，提高生命质量。反言之，对待疾病惊恐不安，如履薄冰的心理，反而会导致自身机体免疫功能失调，抗病能力下降，造成疾病反复发作或久治不愈。

令人感兴趣的是，据美国人寿保险公司的报告，他们对数百名逾百岁的老人进行了调查，结果令人惊讶：体弱多病者往往是长寿的。究其原因，这些体弱多病的长寿者因深知有病，常能珍惜和保养自己"多灾多难"的身体，他们一般均能坚持健身运动，不敢稍有懈怠，更为重要的是，这些多病的长寿者都较心平气和，以达观、积极的态度对待疾病。

第三，社会、家庭一要重视老人的生活，关心老人的心理健康，及时帮助他们走出惧老、惧病心理困境，则是精神赡养不可忽视的问题。所谓老有所乐，就是在制造、提供良好的物质生存条件的同时，向老人提供、创造积极的精神生存环境。如果想继续服务于社会，老年人可根据自己的实际情况寻找适合自己的岗位，要相信自己的能力，相信自己存在的价值。如果觉得自己的身体不舒服，可让亲属陪同去医院就诊，或找专业人士咨询。

第四，提高适应社会环境的能力。退休以后，由于社会地位的变化，工作量、活动量的骤减，心理上往往会感到失落和寂寞对迅速发展的社会生活闻见减少，人际关系淡化，子女有了第三代后关注的转移，都可能增加退休人员的失落感、孤独感。国外有研究表明，人变得衰老，很大程度上是由环境心理因素造成的。因此，老年人应该乐观、开朗地对待环境的转变，并努力适应这种转变，以新的角色关系与社会和新生活衔接起来。要改变人一退休，身便赋闲的习惯，积极参加一些力所能及的社会活动，培养多方面的兴趣爱好，参加适合自己的文娱、体育、游乐和交际活动。如能加入到多数人的活动中去，加强人际交往，缩短与他人的距离，避免自我孤立就可以克服或远离这些不健康的心理。否则，不良的情绪会使你的身体健康每况愈下，后患无穷。

第五，注意科学用脑。大脑是人体生命的中枢系统，心理活动实际上是大脑的活动，大脑活动不衰退就能保持生命活力。合理使用和保护大脑，是可以起到延缓衰老的作用的。最近国外有关科学家研究发现，旧的大脑神经纤维根能在新的刺激下萌发新的神经纤维，延缓衰老，平时要勤动脑。一个勤于思考的人，他的脑血管常处于舒展状态。同时还发现锻炼手指能促进大脑活动，改善大脑血液循环，预防阿尔茨海默病。因此，可以参与一些社会活动，练习书法、绘画、写作等，以延缓脑力的衰老。

第六，保持内心宁静，自我调整情绪，用积极的心态处事。冷静对待给自己带来挫折的人和事。及时告诫和提醒自己制怒，当现实不能改变时，就要接受、适应它；通过自我暗示，把积极、合理的观念暗示给自己，以去除不合理、消极的观念；通过放松训练，使自己的紧张心情得以舒缓、稳定，或通过听音乐、做深呼吸等转移注意力。训练自己学会用健康、乐观的思维方式看待事物。用健康的思维方式替代不健康的思维方式。

精神愉快是心理健康的核心，也是生理健康的重要资源。古人认为："以乐治身守形，顺念致思，却灾。"其中包含了传统医学的辩证思维。良好的心境有利于调节脑细胞的兴奋和血液循环，能激起人们与疾病、衰老作斗争的勇气。因此，老年人应该积极评估自身价值，保持乐观的心境，善于控制自身之七情（喜、怒、忧、思、悲、恐、惊），不断自我调节，在新的角色位置上谋求人际互适相谐的良好关系。

老人身心健康中，心理健康与身体健康是相互影响的，心理健康比身体健康更为重要。

情绪与疾病

情绪是人对客观事物所持态度中产生的主观体验。人类对事物所抱的态度也总是以带有各种特殊色彩的体验形式表达出来，如高兴、欢乐、愤怒、悲哀、忧愁、不安、苦恼、恐惧、羞耻、紧张、惊异等。

情绪也是大脑皮质在客观刺激影响下活动的结果。人体心理与情感的活动对大脑皮质下中枢起着重要作用，这是因为兴奋的扩散不只波及整个大脑皮质，而且波及到皮质下中枢，引起器官、腺体和一些肌肉运动，产生人体内的生理变化，如血液循环、消化功能、呼吸功能、免疫功能等。

情绪分为积极情绪和消极情绪两种类型。前者对健康有积极作用，后者对人体健康有消极影响。

积极情绪能够提高人的脑力和体力劳动效率，使人身体各部分协调一致，保持旺盛的生命力，对生活和前途充满信心和希望，积极从事自己所喜爱的事业。一项关于长寿的调查显示，长寿者普遍性情开朗、情绪乐观、热爱生活、精力充沛、生活情趣盎然。积极的情绪可以增强人抵抗疾病的能力。情绪乐观、心情愉快的人，往往身体健康；一些有病的人，如能通过自我调节，发挥良好的情绪作用，也可以促使某些疾病自愈。

一般来说，消极情绪可使人的心理活动失去平衡，并能使机体产生一系列生理变化，导致身心障碍，从而危害健康。早在 2000 多年前，《黄帝内经》中就指出"怒伤肝""喜伤心""思伤脾""忧伤肺""恐伤肾"等，说明了情绪和疾病的关系。

（1）情绪与精神疾病：过度的情绪波动是引起精神病的重要原因。例如，忧郁、惊恐这些消极的情绪，如果过分强烈或持续太久就会严重影响神经系统功能，甚至会引起精神错乱，行为失常，即所谓"反应性精神病"。一个人由于经常的利害冲突，精神长期处于紧张状态，也很容易导致精神失常。社会上错综复杂的矛盾所造成的精神极度紧张，会使精神病的发病率增高。如果兴奋过度也容易造成大脑功能紊乱，特别是与其他的强烈情绪同时产生时，同样可能引起精神失常，如大家熟悉的清代《儒林外史》小说中的书生范进。

（2）情绪与胃肠疾病：一般说来情绪波动引起的消化功能变化，随着情绪的平息也会恢复正常。但是，过分强烈而持久的不良情绪，如焦虑、惊恐等，有可能引起胃肠疾病，特别是胃和十二指肠溃疡的发生。现代医学把这种胃肠道功能紊乱的病症称为"胃肠神经症"。

（3）情绪与原发性高血压：一时性的惊恐情绪，虽然扰乱了心血管系统的生理步调，使血压升高，但只要惊恐情绪平息下来，血压很快会恢复正常。如果经常受到危险因素的损伤，终日惶恐不安，血压反复升高，那就很可能引起原发性高血压，其他如长期忧虑、愤怒、过度紧张情绪以及常处于矛盾心理的人也容易患原发性高血压。

（4）情绪与冠心病：冠状动脉硬化是产生冠心病的直接原因，血中胆固醇增高又是造成冠状动脉硬化的重要因素，而情绪紧张对胆固醇的增高有明显的影响。情绪对心绞痛发作和心肌梗死病人的预后也有着明显的影响。

（5）情志失调与癌症：英国有位肿瘤专家，调查了 250 名癌症病人，发现在发病之前，精神上受过严重打击的有 156 人。有些癌症病人在发病前虽然并没有严重的精神创伤，但却长期处于忧郁、失望、过度紧张的精神状态。医学家认为，情志失调会使人体的免疫功能下降，抑制了机体对癌细胞的免疫反应，因而增加患癌的风险。

《黄帝内经》上说"恬淡虚无，真气从之，精神内守，病安从来"，就是说只要避免过度的情绪波动，尽量减少忧思恼怒，经常保持情绪稳定，乐观自在，使心境处于恬静状态，就能气血调和，精神饱满，精力充沛，抗病力强，使疾病难以发生。

现代研究也表明，善于控制自己的情绪，经常保持喜悦、欢欣等积极的稳定的情绪状态，可以对人体的生命活动起到良好的作用。这样的心理和生理常态下，人体适应环境的能力以及抵抗疾病能力都能增强。积极情绪对已经发生的疾病也有促进治愈和防止复发的作用，积极的情绪是一种良好的"心药"。

摆脱不良情绪

人有不良情绪，如愤怒、焦虑、沮丧、不满时，会强烈刺激中枢神经系统，使人体内分泌功能紊乱，免疫机制受损，人体杀伤细胞活力减弱，抵抗力下降。由此可诱发多种疾病，如感染、癌症、高血压、脑卒中、心肌梗死等，可加速衰老或导致死亡。

不良情绪是作为一种消极的精神和心理状态出现的，因此必须通过心理活动进行调节，摆脱不良情绪。摆脱不良情绪的方法有：

1. 能量排泄法　各种不良情绪会产生一种能量，它会不断地积累，应及时予以宣泄，否则，积累时间越长，后果越严重。对不良情绪所产生的能量可用各种办法加以调整。例如，当生气和大怒的时候，可到外面去走走，也可到空旷地方去大吼几声，这些方法都可以把"气"排出来。

排泄不良情还有一种有效的办法，就是在过度痛苦和患伤的时候，不妨大哭一场。老年人大哭并非一件不光彩的事，只要对健康有益。哭也是一种释放能量、情绪平衡的方法。在亲人和挚友面前痛哭是一种纯真感情的爆发。大哭一场，痛苦和悲伤的心情就会大大减少，有

85％的妇女和73％的男人说他们哭了以后心里会好受得多。据观察，长期压抑、不流眼泪的人，患病的概率要比常哭泣的人多一倍。

2. 语言自我暗示法　语言是人类特有的高级心理活动。语言暗示对人的心理乃至行为都有着奇妙的作用。当不良情绪要爆发或压抑的时候，可以通过语言的暗示作用，来调整和放松自己心理上的紧张状，使不良情绪得到缓解。当你发怒的时候，可以用心理语言来暗示自己，心中默念：千万不要发怒，发怒既伤自己、又伤别人、还解决不了问题、发怒是无能的表现。这样就会使不良情绪得到缓和。

3. 他人疏导法　心理学家认为，人的情绪受到压抑的时，应把闷在心里的苦恼倾倒出来。如果强行压抑不良情绪外露，会给人们的身心健康带来损害。尤其是性格内向的人，光靠自我的控制、自我调节还是不够的，可以找到亲人、知心朋友、好心人、明白事理的人或自己信任又善于开导的人，把自己的心事向他倾诉，求得别人的帮助和指点。往往有些问题本来很简单，而当事人却钻了牛角尖，拐不过弯子，只要别人点拨几句，常会茅塞顿开，问题迎刃而解，这叫"旁观者清，当事者迷"。

4. 自我激励法　自我激励是人们精神活动的动力之一，是心理健康的人常用的一种方法。能自我激励的人，做任何事情效率都比较高。自我激励就在于在遇到困难、挫折、打击、逆境、不幸而痛苦时，善于用坚定的信念、伟人的言行、英雄的榜样、生活的哲理来安慰自己，由此产生一种力量来同痛苦做斗争。理想、信念是人生的精神支柱。生活中能够得到长久快乐的人，总是那些具有远大理想和坚定信念的人，这种理想和信念，是我们防止不良情结，保持乐观情绪的不竭的源泉。

5. 自我创造良好的心境　愉快的心情不会从天上下来，是需要去培养和寻找的。愉快的心情特别是乐观情绪被誉为长寿的精神营养。因为人体中最有助于健康长寿的力量就是乐观情绪，它胜过药物。大量调查也已证明长寿者多豁达乐观，胸襟开阔。乐观情绪可促使人体分泌一系列有益于健康的激素、酶和乙酰胆碱等活性物质，能调节血流量，兴奋神经细胞，使胃的蠕动有规律，促进唾液和胰岛素的分泌，并可提高免疫功能，增强抗病能力，延年益寿。乐观愉快的情绪能够协调大脑皮质、神经、体液、内分泌及心血管功能，保持整个人体心身的稳定平衡。保持乐观的品质有：善良、爽朗、幽默感、气量大、对他人的关心与尊重。学会欢笑和幽默，不断在精神上平衡，调节自我，便可扫除不良情绪，以达到感受生活的乐趣和幸福的目的。

要克服不良情绪，始终要使自己保持稳定的、欢快的、乐观的情绪。

养心保健四法

根据我国古今养生保健的理论和实践，老年人要做到带病延寿，有高质量的生活和愉快的身心，养心保健很重要。养心保健可概括为4个字，即"动""仁""智""乐"4个字。

1. 动 "动"就是多活动。我国古代养生学中早就提出"不动则衰"。现代医学也提倡"生命在于运动"，实践证明运动能延缓衰老。生物学家研究证实，人体的功能"用进废退"。老年人要注意加强身体适度活动和锻炼，循序渐进、持之以恒。

2. 仁 "仁"就是心地善良，待人宽厚。2000多年前，孔子就提出"仁者寿"，"大德必得其寿"。"仁者寿"为无数长寿老人的实践所证实，在生活中可以看到，长寿老人几乎个个慈祥、善良。美国心理学家研究表明，同情与帮助他人，有利于自身的心理健康。美国哈佛大学心理系的专家曾做过一个实验，让学生看一部妇女在印度帮助患有疾病与贫苦人民的影片，看完电影就对学生的唾液进行化验分析，发现学生身体的 A 种免疫球蛋白显著增加。专家们为此得出结论：对他人不幸遭遇产生的同情与援助，可以提高自身的免疫机制。人们常说"心底无私天地宽""善有善报，恶有恶报"，就是说对人宽厚，帮助别人，不仅有益于别人，也有利于自身。

3. 智 "智"就是勤学习，科学用脑，尤其要善于用科学的知识指导自己的养生和保健。老年人步入第二人生，最主要的心理准备就是重新学习，丰富精神生活，延缓大脑衰老。"树老怕空，人老怕松"，要活到老学到老。进入老年期需要学习的东西很多，如老年自我保健，

带病延寿——健康专家严忠浩谈老年人保健

老年心理学知识等，同时还要了解国内外大事，了解社会变革，学习新知识，更新观念，紧跟时代的步伐。另外，还应该学两手具有新时代特征的技术，如上网、微信等。网上的世界很精彩，互联网上有很多可给老年人带来活力的东西。

4. 乐　"乐"就是保持乐观情绪，保持好奇心，时刻保持积极向上的心态。那就是正视现实，接受挑战；乐观豁达，安享晚年；适应今天，迎接明天。快乐和豁达是一种宝贵的资源，不仅要会享用，更要会善于发掘。要有广泛兴趣爱好，如垂钓、种花、养鸟、听音乐、跳舞、绘画、书法、棋类等，这些活动都有益于老年人的身心健康。

前面"做个快乐老人"已经谈了许多。国外报道称，美国耶鲁大学科研人员进行的一项研究发现，如果老年人因为自己的年岁一天一天增加，而心情低沉，会加速其衰老和死亡的进程，并最终把自己想入"坟墓"。重视本次调查的科学家还指出：能乐观对待衰老这一自然现象的老人，比那些悲观老人平均要多活7.6年。这些心理因素对长寿的影响，竟然比公认的血压和血清胆固醇指标更为重要。研究者指出，对衰老保持积极心态，甚至比没有吸烟史和经常运动都更为有益于长寿。美国老年医学研究人员在对660名50岁以上美国人，进行了23年的追踪调查后得出的结论是：对衰老保持乐观心态的老人可长寿；而悲观、焦虑的老人会大大缩短自己的寿命。

乐观愉快的情绪能够协调大脑皮层、神经、体液、内分泌及心血管功能，保持整个人体身心的稳定平衡。老人不但要有乐观心态，还要会善于找乐趣。老年人要培养自己"五乐"精神，即助人为乐、知足常乐、自得其乐、与众同乐、活动中乐，这也是老年人的延缓衰老、延年益寿的要诀。

心理健康需要好心境

心境即我们平时所说的心情。从心理学来讲，心境指的是微弱、平静而持久的带有渲染性的，影响人整个精神活动的情绪状态。这种情绪状态虽然其强度并不高，但往往持续时间较长，在一段长时间内会影响人的言行和情绪。因此，好心境和好情绪是有相同和不同之处的。

　　心境的弥散性是指当人具有了某种心境时，这种心境表现出的态度体验会朝向周围的一切事物。一个高兴的人，觉得心情愉快，回家里同家人会谈笑风生，遇到邻居会笑脸相迎，走在路上也会觉得天高气爽；当他心情忧郁时，在家里都会情绪低落，无精打采，甚至会"对花落泪，对月伤情"。古语中说人们对同一种事物，"忧者见之而忧，喜者见之而喜"，也是心境弥散性的表现。

　　心境的长期性是指心境产生后要在相当长的时间内主导人的情绪表现。虽然基本情绪具有情境性，但心境中的喜悦、悲伤、生气、害怕却要维持一段较长的时间，有时甚至成为人一生的主导心境。如有的人虽然一生历尽坎坷，却总是豁达、开朗，以乐观的心境去面对生活；有的人总觉得命运对自己不公平，或觉得别人都对自己不友好，结果总是保持着忧郁愁闷的心境。

　　引起人的心境变化的原因是多方面的，生活中的顺境和逆境、成功和失败、生活中的重大事件、人际关系的亲和疏、身体健康状况的好与坏，甚至周围的社会和自然、气候状况都会影响人的心境。但心境并不完全取决于外部因素，还同人的世界观和人生观有联系。一个有高尚人生追求的人，会无视人生的失意和挫折，始终以乐观的心境面对生活。

　　一个人处于某种心境中，往往会以同样的情绪状态去看待一切事物。心境对人们的生活、工作和健康都有很大的影响。愉快的积极的心境可以让人精神抖擞，感知敏锐，思维活跃，提高生活质量，帮助人们克服困难，保持身心健康；不愉快的、消极的心境则使人意志消沉，萎靡不振，感知和思维迟钝，悲观失望，多疑，无法正常安逸地生活，甚至导致一些身心疾病。所以，保持一种积极健康、乐观向上的好心境对每个人，尤其是老年人有重要意义。

　　对于个人而言，则有一个如何应对社会现实调整心境的问题。从心理学来讲，事物是否符合个人需要有赖于认知评估的作用。同一事物，由于认知上的差异，对它的评估就可能不同，而评估的结果却往往影响着心境的好坏。在同样的社会环境下，不同的人有不同的心境，从而产生不同的言行，出现不同的结局。以积极的心境去应对环境是健康心理的标志之一，也是人生存发展的大智慧。

当今，我们正处在人类历史上的一个大变革的时代。面对社会现实环境的种种变化和矛盾，面对生活的挫折和困难，人们容易产生失落与沮丧、恐慌与逃避、空虚与倦怠、愤怒与冲动等不良或过激的心理反应。为了自己的身心健康，从给自己一个好心境开始，应该学会面对现实，培养保持一种积极处世待物的好心境。

拒绝孤独感

孤独是心灵上的孤寂，是一种被疏远的情绪体验，孤独本身无所谓好坏。但是，过度的和长期的孤独却是有害的。长期的孤独等于自设牢笼，与周围世界隔离，使自己封闭起来。这种孤独会使人感到内心压抑，使心理失去平衡，精神萎靡，从而失去进取心和生活的信念。

孤独和孤单是不一样的，孤单是说只有自己一个人，而孤独是一种心理感受。有些人即使身居闹市，可是心里却觉得非常孤独，而有些人虽然客居他乡，可是却能够感受到和亲人同在的幸福。心理专家认为，人类有互相依赖和互相交往的心理需求，并以此来逃避孤独、充实自己。孤独是违背人的本性的，它是健康的敌人。曾经有人这样形容孤独："孤独足以吞噬生命。"这并不是危言耸听，当一个人在心理上感觉孤独，又找不到适合的对象来倾诉自己内心的苦恼时，就会对身体造成极大的危害。

人们通过研究发现，朋友很少的人和那些社交活跃的人相比，患病率和死亡率要增加1～3倍。还有研究显示，孤独对男性身心健康的危害要远远高于女性，所以说，男性更需要人际交往。美国的科学家通过调查研究发现，孤独是催人衰老的非常重要的一个因素，并且能够严重影响人的健康和寿命。

人产生孤独的原因是很多的，比如有人是由于在亲人之间缺乏亲密的情感而造成情绪上的孤独；也有人则是由于在生活上遭遇坎坷或欺骗，痛感世态炎凉，人心虚伪，而产生孤独；有人是怀才不遇，知音难觅而生孤独；也有人是由于生理或心理的某种缺陷而不敢与人交往而陷于孤独等。不管是什么原因，大多与人的性格有关系。一般来讲，性格内向的人更容易产生孤独。这是因为性格内向的人在与人交往时比较被动，不易与他人建立亲密联系，遇到挫折又往往自责，更加与人疏离，最后陷入孤独之中。

现代快节奏社会，人们工作和生活都十分忙碌，没有更多时间去进行社交活动；居住条件的改变，职业的变化会使原来许多牢靠的联系逐渐松动；人际关系越来越复杂，朋友间的关系逐渐变得冷淡；再加上现代通信、电话、微信的普及，人们之间的直接交流机会越来越少，这些变化都会加重人的孤独感。

那末，老年人如何克服或减轻孤独感呢？

首先，要端正认识，正确对待自己与他人。如前面所说，月有阴阳圆缺、人有悲欢离合、事有兴衰荣辱，一切都是自然规律。要正确对待人和事，珍惜岁月，主动去追求人生的乐趣，努力摆脱孤独的控制。在中国这样一个注重人情世故的国家，如果不能融入人群，将是很痛苦、很孤独的。因此，要正确认识自己和他人。如果总认为自己强过他人，不愿与人交往或自惭形秽，不敢与人交往的性格，这样孤独感就会一直纠缠着你。

其次，自己要分析产生孤独的原因，主动去调节自己的心绪。人产生孤独的原因很多，要善于分析，先从自身上找原因。

第三，要克服和减轻孤独，还要优化自己的性格。要走出个人的小天地，放眼大世界，敢于、乐于与人交往，参加社会活动，通过广结益友获得理解和友谊，在实践中逐渐改变自己性格中的不足之处，充分感受世界的宽广，生活的美好。

第四，在有些时候，也可以主动去接触大自然，享受大自然带给我们的乐趣，也是排遣孤独的好办法。中国文人自古以来兴有一种排遣苦闷孤独的办法，就是寄情于山水之间。

拒绝病态怀旧

"怀旧"一词，《辞海》解释为追念古昔、怀念旧友。在心理学中，怀旧是一种思念过去时复杂的情绪状态，它既可以是正面的，也可以是负面的，还可以是苦乐参半的。怀旧的内容多种多样，去过的或生活过的地方、见过的人物、经历过的事件和情境等，都可以成为怀旧的对象。

"怀旧"已经成为了一种正常的人类心理反应和一种社会学现象，已不局限于个体对自己过去的回忆，或是一种"年华渐逝"的印记，而是作为一种正常的情况，既带有浓烈的个人特征，也具有社会的普遍意义。怀旧可以发生在人生不同的阶段，是一种稳定的个人心理倾向，人到老年更容易怀旧。

怀旧通过退行到过去替代性地满足了人的本能欲求。它所造成的时空错觉，正好能以一种象征的方式带给人安全和爱。一般来看，怀旧更多的是情感记忆，而不是认知记忆。这种记忆是有选择的，其所包含的情感结构比较复杂，既包括温暖、喜悦、感激、友爱和单纯等正面情感，也有失落、悲伤和渴望等负面情感。

如果从更深的心理学层面去分析，怀旧还隐含着人的"退行"心理，这是一种心理防御机制。当我们面临矛盾和冲突时，我们就会通过对过去的回忆让我们相信个人的价值，让我们以更有意义和更积极的眼光去体验生活，来寻求心理上的安全保护。

怀旧同时也可以让人寻找一种安慰，尤其是在危机之下或社会动荡的时代，怀旧能给人以舒适、亲切等正性情感，成为人内心的"庇护所"。当下社会压力增大、人际关系疏离等社会现实，让很多人通过怀旧来逃避现实。当面临矛盾和冲突时，我们会通过对过去的回忆来寻求心灵上的安慰。

而将这一保护或认同进一步放大，怀旧也可以唤起共同兴趣社团成员间的亲密感并获得群体性的认同，如同学会、校友会、同乡会、知青联谊会等。从社会学角度看，在人生经历重大转变的时刻，人们需要用怀旧来保持自身，而对过去的感知可以唤起过去的自我，清晰地认识、定义自己，因此怀旧是自我感知不可缺少的组成部分。正常适度的怀旧有助于每个人的身心健康。

老人怀旧实际是一种"回归心理"，老人在现实生活中总喜欢向别人诉说自己以前的事迹，他们会沉浸于过去的快乐中，认为过去比现在美好，心理学家把这种现象称为"回归心理"。

生活中我们常看到老人过度怀旧而影响身心健康。医学专家指出：老人过度怀旧实际是一种不良的心理状态，这种心理会加速人体的衰老，更甚者过度怀旧心理的老年人，死亡率和癌症、心脑血管疾病的发病率分别比正常老年人高3～4倍，同时也易引起阿尔茨海默病、抑郁症和消化性溃疡等。

随着年龄的不断增长，身体逐渐老化，新陈代谢及内分泌功能不断减弱，老年人的思维、记忆、理解等各种能力均有降低，但"阅历丰富"的大脑储存的"往日信息"却根深蒂固，遇到某种刺激极易触景生情，往事在脑海中不断涌现。

有人认为，当人步入老年时，人们对自我能力衰退的恐惧，对外界掌控力下降的恐惧，对退休之后未知生活的焦虑，很容易触发"怀旧情绪"，以期能获得心理安慰和情感支持，得到自身价值的"重显"，能抓住过去的掌控感与安全感。此外，老人意识到生命所剩无多，心里隐隐产生恐慌，于是反复回想过去的时光，并加以美化安慰自己。在这些时候，怀旧通过退行到过去替代性地满足了人的本能欲求。它似造成的时空错觉，正好能以一种象征的方式带给人安全和爱的感觉。

老人要善于让怀旧变成一件"好事"。怀归时应注意不要过度沉迷于那些负面的情感，然后自我暗示地认为过去的生活更美好，感叹着"那些年，如果我怎样做就好了"，这样的假设会让我们后悔、难过，甚至对现在的生活不满。比如当老年人在养老院里对比现状与过去，这并不能让他们觉得未来无限美好。但如果老人将往事看成一种人生存在的方式，思考"我的生活意味着什么"，老人可能从怀旧中获益，注意到这一点，怀旧就能在老人的生活中发挥正向作用。

但总体而言，怀旧情感大多是正面的，是通过过滤掉不愉快因素来保持或优化个人的自我认同。怀旧心理几乎每个人都会产生，但正所谓"过犹不及"，因为怀旧而否认现在和将来，就会陷入病态。他们认定今不如昔，生活在今天，而志趣却滞留在昨日。一言一行与现实生活格格不入，这种怀旧称之为"病态怀旧心理现象"，会对老人的身心健康产生危害。

拒绝抑郁症

抑郁症是一种常见的心境障碍，以显著而持久的心境低落为主要临床特征，且心境低落与老人处境不相称。主要表现为心情压抑、沮丧；对日常活动兴趣减退；对前途悲观失望；遇事往坏处想；精神不振，反应缓慢；自我评价下降；不愿主动与别人交往；有轻生念头，内心充满矛盾，烦躁，易激怒；自认为病情严重，希望治好，要求治疗。严重者可出现自杀念头和行为。多数病例有反复发作的倾向，每次发作大多数可以缓解，部分可有残留症状或转为慢性。

1. 抑郁症应及早治疗　抑郁症是以情绪异常低落为主要临床表现的精神疾病，但大多数抑郁症病人却不认为这是一种心理疾病，因此延误了治疗时机。也有不少人把抑郁症的症状误认为是身体疾病所致，往往为了治疗抑郁症伴发的头痛、头晕、乏力、记忆力下降等躯体症状而忽略了对心理的治疗。老人应坚持正常活动，及时肯定自己，不谈论消极事物。目前对抑郁症的治疗多是心理治疗和药物治疗相结合。

2. 抑郁症可能会危及生命　轻度抑郁症病人会感到内心痛苦，生活质量下降，社交能力下降，易患病且加重原有躯体疾病。严重抑郁症病人会自责、绝望，难以控制疾病，出现自杀念头或有自杀企图，严重影响甚至丧失生活和工作能力。抑郁症并非只是简单的心情"不愉快"，而是可能会威胁病人生命的一种疾病，病情严重时其死亡率会达到30％。

3. 识别抑郁症的简易方法　当一个人的抑郁情绪持续2周以上，同时伴有下述8项症状中的任何4项以上就应及时到医院就诊：①兴趣丧失或无愉快感；②精力减退或持续疲乏；③活动减少或动作迟滞；④过分自责或内疚；⑤联想困难或注意力不能集中；⑥反复出现轻生的想法或行为；⑦失眠或早醒；⑧体重降低、食欲下降或亢进。

拒绝焦虑症

焦虑症是焦虑神经症的简称，是一种功能性心理障碍。老人身体各系统并无器质性疾病，也没有任何危险性，不会危及生命。

焦虑症以广泛和持续性焦虑或反复发作的惊恐不安为主要特征，常伴有头晕、胸闷、心悸、呼吸急促、口干、尿频、尿急、出汗、震颤等自主神经症状和运动性紧张。病人的焦虑情绪并非由实际威胁或危险所引起，或其紧张不安以及恐慌程度与现实处境很不相称。人们可从以下几个方面正确认识和应对焦虑症。

（1）正确识别焦虑症状：焦虑是一种正常人常见的情绪反应，事出有因的焦虑情绪不能视为疾病。许多病人患病后出现疾病心理反应，也可以呈现出严重的焦虑情绪。焦虑时有各种身体症状，但身体并未发生严重疾病，焦虑反应消退后不会留下任何严重后果。

（2）明确诊断：许多身心疾病可呈现出焦虑症状，因此在进行治疗前必须做好检查以及必要的心理测定工作，以排除继发性焦虑反应的各种原因。明确诊断是进行抗焦虑治疗，进而取得满意疗效的先决条件。病人要树立战胜疾病的信心，应坚信自己所担心的事情并非自己认为的那样严重或者根本就是不存在的，经过适当的治疗，此病完全可以治愈。

（3）综合支持疗法：心理治疗有较好疗效；抗焦虑药物也有迅速、安全地控制焦虑的效果，应按医嘱使用；在专业医生的指导下学会调节情绪和自我控制，如心理松弛、转移注意力、排除杂念等；学会正确处理各种应急事件的方法，增强心理防御能力；积极参加文娱体育活动，包括听轻松愉快的音乐，都能迅速减轻焦虑症状。

2 带病延寿——老以食为天

司马迁在《史记》中说："王者以民人为天，而民人以食为天。"饮食对人类生命、健康都至关重要。营养在中国具有悠久的历史，《黄帝内经》中就已提出"五谷为养，五果为助，五畜为益，五菜为充"的饮食原则，在中国几千年的历史记载中不乏饮食养生的思想，从多方面论述保持饮食平衡、维护身体健康的方法，老年人带病延寿更要注重"老以食为天"。

膳食营养作为生命的源泉，平衡膳食是身心健康的基础，其健康效应不容忽视。多项研究表明适量的全谷物、蔬菜水果、水产品的摄入对于肥胖、心脑血管疾病、代谢性疾病、非酒精性脂肪肝以及癌症等有着明显的预防作用，同时合理的膳食模式也可以降低这类疾病的发病风险，例如，备受推崇的中国"江南饮食模式"。

下面我们就来介绍老年人应该在饮食中注意些什么？如何吃才有利于疾病的康复？

《中国居民膳食指南（2021）》——膳食与老年慢性疾病

根据我国国务院颁发"健康中国 2030"建设的需要，已将合理膳食行动列为重大行动之一。在中国营养学会《中国居民膳食指南（2021）》中，就有很多关于老年慢性疾病人膳食问题的内容，并提出了很多良好的合理膳食建议。

老龄化已经是不可回避的社会问题，在我国一些省市，65 岁以上的老龄人已超过 20％。预计到 2025 年，中国老年人口将突破 3 亿。近年来，老年人膳食和营养状况得到了明显改善，但老年人群存在的营养和健康问题也不容乐观。一方面，有部分老年人存在能量或蛋白质摄入不足，维生素 B_1、维生素 B_2、叶酸、钙摄入不足的比例均高于 80％，80 岁以上高龄老年人低体重率为 8.3％，贫血率达到 10％，农村老年人营养不足问题更为突出。另一方面，由于膳食不平衡造成老年人肥胖以及营养相关慢性疾病问题依然严峻，老年人肥胖率为 13.0％，高血压患病率近 60％，糖尿病患病率近 15％。亟须重视老年人的健康状况，实施老年营养支持策略，增强体质和抵御疾病的能力，避免一些疾病的发生，提高老年人的生存质量。

《中国居民营养与慢性疾病状况报告（2020 年）》显示，与膳食营养相关的慢性疾病对我国居民健康的威胁日益凸显。例如，2015 年我国成人的超重率和肥胖率分别为 34.3％和 16.4％，表明近年超重和肥胖的增加速度明显加快。越来越多研究资料表明，超重和肥胖是心脑血管疾病、2 型糖尿病、高血压、许多癌症的直接危险因素。2017 年全国 13.5％的心血管疾病死亡也归因于超重、肥胖。

《中国居民营养与慢性疾病状况报告（2020 年）》还显示，18 岁及以上成人高血压患病率为 27.5％，糖尿病患病率为 11.9％，高胆固醇血症患病率为 8.2％，冠心病患病率为 10.2％。60 岁及以上人群冠心病患病率为 27.8％，18 岁及以上居民血脂异常率显著升高（2002 年为 18.6％，2012 年为 40.4％）。2013 年 40 岁以人群脑卒中患病率为 2.1％，糖尿病、高血压、心脑血管疾病慢性疾病均呈上升的态势。这些慢性疾病与长期膳食不平衡和油盐摄入过多密切相关。

全球疾病研究显示，不合理的膳食是中国人疾病发生和死亡的最主要因素之一，2017 年中国居民 310 万人的死亡可以归因于膳食不合理。1982—2012 年中国成人膳食变迁与心血管代谢性疾病死亡率关系的研究结果显示，中国在过去几十年中尽管部分膳食因素在改善，但大部分人群的膳食质量仍然不理想。相当一部分中国人的心脏疾病、脑卒中和 2 型糖尿病死亡率与膳食因素有关。2012 年中国成人由于膳食质量不佳导致的心血管代谢性疾病的死亡率为 20.8％，估计人数为 151 万。2012 年，在中国成人所有膳食因素与估计的心血管代谢性死亡数量有关的归因中，比例最高的是高钠（高盐）摄入占 17.3％、水果摄入不足占 11.5％、水产类欧米伽 3（OMEGA-3）脂肪酸摄入不足占 9.7％。

老年病人容易患的动脉硬化、冠心病、糖尿病、痛风病、癌症等慢性疾病，这些疾病的发生、发展都与不当饮食有很大关系。世上没有不好的食品，只有不合理的膳食。

《中国居民膳食指南（2021）》——影响慢性疾病风险的膳食因素

《中国居民膳食指南（2021）》中指出，综合国内外大量研究证据显示，与主要健康结局风险降低相关联的膳食因素有：全谷物、蔬菜、水果、大豆及其制品、奶类及其制品、鱼肉、坚果、饮水（饮茶）等；与主要健康结局提高相关联的膳食因素有：畜肉、烟熏肉类、酒、盐、糖和油脂类。

1. 降低风险因素

（1）全谷物：全谷物为完整、碾碎、破碎或压片的颖果，基本的组成包括淀粉质胚乳、胚芽与麸皮，各组成部分的相对比例与完整颖果一样。增加全谷物摄入可以降死亡的发生风险，全谷物高摄入人群可使全因死亡风险下降 12％；并且每增加 30 克/天全谷物摄入，可降低全因死亡风险 8％；摄入量达到每天 100 克左右时，风险降低至 25％。每天摄入 48～80 克全谷物，可降低心血管疾病的发病风险 21％；可降低 2 型糖尿病发病风险 26％；可降低直肠癌风险 21％。

（2）蔬菜：增加蔬菜摄入量每天 80 克，可降低心血管疾病和死亡风险 13％；可降低脑卒中死亡风险 13％；冠心病的死亡风险降低 16％；肺癌的死亡风险下降 8％～15％；2 型糖尿病患病风险降低 13％～38％。蔬菜中以十字花科蔬菜（如白菜类、甘蓝类、芥菜类、水生蔬菜等）作用最佳。

（3）水果：增加水果摄入量每天 80 克，可降低心血管疾病发病风险 12％；可降低结肠癌发病风险 6％。

（4）大豆及大豆制品：增加摄入大豆每天 1.62 克或豆腐 14.4 克，冠心病的发病风险可下降 12％。

（5）坚果：是闭果的一个分类，果皮坚硬，如板栗、杏仁等的果实。每天饮食中增加 15～20 克坚果，全因死亡风险下降 17％。

（6）奶及奶制品：每天饮食中增加奶类或奶制品 100 克，可使结肠直肠病发病风险下降 7％。

（7）鱼肉：鱼肉摄入每天 60 克的人，可使全因总死亡风险下降 12％；每天摄入鱼肉大于 68 克的人群，可使全因死亡风险下降 30％；可使脑卒中的死亡风险下降 30％。每周食用大于 100 克鱼肉的 65 岁以上老人中，认知下降率平均降低 35％。

（8）饮水、饮茶：每天饮水多于 1.5 升的人，可降低患肾结石风险 50％。每天饮茶一杯（236 毫升）可降低心血管疾病死亡风险 4％；每天饮茶 6 杯可降低患胃癌风险 21％。

2. 增加风险因素

（1）畜肉：每天增加摄入 150 克畜肉，增加患 2 型糖尿病发病风险 64％；每天增加摄入 100 克畜肉患直肠癌风险增加 30％；每天增加摄入畜肉 75 克，患肥胖症风险增加 9％。

（2）烟熏肉：摄入烟熏肉增加患胃癌风险 103％；增加患食管癌风险 203％。

（3）食盐：每天摄入食盐＞7.6 克，可增加高血压患病风险 84％；每天增加摄入食盐 1.15 克，可使脑卒中发病风险增加 6％；每天摄入食盐＞5 克，患脑卒中风险增加 24％，脑卒中死亡风险增加 63％；每天摄入食盐＞5 克，胃癌患病风险增加 278％；每天摄入食盐＞5 克，全因死亡率增加 16％。

（4）油脂：每增加 1％ 的反式脂肪（一种对健康不利的不饱和脂肪酸，主要来源于油脂氢化等）能量，可使心血管疾病死亡风险增加 6％。

（5）酒：男性每天饮酒量相当于＞69 克酒精时，肝癌发病风险是不饮酒的 1.67 倍。每天少量饮酒（≤12.5 克酒精）、适量饮酒（相当于酒精 12.6～37.4 克）、过量饮酒（≥37.5 克酒精），患痛风的发病风险分别是不饮酒的 1.16 倍、1.58 倍、2.64 倍。饮酒可增加结肠直肠癌的发病风险，与不饮酒者相比，每天酒精摄入 50 克和 100 克以上可增加结肠直肠癌发病风险 16％ 和 61％；在男性中，较长时间和较高的平均饮酒量与结直肠癌风险升高相关，与不饮酒者相比，饮酒时间≥30 年的人群发生结肠直肠癌的风险增加 93％；饮酒量≥30 克/天的发病风险增加 124％。过量饮酒可增加心血管疾病风险。在酒精摄入量为 7 克/天时达到最高保护效果，酒精摄入＞24 克/天时，失去保护效果。研究显示持续大量饮酒与较高的心血管事件发生风险有关，尤其是在男性中，男性过量饮酒人群动脉硬化显著增加。

《中国居民膳食指南（2021）》——推荐“江南饮食”健康膳食模式

中国地域辽阔，受经济发展、传统饮食文化的影响，膳食模式差异很大。“秦岭—淮河”连线将中国分为南方和北方。事实上，这条线也将中国肥胖及代谢性疾病的患病率一分为二，南低北高。从 2002

年、2012 年、2015 年中国居民营养与健康状况监测分析，我国以浙江、上海、江苏等为代表的江南地区膳食可以作为东方健康膳食模式的代表。流行病学研究发现，长江中下游居民长期形成的饮食结构有利于心血管疾病和代谢性疾病的防控，可与欧洲的"地中海饮食"（富含植物性食物，主要用橄榄油，每天食用适量鱼、禽和少量蛋等）媲美。专家将这种饮食方式称为"江南饮食"。

该区域膳食以米类为主食，新鲜蔬菜水果摄入量充足；动物性食物以猪肉和鱼虾类为主，鱼虾类摄入相对较高，猪肉摄入量低，烹调清淡，多用蒸、煮、炖、涮、拌等烹饪方式，少油少盐，比较接近理想膳食模式。流行病学和慢性疾病监测发现，具有这模式特点的人群，不仅预期寿命比较高，而且发生超重肥胖、2 型糖尿病、代谢综合征和脑卒中等疾病的风险均较低。"江南饮食"有利于维持正常血压和血糖。这种饮食习惯适合中国人的口味，主要烹饪方式对食物营养成分破坏少，用油少，避免了高温煎炸产生的有害物质，对健康的益处大。

人体的 40 种营养素

食品种类繁多，不同食物有许多不同成分，每种食物含有的营养素都不可能是全面的，人体只有通过吃多种食物才能获得需要的各种营养素。组成人体的成分非常复杂，它们都需要从食物中获得，并通过代谢转变成自身细胞组织，食物中的有些营养素在体内是可以互相转化的，再被人体利用。但是有 40 种营养素必须从食物中获得的，否则就会出现营养缺乏症，现介绍如下。

蛋白质中的必需氨基酸共 9 种：亮氨酸、异亮氨酸、赖氨酸、甲硫氨酸（蛋氨酸）、苯丙氨酸、苏氨酸、色酸、缬氨酸、组氨酸。

脂肪中的必需脂肪酸共 2 种：亚油酸、α-亚麻酸。

常量元素共 7 种：钙、磷、钾、钠、镁、硫、氯。

微量元素共 8 种：铁、碘、锌、硒、铜、铬、钴、钼。

维生素共 14 种：维生素 A、维生素 D、维生素 E、维生素 K、维生素 B_1、维生素 B_2、维生素 B_6、维生素 B_{12}、维生素 C、烟酸（尼克酸）、泛酸、叶酸、生物素、胆碱。

人体对上述 40 种营养素必须从不同食品中获得，这些营养素会在人体新陈代谢时被消耗，所以需经常补充，如果长期不能得到补充就会出现营养缺乏症。常吃多种食物不但有利于提高食欲，不会产生厌食，还可以获得不同的营养素，避免出现某种或某几种营养素缺乏。营养学家普遍认为食物本身不分好坏，只要是符合食品安全卫生要求的食物，都认为是好的，关键是搭配合理与否及摄入量。即使是现代人公认的容易导致动脉粥样硬化、冠心病、脑卒中（中风）的动物脂肪（肥肉）也是如此。

各种各样的食品各有不同营养成分及优势，用多种食物合理搭配才可以弥补不同食物的缺陷，达到平衡膳食的要求，从能量的摄入来分析也能使蛋白质、脂脂及碳水化合物比例合适，所以合理搭配是十分重要的。正确的搭配是每天吃适量的粮食、肉禽类、牛奶、蔬菜、水果等，且搭配的数量合理就能符合平衡膳食要求的。

为此，中国营养学会制定《中国居民平衡膳食指南 2021》建议每天吃谷类及杂豆 250～400 克，蔬菜 300～500 克，水果 200～350 克，畜禽肉类 40～75 克，鱼虾类 40～75 克，蛋类 40～50 克，奶类 300 克，大豆类及坚果 25～35 克，油 25～30 克，盐＜6 克，水 1500～1700 毫升，每天活动 6000 步。

如果能根据老人的特点在饮食中摄入适量的能量和营养素，则会有利于健康长寿。虽然衰老是自然规律，但是，如果你能掌握科学的饮食和生活方式，就可以延缓衰老过程。既不要营养过剩，也不能营养缺乏；既不要肥胖，也不能消瘦。

老年人的营养需要

1. 热量　老年人的基础代谢率低、活动量减小，对能量的需要量随着年龄的增加而减少。我国营养学会建议 60 岁及以上的老年人能量摄入应比成人男女摄入量减少 10％。60～69 岁的老年人减少 20％，70 岁以上的老年人减少 30％，控制在 7108～10032 千焦（1700～2400 千卡）为宜。

2. 蛋白质　老年人蛋白质合成能力差，摄入的蛋白质利用率低。

因此，蛋白质的摄入应该量少质优，优质蛋白质的摄入量比例应占总蛋白质摄入量的 50％ 左右。同时，应注意补充各种必需氨基酸，应选食奶、蛋、豆类以及瘦肉、鱼、虾等。老年人摄入的蛋白质应按每天每千克体重 1 克计，如 60 千克体重的人，约应摄入 60 克蛋白质。

3. 碳水化合物　碳水化合物在总热量中占的比例约为 60％，每天膳食中应供给 300～350 克，是老年人热量的主要来源。老年人糖耐量低，胰岛素分泌减少，对血糖的调节作用减弱，易发生血糖升高。应多食用多糖类食物，如蜂蜜、水果、蔬菜等；少食用双糖类食物，如蔗糖、麦芽糖等。

同时，应增加膳食纤维，如纤维素、果胶的摄入。膳食纤维能刺激肠道蠕动，预防老年性便秘；改善肠道菌群，帮助食物消化吸收；对血糖、血脂代谢都起着改善作用，利于心脑血管疾病、糖尿病、癌症等的预防。每天吃 500 克左右的蔬菜、水果，就能获得足够的膳食纤维（表 4-2-1）。

表 4-2-1　　　　部分食物膳食纤维含量表（以 100 克可食部分计）

食物名称	含量/克	食物名称	含量/克	食物名称	含量/克
茯苓	80.9	燕麦片	5.3	魔芋精粉	74.4
石榴	4.9	紫苏	60.9	青椒（尖）	2.1
红果（干）	49.7	荠菜	1.7	松蘑	47.8
小米	1.4	白笋干	43.2	芹菜	1.4
竹笋（干）	43.2	柿子	1.4	罗汉果	38.6
胡萝卜	1.3	发菜	35.0	茄子	1.3
乌梅	33.9	苹果	1.2	冬菇（干）	32.3
鸭梨	1.1	香菇（干）	31.6	大米	0.7
麸皮	31.3	柚子	0.4		

4. 脂肪　老年人消化脂肪能力下降，血脂偏高，因此要严格控制脂肪的摄入。适量的脂肪可促进维生素 A 的吸收；过多的脂肪，不利于心血管系统、消化系统及肝脏。要尽量多食不饱和脂肪酸，减少饱和脂肪酸和胆固醇的摄入，宜选用花生油、豆油、菜油、玉米油等植

物油，少食猪油、酥油等动物性脂肪。另外，应控制胆固醇的摄入量，以不超过 250 毫克为宜，少食高胆固醇的食物，如各种禽畜的内脏、脑、鱼卵、肥肉等。

5. 维生素及微量元素　维生素在老年人的膳食中占有极为重要的地位，不少老年性疾病的发生与维生素摄入不足有关，合理摄入维生素，可以预防慢性疾病。比如，维生素 A 能预防夜盲症，维生素 D 能预防骨质疏松和骨折，叶酸、维生素 B_6 和维生素 B_{12} 能降低患冠心病的危险，维生素 C 可预防坏血病，维生素 E 能预防冠心病等，合理饮食、平衡膳食是避免维生素缺乏的关键（表 4 - 2 - 2）。

表 4 - 2 - 2　　　　　各类维生素含量丰富的食物表

维生素分类	含量丰富的食物
维生素 A	动物肝脏、蛋黄、奶油和鱼肝油中天然维生素 A 含量较高；植物性食物，主要为番茄、胡萝卜、辣椒、红薯、蕹菜、菠菜，以及香蕉、柿子、橘子、桃等水果。
维生素 D	鱼肝油、蛋黄、牛奶等。
维生素 B_1	粗粮、豆类、花生、瘦肉、动物内脏、坚果及干酵母等。
维生素 B_2	动物肝肾、乳类、鸡蛋、河蟹、鳝鱼、口蘑、紫菜、绿叶蔬菜、水果、酵母制品等。
尼克酸	动物肝脏、瘦肉、粗粮、花生、豆类、酵母等。
叶酸	动物肝肾及水果、蔬菜、麦麸等。
维生素 B_{12}	肉、乳及动物内脏、经发酵的豆类等。
维生素 C	柿椒、苦瓜、菜花等蔬菜以及猕猴桃、酸枣、红果、沙田柚等水果。

锌、铬等微量元素对维持正常糖代谢有重要作用。应多选食新鲜绿叶蔬菜和各种水果，以及粗粮、鱼、豆类及牛奶，确保维生素及钙的摄入。注意摄入含锌、硒丰富的食品如海产品和动物性食品等。老年人每天食盐摄入量以 5 克为宜，不得超过 6 克。贫血的老年人应注意适量增加瘦肉、禽、鱼、动物血和肝的摄入，可选用含铁的强化食物或适当使用营养素补充剂。

6. 水分　由于肾脏功能的衰退，老年人血液中尿素氮往往比年轻人高，而且老年人的结肠、直肠的肌肉萎缩、排便能力较差，加之肠道中黏液分泌减少，细胞内液减少、萎缩，致大便容易秘结。故膳食中要有充足的水分，一般认为饮水量可控制在每天 1500～1700 毫升，因此多样化的汤羹是不可缺少的。应尽量安排在白天多喝水，以利肾脏的清除作用，又不致影响到夜间正常的睡眠。

科学合理的膳食能改善老年人营养缺乏和营养过剩的状态，控制慢性非传染性疾病的危险因素，促进身体健康，预防疾病，延缓衰老。

老年人膳食指南

中国营养学会发布的《中国老年人膳食指南（2016）》中指出：由于年龄增加老年人器官功能出现不同程度的衰退，如消化吸收能力下降、心脑功能衰退、视觉和听觉及味觉等感官反应迟钝、肌肉萎缩、瘦体组织量减少等。这些变化可明显影响老年人摄取、消化、吸收食物的能力，使老年人容易出现营养不良、贫血、骨质疏松、体重异常和肌肉衰减等问题，也极大地增加了慢性疾病发生的风险。因此，老年人在膳食及运动方面更需要特别关注。老年人膳食应食物多样化，保证食物摄量充足。消化能力明显降低的老年人，应制作细软食物，少量多餐。老年人身体对缺水的耐受性下降，要主动饮水，首选温热的白开水。户外活动能更好地接受紫外线照射，有利于体内维生素 D 合成和延缓骨质硫松的发展。

老年人常受生理功能减退的影响，更易出现矿物质和某些维生素的缺乏，因此应精心设计膳食，选择营养食品、精准管理健康。老年人应有意识地预防营养缺乏和肌肉衰减，主动运动。老年人不应过度苛求减重，应维持体重在一个稳定水平，预防慢性疾病发生和发展，当非自愿的体重下降或进食量明显减少，应主动去体检和营养咨询。老年人应积极主动参与家庭和社会活动、主动与家人或朋友一起进餐或活动，积极快乐享受生活。全社会都应该创造适合老年人生活的环境。

吃的学问多

营养是维持生命和健康的物质基础，近年来我国居民营养和健康水平不断提高，但与膳食营养相关的慢性疾病对居民健康的威胁却日益凸显。老人吃什么？怎么吃？吃出健康又美味，进一步改善营养，减少预防慢性疾病已成为老年人的当务之急。

1. 谷薯类　谷类、薯类是人体能量的主要来源（碳水化合物提供总能量的50%～65%），也是多种营养素的良好来源。健康人群的膳食应种类多样、谷物为主，全谷物和粗粮合计应占所有食物摄入量的1/4～1/3，成人每人每天平均应摄入谷薯类250～400克，其中全谷物和杂豆类共50～150克，新鲜薯类50～100克。

谷类、薯类和杂豆是碳水化合物的主要来源。谷类包括小麦、稻米、玉米、高粱等及其制品，如米饭、馒头、烙饼、面包、饼干、麦片等。薯类包括马铃薯、红薯等，可替代部分主食。杂豆包括大豆以外的其他干豆类，如赤小豆、绿豆、芸豆等。

全谷物保留了天然谷物的全部成分，是理想膳食模式的重要选择，也是膳食纤维和其他营养素的来源。我国有玉米、小米、高粱米、荞麦、莜麦、燕麦等种类丰富的全谷物，选择多多。从目前居民膳食纤维摄入量较低的现状考虑，人们需要更多地摄入全谷物，才能达到营养平衡。超重、肥胖的老人，粗粮的摄入量可占谷物的一半，以帮助控制体重；而胃肠道不太好的老年人，则应控制在1/4左右，可采用熬粥等易于消化的制作方法。

（1）不让白米、白面"垄断"主食：搭配主食，很多老人认为是一种负担，也不清楚该如何操作，因为很多人家中除了白米就是白面。从表面上看，这是口感与习惯的问题，实则是因为很多人不知道其中的利弊。主食是人体所需能量的主要来源，也是B族维生素、矿物质、膳食纤维和蛋白质的重要来源。白米、白面是由谷子、麦子精加工而得，这一过程会损失稻麦中70%左右的维生素、矿物质，以及绝大部分膳食纤维。大部分维生素和矿物质都在谷子的"外围"，大米、白面只剩胚乳部分，顿顿吃白米、白面，可能导致B族维生素、膳食纤维等营养素缺乏。优秀的全谷物有全麦粉、糙米、燕麦片、小米、玉米、高粱米、青稞、荞麦、薏米等。

（2）如何吃好全谷物：过量食用粗粮，会延缓糖和脂类的吸收，在一定程度上阻碍部分钙、铁、锌等元素的吸收；还会降低蛋白质的消化吸收率，增加胃肠道负担，容易加重胃排空延迟，可能造成腹胀嗳气、消化不良等；老人及肠胃功能较弱者，还可能出现早饱、食欲下降等症状。

建议粗细搭配，指适当增加加工精度低的米、面，以及多吃传统意义上的粗粮，即相对于大米、白面这些细粮以外的谷类及杂豆，包括小米、高粱米、玉米、荞麦、燕麦、薏米、赤小豆、绿豆、芸豆等。正常人吃粗粮以每天 1 次为宜，高血压、血脂异常和高血糖老人可以一天 1～2 次，在一天 250～400 克的主食中，粗杂粮应占 50～100 克。

老年人的机体代谢能力减弱，消化系统的调节能力下降，不宜长期、单一进食过多高膳食纤维的粗粮。消瘦、营养不良、免疫力低下、缺钙缺铁的老人，以及胃溃疡、十二指肠溃疡、浅表性胃炎、萎缩性胃炎，以及功能性消化不良者，应少吃甚至不吃粗粮。

不注意粗粮的烹调方法，会影响其营养价值：一连几天都吃同一种粗粮，达不到均衡营养的目的；不注意进食"诀窍"，可能会影响肠道正常工作。烹调粗粮时，应尽量减少油炸或油煎，避免加入大量油脂和糖，以免影响粗粮的营养价值。每种粗粮的营养成分不同，多种粮谷类交替着吃，才能均衡营养。粗粮所含的大量膳食纤维只有在人体水分充足的情况下，才可以保障肠道正常工作，所以吃粗粮时要多喝水。

2. 蔬菜、水果类　蔬菜、水果是膳食纤维、微量营养素和植物化学物的良好来源。成人每人每天应摄入蔬菜 300～500 克，其中深色蔬菜占 1/2 以上；每人每天摄入水果 200～350 克。蔬菜和水果各有优势，但不能相互替代。蔬菜包括叶菜类、花菜类、鲜豆类、茄果瓜菜类、葱蒜类、菌藻类、水生类等，挑选和购买时要多变换。深色蔬菜中的维生素、植物化学物等营养素含量更高，每天摄入量应占蔬菜总量的一半以上。

水果种类包括仁果、浆果、核果、瓜果、柑橘类等。日常以摄入新鲜水果为好，从而满足人体对多种微量营养素和膳食纤维的需求。在鲜果供应不足时，可适当选择一些含糖量低的干果制品或纯果汁。

（1）餐餐有蔬菜，天天吃水果：膳食要讲究荤素搭配，做到餐餐有蔬菜，保证在一餐的食物中蔬菜重量大约占 1/2。蔬菜种类繁多，各有特点，我们可以不断更换品种，每天摄入的蔬菜应在 5 种以上。深色蔬菜指深绿色、红色、橘黄色和紫红色蔬菜，具有营养优势，尤其富含 β-胡萝卜素，是居民膳食维生素 A 的主要来源，应特别注意多摄入。深绿色蔬菜（如菠菜、油菜）、红色或橘黄色蔬菜（如胡萝卜、番茄）、紫色蔬菜（如紫甘蓝、红苋菜）等深色蔬菜应占蔬菜总摄入量的 1/2 以上。十字花科蔬菜，如油菜、西兰花、甘蓝等，富含营养素及多种有益物质，应该多选。鲜豆类蔬菜，如蚕豆、豌豆、菜豆、豇豆、豆角等风味独特，含有丰富的氨基酸、各种矿物质和维生素。菌藻类蔬菜，如香菇、平菇等，维生素 B 族、铁、硒、钾等含量都很高，海带、紫菜等富含碘。

尽量选择新鲜应季的水果，变换种类。在家中可以把水果放在容易看到和方便拿到的地方。

（2）蔬果"好色"有理：

1）紫黑色蔬果：包括紫甘蓝、茄子、紫薯、黑木耳、葡萄、黑莓、蓝莓、桑葚等。含花青素多，花青素具有很强的抗氧化能力，有助于防衰老、消除视疲劳、增强血管弹性，还有助于预防癌症和动脉硬化。从抗氧化的角度来讲，紫黑色蔬果的营养价值最高，其次是绿色、红色、橘黄色、白色蔬果。

2）绿色蔬果：绿色的蔬果最常见，如青椒、菠菜、莴笋、黄瓜、青菜、猕猴桃等，它们往往含有丰富的维生素 C、叶绿素、叶黄素等。维生素 C 能够改善机体对铁和叶酸的利用，对防治缺铁性贫血和巨幼细胞性贫血等有帮助。叶绿素可以显著减少人体对致癌物质如黄曲霉毒素的吸收。增加叶黄素摄入量则对预防和改善老年性眼病，如黄斑病变、白内障等有帮助。

3）红色蔬果：红色的蔬果包括番茄、红辣椒、石榴、红色葡萄柚、草莓、西瓜等，这类蔬果含有大量维生素 C 及番茄红素。番茄红素是天然类胡萝卜素中最有效的自由基清除剂，有助于保护皮肤、延缓衰老。

4）橘黄色蔬果：有胡萝卜、南瓜、柿子、橙子、木瓜等，含有维生素C和丰富的β-胡萝卜素。β-胡萝卜素可阻止低密度脂蛋白胆固醇（俗称"坏"胆固醇）氧化产物的形成，具有抗氧化作用。此外，β-胡萝卜素还可增强机体的免疫功能。

5）白色蔬果：常见的白色蔬果有白萝卜、花菜、冬瓜、茭白、甘蔗、梨等，它们有助于舒缓情绪。白色食物对人的食欲也有一定的控制作用，对减肥有帮助。

（3）巧烹饪保持蔬菜营养：蔬菜的营养素含量还受烹调加工方法的影响。加热烹调除改变食物口感和形状外，一定程度上还会降低蔬菜的营养价值，如维生素的流失。番茄、黄瓜、生菜等可生吃的蔬菜，可在洗净后直接食用。根据蔬菜特性来选择适宜的加工处理和烹调方法，可以较好地保留营养物质。

1）先洗后切：应尽量用流水冲洗蔬菜，不要在水中长时间浸泡。切后再洗会使蔬菜中的水溶性维生素和矿物质从切口处流失过多。蔬菜洗净后尽快加工处理、食用，可最大限度地保留营养素。

2）急火快炒：缩短蔬菜的加热时间，可减少营养素的损失。但是，有些豆类蔬菜，如四季豆等，需要充分加热。

3）开汤下菜：维生素C、B族维生素等水溶性维生素对热敏感，沸水能破坏蔬菜中的氧化酶，从而降低对维生素C的氧化作用；而另一方面，水溶性维生素对热敏感，加热又增加其损失。因此，掌握适宜的温度，水开后蔬菜再下锅更能保持营养。水煮根类蔬菜，可以软化膳食纤维，改善蔬菜的口感。

4）炒好即食：已经烹调好的蔬菜应尽快食用，现做现吃，要避免反复加热。这不仅是因为其中的营养素会随储存时间延长而丢失，还可能因细菌的硝酸盐还原作用使其中的亚硝酸盐含量增加。

（4）水果怎么选、怎么吃：毫无疑问，每天吃新鲜水果是最佳的选择。中国营养学会建议，每人每天应摄入200～350克水果，并提倡"不要用加工的水果制品替代新鲜水果"。新鲜水果是平衡膳食的重要组成部分，营养丰富且口感好，为我们提供了多种营养素、维生素C、胡萝卜素、钾、有机酸、类黄酮、花青素、果胶（可溶性膳食纤维）

等。每天应尽量找时间吃 1～2 个水果，吃水果总比不吃好。

机体的消化能力与消化液的分泌及胃肠蠕动有关，与进食时间的关系并不大。大部分人的早餐食物质量不高，可以适当增加水果。有的老年人为了控制体重，可以在餐前吃水果，有利于控制进餐总量，避免过饱。两餐之间将水果作为零食食用，既能补充水分，又能获取丰富的营养素。每个人应该在了解自己身体状况的基础上，合理调节吃水果的时间。

3. 鱼、禽、肉、蛋等　成人每人每天应摄入鱼、禽、肉、蛋共120～200 克。在条件允许的情况下，可以优选水产品（40～75 克）和禽类，常见的水产品包括鱼、虾、蟹和贝类。少吃畜肉和加工类肉制品，每天畜禽肉的摄入量控制在 40～75 克。虽然新鲜的动物性食品是优质蛋白质、脂肪和脂溶性维生素的良好来源，但肉类食物的脂肪和能量较高，食用应适量。

蛋类包括鸡蛋、鸭蛋、鹅蛋、鹌鹑蛋、鸽蛋等及其加工制品。蛋类摄入量为每天 1 个（40～50 克），并且提倡不丢弃蛋黄。因为蛋黄含有维生素 A、维生素 B、钙、铁、锌、硒、卵磷脂等营养素，应该坚持摄入。

（1）适量摄入有技巧：成人每周摄入水产品和畜禽肉的总量一般应不超过 1 千克，鸡蛋不超过 7 个。应将这些食物分散在一日三餐中，避免集中食用，最好每餐可见到肉，每天可见到蛋，以便更好地发挥蛋白质互补作用。在烹制肉类时，可将大块肉切成小块后再烹饪，以便控制摄入量。比如，可将肉切成片或丝，少做大排、红烧肉、红烧鸡腿等；烹制成的大块畜禽肉或鱼，食用前最好分成小块。

（2）优先选择鱼和禽：目前我国多数居民摄入畜肉普遍较多，禽类和鱼类较少，对营养、健康不利，需要调整比例。畜肉以饱和脂肪酸为主，禽肉以单不饱和脂肪酸为主，鱼肉以多不饱和脂肪酸为主。饱和脂肪酸的过多摄入会给心血管系统带来危害，而单不饱和脂肪酸和多不饱和脂肪酸的适量摄入对健康有一定的好处。鱼类脂肪含量相对较低，且含有较多的不饱和脂肪酸，有些鱼类富含二十碳五烯酸（EPA）和二十二碳六烯酸（DHA），对预防血脂异常和心血管疾病等有一定作用，可作首选。禽类脂肪含量也相对较低，脂肪酸组成优于畜类脂肪，应先于畜肉选择。

（3）每天一个蛋：鸡蛋中的营养素不仅含量丰富，质量也很好。鸡蛋中的蛋白质含量约为12％，氨基酸组成与人体需要最为接近，优于其他动物蛋白质；脂肪含量为10％～15％，主要存在于蛋黄中。蛋黄中的维生素种类齐全，包括所有B族维生素、维生素A、维生素D、维生素E和维生素K，以及微量维生素C；钙、磷、铁、锌、硒等矿物质含量也很丰富。研究证实，对健康人来说，每天吃一个鸡蛋，对血清胆固醇水平影响很小，而其带来的营养效益远高于其所含胆固醇的影响。因此，可以每天吃一个蛋，蛋白、蛋黄都要吃。血脂异常的人，每周可以吃3～5个全鸡蛋。

（4）合理烹调：烹调鱼类等水产品，可采用煮、蒸、炒、熘等方法。煮对营养素的破坏相对较小，但可使水溶性维生素和矿物质溶于水中，其汤汁鲜美，不宜丢弃。蒸水产品时，水产品与水的接触比煮要少，所以可溶性营养素的损失也比较小，因此提倡多采用蒸的方法。如果蒸后浇汁，既可减少营养素丢失，又可增加美味。烹调畜禽肉，可采用炒、烧、爆、炖、蒸、熘、焖、炸、煨等方法。在滑炒或爆炒前可挂糊上浆，既可增加口感，又可减少营养素丢失。肉类在烤或油炸时，由于温度较高，营养素会受到破坏、如果方法掌握不当，容易产生一些致癌化合物，影响人体健康。因此，要多蒸、煮，少烤、炸。另外，很多人喜欢炖鸡汤，有喝汤弃肉的习惯，这种吃法不能使食物中的营养素得到充分利用，造成食物资源的极大浪费。其实，鸡肉的营养价值比鸡汤高得多。

烹饪鸡蛋，可采用煮、炒、煎、蒸等方法。蛋类在加工过程中营养素损失不多，但加工方法不当，也会影响消化吸收和利用。煮蛋一般在水烧开后小火继续煮5～6分钟即可，时间过长会使蛋白质过分凝固，影响消化吸收。煎蛋时火不宜过大，时间不宜过长，否则会使鸡蛋变硬、变韧，既影响口感，又影响消化。

（5）少吃烟熏和腌制肉制品：烟熏和腌制肉制品是我国居民自古以来保存食物的方法，在制作过程中也赋予了食物特殊的风味。但是，这些加工方法不仅使用了较多的食盐，也存在一些食品安全问题，长期食用会带来健康风险，应尽量少吃。

4. 奶、大豆和坚果类　奶类和大豆类是蛋白质和钙的良好来源，也是营养素密度高的食物，成人每天应摄入相当于鲜奶 300 克的奶类及奶制品，大豆类及坚果类 25～35 克。奶类品种多样，如液态奶、酸奶、奶酪、奶粉等。大豆类包括黄豆、黑豆、青豆，其常见的制品有豆浆、豆腐、豆腐干、千张等。坚果类包括花生、瓜子、核桃、杏仁、榛子等。由于坚果的蛋白质含量与大豆相似，富含必需脂肪酸和蛋白质，故作为菜肴、零食等都是实现食物多样化的良好选择，建议每天坚果摄入量约为 10 克。

（1）乳糖不耐受怎么喝：乳糖是乳类中特有的双糖，牛奶中含乳糖 4.5%～5%。人类不能直接吸收乳糖，必须在乳糖酶的作用下将其分解为葡萄糖和半乳糖才能吸收利用。当人体内乳糖酶含量不足或缺乏时，乳糖不能被分解而保留在肠内，若只引起机体乳糖吸收障碍而无临床症状，称为乳糖吸收不良症；若因机体乳糖消化吸收障碍而引起以腹胀、腹泻、腹痛为主的一系列临床症状，则称为乳糖不耐受症。

乳糖不耐受者也可以终身"不断奶"，可以少量多次喝奶，一次量不超过 250 毫升；改喝酸奶，酸奶中所含的乳糖已预先被部分水解成半乳糖和葡萄糖。不空腹喝牛奶，喝牛奶时应搭配鸡蛋、馒头、面包等食物，以延缓胃排空，增加乳糖在小肠内停留的时间，减轻乳糖不耐受的症状。

（2）常吃大豆类和豆制品：大豆类包括黄豆、青豆和黑豆。非发酵豆制品有豆浆、豆腐、豆腐干、豆腐丝、豆腐脑、豆腐皮等，发酵豆制品有腐乳、豆豉等。每周可轮换食用豆腐、豆腐干、豆腐丝等制品。比如，早餐可安排豆腐脑和豆浆，午餐、晚餐可用豆腐、豆腐丝等做菜，既可变换口味，又能满足营养需求。自制豆芽和豆浆也是不错的方法。

（3）适量吃坚果：坚果含有多种有益脂肪酸等营养素，适量摄入有益健康，但其能量应该计入一日三餐的总能量中。坚果包括花生、葵花子、核桃、杏仁、榛子等，部分坚果所含的蛋白质与大豆相似，富含必需脂肪酸和必需氨基酸。坚果有益，但不宜过量。由于坚果脂肪含量高，若不知不觉中摄入过多，容易导致能量摄入过剩，所以应适量摄入，推荐平均每天 10 克，如 2～3 个核桃、4～5 个板栗、一把松子仁（相当于带皮松子 30～35 克）等。

5. 油和盐　烹调油包括各种动植物油。植物油包括花生油、大豆油、菜籽油、芝麻油、调和油等，动物油包括猪油、牛油、黄油等。烹调油要多样化，经常更换种类，并以多种植物油为主，以满足人体对各种脂肪酸的需要。日常应尽量减少亮调油的使用量，每人每天控制在 25～30 克。

食盐有碘盐和其他类型的盐。根据世界卫生组织的推荐，盐摄入量应该控制在每天 5 克。作为与慢性疾病相关的膳食因素，限制盐的摄入水平是我国防控高血压、心血管疾病等高发的长期目标，食盐摄入量应每人每天不超过 6 克。

（1）少用油、巧用油、用好油：

1）少用油：饮食烹饪离不开食用油，它除了可以增加食物的风味，还是人体必需脂肪酸和维生素 E 等营养素的重要来源，且有助于食物中脂溶性维生素的吸收和利用。但是，摄入脂肪过多会增加慢性疾病的发生风险，市民应适当控制食用油用量，保证营养均衡。成人每天食用油摄入量为 25～30 克。

2）巧用油：采用健康的烹饪方式烹饪时，应选择低温、少油的烹饪方式，如蒸、煮、炖、拌等，少采用爆炒、煎、烤、炸等高温烹调方式，避免油温过高（不宜超过 190 ℃）。高温下长时间（或反复）煎炸时，油脂会发生氧化、水解、聚合等反应，长期食用对健康有害。

3）用好油：根据烹饪方式选择合适的油。烹炒和油煎时，可选择茶油、花生油、菜籽油等热稳定性较好的油；低温（不冒油烟）炒菜时，可选择大豆油、玉米油、葵花子油等耐热性略低的油；做沙拉、凉拌菜和水煮菜时，可用橄榄油、亚麻籽油、核桃油、小麦胚芽油等；高温油炸时，应选择热稳定性好、适合油炸加工的食用油，如动物油和棕榈油。

（2）让低盐饮食也好吃：

1）总量控制：口味过咸的老人要纠正过量添加食盐和酱油的不良习惯，每天的食盐摄入量要采取总量控制，用量具计算，每餐按量放入菜肴。一般 5 毫升酱油中含有 1 克食盐，10 克黄酱中含有 1.5 克食盐。如果菜肴需要用酱油和酱类，应按比例减少食盐用量，不能仅凭品尝来判断食盐是否过量。

2）改变烹调方法：一些含钠量高的食物，如芹菜、菜心、豆腐干等，可用水煮或浸泡去汤的方法减少含钠量。用酵母代替食碱或发酵粉制作馒头可减少钠含量，这样节省下来的钠量可用食盐或酱油补充调味。采用蒸、炖法可保持食物本身的鲜美味道，以减少膳食含钠量，并增进食欲。一餐之中不要在各个菜肴中平均使用盐，可将盐集中在一个菜中。炒菜、做汤待快出锅时放盐，可让盐主要分布在食材的表面和汤里，尝起来就会感觉咸味够了。此外，将盐末直接撒在菜上也是一种好方法。

3）充分利用食物自身的美味和香味：食物都具有特别的味道，选用新鲜的鱼类、蔬菜、水果合理搭配，会让人感觉很美味。比如，以蘑菇、木耳、海带等为主料的汤菜，味鲜色浓，加少许盐或不加盐即可食用；鱼、肉可用烤法烹调，其色、香、味都可引起食欲，若再放入芹菜、辣椒、韭菜等芳香性蔬菜，则效果更佳；此外，还可以使用蔬菜汤、鸡汤来烹饪食物，既少盐，又鲜美可口。

4）借助其他调料：可在烹制菜肴时借助其他调料，帮助自己适应少盐食物。比如，充分利用酸味作料，在烹调菜肴时放少许醋，提高菜肴的鲜香味；具有天然酸味的食材，像柠檬、柚子、橘子、番茄等，可用来调味；也可尝试用一些新鲜或者干制香料来调味，如百里香、蓬蒿、迷迭香、牛至、蒜等；一些刺激性调味料，像胡椒粉、红辣椒、花椒、芥末、姜、咖喱粉等，可以让菜肴口感独特，增加人的食欲，但不宜过度使用。

6. 水　水是食物消化吸收和营养素输送的载体，饮水不足会对健康造成危害。老年人身体对缺水的耐受性下降。饮水不足可对老年人的健康造成明量影响，因此要足量饮水。老人每天饮水量应不低于1200 毫升，以每天的饮水量达到 1500～2000 毫升为宜。应少量多次，主动饮水，每次 50～100 毫升，首选温热的白开水，根据个人情况也可选择淡茶水。清晨一杯温开水，睡前 1～2 小时 1 杯水，不应在感到口渴时才饮水，应养成定时和主动饮水的习惯。

老年人饮食的三个要领

老年人在平时饮食中一定要注重三个要领。

1. 老人要少量多餐，摄入充足食物　考虑到不少老年人牙齿缺损，消化液分泌和胃肠动减弱，容易出现食欲下降和早饱现象，造成食物摄入量不足和营养缺乏，因此老年人膳食更应注意合理设计、精准营养。食物制作要细软，并做到少量多餐。

老年人每天应至少摄入 12 种的食物。采用多种方法增加食欲和进食量，吃好三餐。早餐宜有 1～2 种以上主食，如 1 种鸡蛋、1 杯奶、另有蔬菜或水果。中餐和晚餐宜有 2 种以上主食，如 1～2 个荤菜、1～2 种蔬菜、1 个豆制品。饭菜应色香味美、温度适宜。

对于高龄老年人和身体虚弱以及体重出现明显下降的老年人，正餐摄入量可能有限，应特别要注意增加餐次。常换花样，保证充足的食物摄入。进餐次数可采用三餐两点制或三餐三点制。每次正餐占全天总能量 20％～25％，每次加餐的能量占 5％～10％。用餐时间应相对固定。睡前 1 小时内不建议用餐喝水，以免影响睡眠。一些食量小的老年人，应注意在餐前和餐时少喝汤水，少吃汤泡饭。

2. 老人细软食物的制作要领

（1）将食物切小切碎，或延长烹调时间。

（2）肉类食物可切成肉丝、肉片后烹饪，也可剁碎成肉糜制作成肉丸食用；鱼虾类可做成鱼片、鱼丸、鱼羹、虾仁丸等。

（3）坚果、杂粮等坚硬食物可碾碎成粉末或细小颗粒食用如芝麻粉、核桃粉、玉米粉等。

（4）质地较硬的水果或蔬菜可榨汁食用。

（5）多采用炖、煮、蒸、烩、焖、烧等烹调方法，少煎炸和熏烤等。

高龄和咀嚼能力严重下降的老年人，饭菜应煮软烧烂，如软饭、粥、细软的面食等；对于有咀嚼吞咽障碍的老年人可选择软食、半流质或糊状食物，液体食物应增稠。

3. 老人饮食要细嚼慢咽　对于有吞咽障碍和高龄老人（85岁以上），可选择软食，进食中要细嚼慢咽，预防呛咳和误吸。

老年人吃饭时细嚼慢咽，有很多好处：

（1）通过牙齿细嚼，可以将食物细磨碎，使食物有很大面积与唾液充分接触，促进食物更好消化，减轻胃肠负担，使营养物质吸收更好。

（2）充分细嚼，可以促进唾液分泌，充分发挥唾液内溶菌酶的杀菌作用。

（3）防止因嚼咽过快，使食物误入气管，造成咳或者吸入性肺炎甚至窒息。

（4）老年人味觉敏感性显著下降，细慢咽可以帮助老年人味觉器官充分发挥作用，提高味觉感受，更好地品味食品。

（5）细嚼慢咽还可以使咀嚼肌肉更多得到锻炼，并有助于刺激胃肠运动和消化液的分泌。

中国老年人面临的营养不良

日本虽然是举世公认的长寿国，但平均每3位日本老年人中就有一个人营养不良；美国老年人"普遍营养不良"，有2/3的人每天的蔬菜、水果食用种类达不到美国政府推荐的"每天5种"的标准；法国老年人中仅仅缺乏营养的就占了14％；在德国的住院老年人中，有70％的人营养不良。

现在，中国老年人存在着三大营养问题：

（1）高脂肪、高热量食物吃得多，蔬菜、水果吃得少。中国老年人油的摄入量特高，一家几天就能吃掉500克的油，远远超过了世界卫生组织的推荐量。建议多吃油菜、绿花菜（西兰花）、荠菜等深绿色蔬菜，它们的维生素K、钙和维生素B_2含量比浅色蔬菜高很多倍。

（2）精米、精面吃得多，小米、麦等杂粮吃得少。多食用精米、精面，高脂和高热量食物是老年人糖尿病发病率迅速上升的重要原因。

小米、麦等杂粮不仅不易导致肥胖，而且对血糖的影响也比精米、精面小得多，老年人应该多吃。

（3）多种常量和微量元素摄入不足。最严重的依然是缺钙，老年人对钙的需求量相对较高。钙摄入不足与骨质疏松的发生和发展有密切的关系。我国老年人膳食钙的摄入量不到推荐量的一半，因此更应特别注意摄入含钙高的食品，如奶类、豆制品、海产品、高钙低草酸蔬菜（芹菜、油菜、苜蓿等）、黑木耳、芝麻等。

老人还容易缺乏维生素 D 和膳食纤维、锌、维生素 A、维生素 C 及维生素 B_2 摄入量也偏低。另外，还有营养过剩问题。很多老年人患肠癌、子宫癌、前列腺癌、乳腺癌等疾病，都与营养过剩有关。

中国老年人存在以上营养问题的原因，主要还是营养问题并没有得到人们，包括老年人自己的重视。据调查发现，上述营养问题的产生，原因具体表现在以下几个方面：

（1）膳食总体明显单调，尤其是早餐、晚餐。"晚餐吃少"，但食物的种类不应过少。种类应该丰富一些，而每种食物的摄入量宜少一些、清淡一些。晚餐吃面比较适合老年人，建议搭配绿叶菜、豆腐或菌类等食物。

（2）蛋白质、维生素摄入不足。有些老年人一日三餐全是动物性食物，如鸡肉、酱鸭膀、荷包蛋、鸡蛋面等，三餐的食品非常重复。还有些老人家绿色蔬菜摄取明显不足，偏爱茄子、豆角、圆白菜、土豆等蔬菜，尽管这些蔬菜的营养价值很高，但不可替代绿叶蔬菜。老人每天绿叶蔬菜的摄入量应占蔬菜总量的一半以上。

（3）不少老年人不喝牛奶。通过询问，他们没有乳糖不耐受，只是不喜欢喝牛奶。牛奶所含营养素全面，对老年人补钙很有帮助。建议老年人应逐渐添加一些牛奶作为早餐或加餐都可以。

（4）有的老人的食谱里几乎没看到粗杂粮记录，有的只是偶尔喝些小米粥。老年人应适当吃些粗杂粮，且要"粗粮细作"。

（5）水果种类单调，多以苹果为主。血糖偏高的老年人不适合只吃苹果，加餐可选择猕猴桃、小番茄、火龙果、坚果等，苹果可以和这些食物交替食用。

老年人合理饮食方式自测

将下述饮食习惯按经常、一般、很少 3 种情况打分，并将得分加起来，看看自己的饮食方式是否合理（表 4-2-3）。

表 4-2-3　　　　　老年人合理饮食方式自测表

个人情况	评分标准		
	经常	一般	很少
1. 餐后是否吃水果	2	1	0
2. 吃菠菜、绿叶或十字花科蔬菜	2	1	0
3. 吃莴苣、番茄	2	1	0
4. 在一天中将新鲜水果、干果当零食吃	2	1	0
5. 吃全麦面包或杂粮	2	1	0
6. 吃黄红色的蔬菜，如胡萝卜或甜椒	2	1	0
7. 吃豆类食物，如大豆、豌豆、扁豆或大豆制品	2	1	0
8. 用葱、大蒜或草药作为调味品并替代一部分食盐	2	1	0
9. 吃深海鱼类，如金枪鱼、三文鱼或沙丁鱼	2	1	0
10. 吃柑橘类水果，如柚子、橙子或橘子	2	1	0
11. 将瓜子、花生或其他干果作为零食，或放在午餐或晚餐中吃	2	1	0
12. 吃去掉肥肉的红肉	2	1	0
13. 吃低脂奶类食品，如低脂酸奶或低脂牛奶	2	1	0
14. 外出进餐时也吃蔬菜	2	1	0
15. 烹调时，使用葵花子油、橄榄油	2	1	0
16. 饮用水果汁或蔬菜汁	2	1	0
我的得分			

结果如下。

分数 0～10 分：表明饮食观念特别是食物的选择有些问题，但不必过于着急，可以逐渐改进。

分数 11～21 分：表明日常饮食观念及所选择的食物基本正确，但还可以做得更好。

分数 22～32 分：表明食物选择合理，希望能保持下去。

预防老年人营养不良

随着年龄的增长，老年人易伴发器官功能减退、基础代谢降低和机体成分改变等，在各种急慢性疾病的影响下，老年人群易出现食欲减退、能量摄入降低、必需营养素摄入不足或过多，导致营养素失衡，而造成老年营养不良。随着老龄化进程加快及老年慢性疾病发病率的上升，老年营养不良已经成为一个越来越重要的老年健康问题。

近期国内学者对新入院老年病人进行的两次营养状态评估结果表明，老年病人营养不良的患病率分别达 56.5％和 46.6％。表明老年营养不良必须在临床工作中得到足够的重视。

1. 老年营养不良分为营养不足和营养过剩　有研究表明在老年入院病人中，营养不足的发病率为 19.1％，肥胖和超重等营养过剩的发病率为 16.9％。

（1）营养不足：

1）生理功能减退：①随着年龄增长与生理功能退化，老年人在咀嚼、吞咽、消化和胃肠蠕动等消化功能方面均出现了下降，这就逐渐导致了营养素的摄入与吸收不足。②合并多种慢性疾病。高达 44.2％的老年病人合并 3 种或 3 种以上疾病。脑卒中、帕金森综合征、阿尔茨海默病等均会导致老年人出现吞咽困难、误吸等并发症。慢性消耗性疾病容易导致各种营养素消耗过多，从而导致营养不良。此外，合并多种慢性疾病的老年人往往服用多种药物，很容易造成食欲不振和消化不良，从而影响营养素的正常摄入。③感觉器官反应迟钝。多数老年人感官功能下降或反应迟钝，饥饿与口渴的感觉常无法及时准确地反应机体对水和食物的真实要求。

（2）营养过剩：由于老年人多数伴有肢体运动功能的退行性改变，同时合并心肺疾病等多种慢性疾病，因此常常无法保证正常的户外运动和足够的运动量。部分老年人饮食结构和营养素比例欠佳，喜食高脂、高糖食物。以上因素均易导致老年人营养过剩。

2. 老年营养不良的原因　有以下情况的老年人容易发生营养不良，应当予以重点关注。

（1）膳食种类与饮食方式不合理：由于老年人胃肠吸收能力逐渐下降，其对食物多样性的要求也在不断提高。但老年人常由于自身活动能力和生活自理能力的下降，又不愿麻烦别人，故饮食种类一般较为单调。甚至部分老年人还存在吞咽困难或者认知障碍，但本人和家属又不愿意接受鼻饲饮食或胃部造瘘等其他饮食方式，故每天的食物摄入量不足。长此以往容易导致营养摄入不足或不均衡，造成慢性营养不良。

（2）运动量减少：活动能力减退导致老年人喜坐、卧，缺乏足够的户外锻炼，导致摄入的营养物质消耗减少，体内脂肪含量增加。此外，活动减少也会导致胃肠蠕动功能减弱，造成消化不良，食欲下降等，也增加了营养不良的发生率。

3. 社会心理问题　由于与老年人共同生活的家庭成员减少，空巢老人增多，导致老年人采购食材、烹饪食物的兴趣下降，而且情绪因素也影响进餐时的心理状态，最新研究发现，抑郁焦虑情绪与营养不良有着显著的相关性。此外，部分老年人缺乏收入来源，没有足够的食物购买能力，也是导致营养不良的间接因素之一。

4. 老年营养不良的防治

（1）老年人一旦发生营养不良，应立即前往正规医疗机构，接受医生或营养师的评估和测试，并进行必要且详细的相关检查。老年营养不良的治疗应从两方面入手，即对症治疗和对因治疗。根据评估结果和实验室检查结果，对老年人缺乏的营养素进行针对性补充。补充营养制剂的同时对老年人全身状况进行检测，避免营养不良的相关并发症。在纠正营养素缺乏的同时，应积极寻找内在病因并针对性处理，这是纠正营养不良的关键所在，只有积极治疗原发病，才能从根本上解决老年人的营养不良问题。

（2）营养不良会对老年人身心健康产生严重的不良影响，导致一系列慢性疾病的发生，及时发现导致营养不良的高危因素，并进行针对性处理。

积极推广健康饮食方式。健康教育有助于提高老年人群对合理膳食和营养不良的知晓率，对降低老年人营养不良的发生有着积极的帮助。

（3）适当的体力活动可以促进脂肪代谢，同时增加肌肉含量，提高肌力和运动能力。老年人可以在身体状况允许的条件下选择散步、游泳、健身操等运动方式，每天 30 分钟以上，有助于增加食欲和促进消化，并改善全身营养和健康状况。

（4）老年人对缺水常常不够敏感，故应做到每天有规律地主动饮水，饮水量最好能达到 1200 毫升以上。尤其是呕吐、腹泻和大量出汗后应注意及时补充水分。但是在合并肾脏、心脏、肝脏等病变时应注意在医生指导下安排饮水量。

预防老年人缺铁性贫血、营养性贫血

老年人贫血比较常见，随着年龄增长，老年人贫血发病率也随之上升。老年人贫血以缺铁性贫血最为常见，65～70 岁男性和 60～65 岁女性还容易发生因缺乏维生素 B_{12} 或叶酸引起约营养性贫血。贫血主要表现有免疫力低下，易发生感染；神经系统和肌肉缺氧，易出现疲倦力、头晕耳鸣、体能和工作能力降低，甚至出现神情淡漠、记忆力减退、抑都等症状及认知能力受损；消化功能和消化酶分泌减少，可导致食欲不振、恶心、呕吐、腹泻等。因此应该积极采取措施预防老年人贫血。

1. 老年人贫血的原因

（1）随着年龄增长，骨髓造血功能逐渐减退，70 岁以上老年人的造血组织可减少一半。

（2）老年人性腺功能逐渐减退，睾丸素分泌不足，因而红细胞生成素分泌减少，故老年男性贫血更为明显。

（3）老年人胃肠功能减退，胃酸分泌减少，加上老年人食欲降低、进食少或偏食等，对铁、叶酸、维生素 B_{12} 等造血原料摄入不足，而且吸收也较差。

（4）老年人饮食量减少，若不注意食用含铁丰富的食品，就会导致体内储铁量下降，从而引起贫血。

（5）一些老年人因患有胃酸分泌不足或慢性腹泻，也会影响对铁、叶酸和维生素 B 的吸收而引起贫血。

（6）许多感染性疾病及肿瘤等慢性疾病也会导致老年人贫血。这种情况应积极治疗原发病，同时进行合理的营养支持，降低贫血的危害。

2. 老年人贫血的饮食调理

（1）在膳食中补给足够的造血原料，如铁、维生素 C、B 族维生素和蛋白质等。

1）铁是构成血红蛋白的主要成分之一。含铁丰富的食物主要有动物肝脏、肾脏、心脏等。海带含有丰富的铁、每 100 克海带含铁量高达 150 毫克，比猪肝高 6 倍。紫菜、黄豆、芹菜、油菜、番茄、杏、枣、橘子、菠萝等均含有丰富的铁质。民间常用桂圆肉、大枣、花生内衣作为补血食品，也有一定的科学道理。

食物中铁质的吸收与胃酸有着密切关系。现代医学研究证明：铁元素只有从三价转变成二价才能被人体吸收；在酸性环境下，三价铁易转变为易溶于水的二价铁。如果老年人体内缺乏胃酸，铁的吸收便会受到阻碍。所以，为了促进铁质的吸收，还应吃一些酸性的食物，如番茄、酸枣、苜蓿、酸黄瓜、酸菜等。

2）维生素 C 可促进铁质的吸收和利用。如果缺少维生素 C，食物中铁质再多也无济于事，因为维生素 C 可使三价铁转变为二价铁。因此，为了促进铁质的吸收，应食入含维生素 C 丰富的食物。如新鲜的蔬菜和水果，尤其是绿色菜和酸性较高的蔬菜，如番茄、橘子、酸山楂等。

3）B 族维生素（维生素 B_{12}、叶酸）是红细胞必需的物质，动物肝脏和瘦肉中含量较多，绿叶蔬菜等也含有叶酸，可多食用。蛋白质是构成血红蛋白的重要原料，可多食含蛋白质富的食物，如牛奶、鱼类、蛋类、黄豆及豆制品等。

4）适量吃点酸味食物。老年人体内缺乏胃酸，铁的吸收会受到阻碍。为此，经常吃点食醋和酸味水果，如番茄、苹果、柑橘、猕猴桃、山楂、酸枣、苜蓿、酸黄瓜、酸菜等，可增进含铁丰富的高蛋白食物的消化吸收。

（2）注重食物结构与配餐，避免每天总是吃同样的食物。食物过于单调，时间久了，不仅能引起厌食，而且还会导致某些维生素缺乏，加重贫血程度。主食和副食尽量采用多样化食品。制作菜肴时还要常变换花样，如主食除了米、面以外，还要调剂一些豆类、小米、玉米等。副食如瘦肉、鱼、虾、动物内脏、豆制品、各种绿叶蔬菜等，应经常换花样食用。这样不仅能刺激食欲，而且能使食物之间的营养素互相取长补短，有利于纠正贫血。

（3）讲究烹调方法，增进食欲。贫血病人往往食欲不佳和消化不良，因此，要特别注重饮食的色、香、味、形，以引起病人的食欲。事实上，烹调良好的菜肴，对胃酸分泌也有促进作用。在食物烹调上，除色、香、味俱佳外，还要把饭菜做软做烂，以利消化。消化力很差、牙齿脱落或患有慢性胃肠道疾病者，可食用肉末、肝泥、菜泥、菜末、蒸蛋羹，常吃豆腐、豆腐脑等。但不宜吃辛辣、寒凉的食物。此外，不要嗜饮浓茶，特别是饭后不要立即饮茶，因为茶叶中的鞣酸与铁结合可影响铁吸收而加重贫血。

（4）可选用滋阴补血的食疗药膳。食疗药膳对治疗老年人贫血有着事半功倍的效果，可以改善造血功能，提高免疫功能，改善营养代谢。家庭常用的药膳，有猪肝菠菜汤、当归党参炖鸡汤、猪肉红枣蛋汤、人参红枣阿胶汤、木耳红枣汤、首乌粥等。

预防老年人骨质疏松

钙摄入不足与老年人骨质疏松的发生和发展有着密切的关系。我国老年人膳食钙的摄入量不到推荐量的一半，因此更应特别注意摄入含钙高的食物。

1. 奶类　奶类不仅钙含量高，而且钙与磷比例比较合适，还含有维生素 D、乳糖、氨基酸等促进钙吸收的因子，吸收利用率高，是膳食优质钙的主要来源。要保证老年人每天能摄入 300 克鲜牛奶或相当量的奶制品。摄入奶类可采用多种组合方式，如每天喝鲜牛奶 150～200 克和酸奶 150 克，或者全脂牛奶粉 25～30 克和酸奶 150 克，也可以饮用鲜牛奶 150～200 克，食用奶酪 20～30 克。

2. 其他　豆制品（豆腐、豆腐干等）、海产类（海带、虾、螺、贝）、高钙低草酸蔬菜（芹菜、油菜、紫皮洋葱、苜蓿等）黑木耳、芝麻等天然含钙高的食物。

带病延寿——生命在于"活动"

缺乏身体活动成为全球性公共卫生问题，全球约有31％的人身体活动不足（男性28％，女性34％），几乎所有国家都是男性身体活动多于女性。每年约有320万例死亡与缺乏身体活动有关。

身体活动贯穿生命的全过程，科学的身体活动可以防治疾病、愉悦身心、促进健康。其实，老年人在社区中增加身体活动锻炼并不难，只需要步行到商店或与家人、朋友在外面散步走走等都可以。我们要求老人每周做150分钟中等强度的身体活动，或者只要能活动就行，即使你达不到每周150分钟，少做也比不做强。

为科学指导不同年龄人群及慢性疾病病人身体活动，提升全人群身体活动水平，在国家卫生健康委疾控局的指导下，中国疾病预防控制中心、国家体育总局体育科学研究所牵头组织编制了《中国人群身体活动指南（2021）》（下简称《指南》）。其总则是：①动则有益、多动更好、适度量力、贵在坚持；②减少静态行为，每天保持身体活跃状态；③身体活动达到推荐量；④安全地进行身体活动。

慢性疾病的老年病人更要了解、实施身体活动，做到"动则有益、多动更好、适度量力、贵在坚持"，从而提高老人生活质量，带病延寿。

什么是身体活动

身体活动是指骨骼肌收缩引起能量消耗的这样一些活动。身体活动这个概念不限于一定是特殊性质的哪一种活动，而是包括所有类型的、各种强度的、各种范畴的活动，就是人们在一天当中出于不同目的做的各种各样的活动都称身体活动。

按照世界卫生组织的分类，身体活动一共可以分为四大类：第一类是职业性活动，也就是说，你工作中老是动的还是老是坐着的？第二类是交通出行，你是走路还是坐车？第三类是家务劳动。第四类指的是休闲活动，比如下班以后你要去游泳、跑步、打球。总体来讲，我们称之为"身体活动"。

身体活动和一般的体育活动、运动、锻炼这些经常说的名词不是完全等同的，身体活动不应与锻炼混为一谈。锻炼是身体活动的一部分，涉及有计划、有组织、反复和有目的的动作，目的在于增进或维持身体素质（又称体适能，能够令人满意地完成依赖肌肉工作的能力）的一个或多个方面。而身体活动包括锻炼及涉及身体动作的其他活动，如作为游戏、工作、出行（不用机动车）、家务和娱乐活动等。

为什么要强调身体活动？因为国内外大量研究都证实，缺乏身体活动（比如久坐不动）已经成为全球范围内造成死亡的第四位主要危险因素，前 3 位分别是高血压、抽烟、高血糖，身体活动不足排位第四，它引起全球死亡的 6％。

据调查，非传染性疾病，包括心脏病、糖尿病、结肠癌和乳腺癌等，占死亡原因的 60％，而身体活动量不足在非传染性疾病中又占据了重要地位，是造成 21％～25％的乳腺癌和结肠癌、27％的糖尿病和30％的缺血性心脏病的主要原因。

身体活动是能量消耗的一个主要决定因素，是能量平衡和体重控制的基本要素。身体活动可减少心血管疾病和糖尿病的危险，并对多种疾病（不只是与肥胖相关的疾病）有极大的好处。身体活动对代谢综合征的有益影响超越控制过重体重的机制。如身体活动可降低血压、改善高密度脂蛋白胆固醇水平、改善体重过重者的血糖（甚至在没有显著减轻体重的情况下）、并减少结肠癌和妇女乳腺癌的危险。

反过来讲，积极和充足的身体活动是保证整个生命周期健康的一个很重要的基石。假如你缺乏身体活动，同时还有不健康的饮食（习惯）、抽烟、大量喝酒的话，那就成为很多慢性疾病（心脑血管疾病、癌症、慢性呼吸系统疾病、糖尿病等）共同的危险因素。另外，身体活动不足还会影响人的心理状况、认知、睡眠质量和骨骼健康，所以身体活动也是老年人生命质量一个很重要的影响因素。

要注意的是，不同的健康状况的老年人需要不同形式和不同量的身体活动。大多数日子里，一天应至少进行 30 分钟经常的、强度适中的身体活动，这可减少发生心血管疾病和糖尿病、结肠癌和乳腺癌的危险。加强肌肉和平衡训练可使老年人减少摔倒和增进功能状况。如需控制体重，老人可能需要从事更多的活动。

《中国人群身体活动指南（2021）》总则
——动则有益、多动更好、适度量力、贵在坚持

《中国人群身体活动指南（2021）》中总则强调"动则有益、多动更好、适度量力、贵在坚持"。是一个通过身体活动来促进健康的总体的理念和基本的原则。

1. 动则有益　平常缺乏身体活动的人，改变静态生活方式至关重要，有益身心健康、改善生活质量。出行、家务、工作及闲当中的日常活动，每次活动时间可长可短，没有必须持续 10 分钟或 30 分钟的限定，例如爬几层楼梯、走分钟路，都可以累计。对活动强度、用力程度或速度等没有严格要求，动比不动好，动多动少身体都会受益。

2. 多动更好　低强度、短时间的身体活动，如果累积起来可有益健康；但若能增加身体活动的时间、频率或强度，则可以获得更大的健康益处。不同形式的身体活动，如有氧耐力、肌肉力量练习等，对健康的作用不同，参加不同形式的身体活动，可以获得更全面的健康益处。多动是指在原来身体活动水平的基础上，适度量力地增加活动的时间、频率或强度。

3. 适度量力　身体活动的时间、频率、强度或总量，应根据每个人从事身体活动的能力和活动当时的身体状况，有度地进行选择和控制，量力而行。一是根据个人从事身体活动的基本条件，包括从事特定活动或运动项目的技能水平、肌肉力量大小、心肺功能高低等；能力较差者应从较低水平开始，逐步增量；能力和基础好的人可选择从较高水平开始，但进一步增量也应有一个渐进的过程。二是每次开始

活动前和活动时的身体状况，如感觉疲劳或不适，就不要做力不从心的活动，即使既在可以完成，也要适度减量。

4. 贵在坚持　身体活动促进健康不在一朝一夕、而在于长期坚持。人体的各种生理功能和组织结构都有"用进废退"的特点，坚持耐力训练可以使心肌收缩力增加、动脉血管更有弹性、骨骼肌肉更强壮，而长期卧床则会使心肺功能降低、骨量减少、肌肉衰减。只有让机体保持工作、得到锻炼，才能保证这些生理功能和组织结构处于良好状态。因此，养成多活动、坚持锻炼的习惯，才能获得持久的、终身的健康益处。此外坚持锻炼也使身体活动更安全，降低发生运动伤害的风险。

老年人要把身体活动成为生活中的一个习惯、一项内容，医学的研究表明，先是身体活动 3 周初步养成为习惯；身体活动再 3 个月就会成为稳定的习惯；经半年后，身体活动就会成牢固的习惯。

每天保持身体活跃状态

静态行为定义为在清醒状态下，能量消耗小于 1.5 梅脱（一种表示身体活动中代谢消耗的单位，1 梅脱是休息静坐时的能量消耗速度，相当于每分钟每千克体重消耗 3.5 毫升氧气）的活动，如坐着看电视、开会听课、用电脑、阅读等。越来越多的证据表明，即使一个人每周身体活动水平达到推荐量，但静态行为时间增加，也会增加全因死亡和心血管疾病死亡的风险。静态行为和缺乏中等强度及以上的身体活动，都是慢病的独立危险因素，改变其中任一者，都有益健康。同时，两者又有协同作用，即在身体活动达到推荐量的同时，减少坐卧等静态行为可以使身体获得更多健康益处。

日常活动是一个人身体活动总量和能量消耗的重要组成部分。在日常居家、出行和工作中，有意安排尽量多的步行、上下楼和其他增加能量消耗的活动，培养和保持少静多动的生活习惯，有助于维持健康体重。短时间的中速步行、骑车和上下楼梯等达到中等强度的活动，也有锻炼心肺功能的作用。在长时间久坐工作或生活状态下，隔一段时间站起来伸展一下腰肢、抻抻筋骨、活动活动腿脚，有助于促进血液循环、保持关节的灵活。

老年人身体活跃状态是指日常生活中应尽可能保持较多的身体活动、能站不坐、能动不静，不强调一定要达到中等强度，也不要求每次活动至少持续 10 分钟或 30 分钟。

身体活动达到推荐量

1. "身体活动推荐量"的人群研究证据　身体活动推荐量是基于大人群的研究证据。多项长期随访的队列研究表明，与身体活动量低者相比、身体活动量达到一定水平者（如每周 150 分钟中等强度活动），其心脑血管疾病、2 型糖尿病、癌症、过早死亡的发生风险明显降低。在随机对照试验中，身体活动量增加到一定水平（如每周 150 分钟中等强度活动）的受试者，与身体活动量达不到这一水平的对照人群相比，其体重、体脂、血压、血糖、血脂、胰岛素敏感性、骨代谢等指标处于更健康水平。

身体活动推荐量（如每周 150 分钟中等强度活动）是根据这些研究结果汇总分析得出的。部分研究结果显示，较短时间的高强度活动具有同样的健康益处；还有部分研究结果显示了身体活动量的剂量——反应关系，在身体活动量更高的人群中，各种慢性疾病的发病风险进一步降低，代谢和疾病风险因素指标进一步改善。达到每周 150 分钟中等强度或 75 分钟高强度身体活动都具有促进健康的显著效益；每周 300 分钟中等强度或 150 分钟高强度身体活动，可以获得更多健康益处，但老年人应该避免高强度身体活动，一定要强调安全。

2. 通过一定强度、形式、时间和频率的活动使身体活动达到推荐总量

（1）活动强度：中等强度身体活动是用力，但不吃力的活动，如一般成年人中速步行（4 千米/小时）到快走（7 千米/小时）、慢速（10 千米/小时）到较快速（16 千米/小时）自行车骑行等，心率在最大心率［最大心率＝220－年龄（岁）］的 55％～80％范围。如用讲话判断，中等强度活动时可以说出完整的句子，但唱歌困难。

一般的老年人不再适合高强度身体活动，应尽量避免［高强度身

体活动是指非常用力、有些吃力的活动，如中速跑步（8 千米/小时），心率达到 85％ 最大心率或更高。用讲话判断，高强度活动时只能说出断续的字词，说不出完整的句子〕。

（2）活动形式：全面的身体活动应包括专门锻炼和日常活动，既包括专门的体育运动（如跑步、游泳、跳绳），也包括日常生活活动（如骑自行车、买菜、饭后步行、室内清洁卫生）。依据能量代谢分类，包括有氧耐力和无氧抗阻力等活动类型。

（3）活动时间：每次身体活动持续时间可以根据个人的情况安排，可长可短。总的目标以每周为单位，累计达到推荐的中等强度或高强度身体活动时间。活动时间推荐量为每周进行 150～300 分钟中等强度或 75～150 分钟高强度有氧活动，或等量的中等强度和高强度有氧活动组合（老人避免高强度活动）。

（4）活动频率：是指每周进行中等强度和高强度身体活动的次数。不强求每天都有中等强度或高强度有氧耐力活动，但鼓励每天有步行、骑自行车等活动。肌肉力量的锻炼推荐每周 2～3 次。

（5）活动总量：是累计的每周中等强度时间。高强度时间可按 2 倍中等强度时间折算。

安全地进行身体活动

1. 运动伤害的风险　专门锻炼和日常活动都有发生运动伤害的风险，常见的运动伤害包括可致命的心脑血管意外和局部的肌肉关节损伤。不同的活动项目发生运动伤害的风险不同。一般而言，强度高、难度大、时间长的活动风险相对高，对活动项目和技能不熟悉者风险高，对活动强度和活动量不适应者风险也高。

2. 从自己身体活动能力的基础出发　增加身体活动的强度和活动量应遵循循序渐进的原则，从较小的增量开始，经过几周适应，再进一步加量。老年人学习新的活动项目最好有熟练者或教练指导，从简单的动作开始，熟悉后再增加难度。选择适合个人身体活动基础和技能的项目，力所能及的身体活动量更安全。

3. 适时获得医生的指导　日常很少活动的老年人，在开始规律的身体活动前，应咨询医生或运动康复等相关专业人士，对自己的健康状况和身体活动基础进行全面地评估，有助于保障身体活动时的安全。

从熟悉的活动项目、较低的活动强度和活动量开始，逐渐增加。日常进行一般锻炼，如果准备参加剧烈运动，应咨询医生。运动时如果出现持续的不适反应，也要及时就医。

4. 在安全的环境下进行活动　如平整的道路、适宜的照明等。

5. 锻炼时着装　穿适合运动的服装和鞋袜。

6. 其他安全提示

（1）老年人在活动时，应定期检查心脏健康状况。

（2）冠心病、糖尿病、高血压、骨质疏松、骨关节病病人，在日常身体活动水平之上增加活动量时应咨询医生。

（3）肌肉力量练习注意避免负荷过重。如开始阶段，每组练习负重一般以能重复8～10次为宜。

（4）大量出汗时应适量补水。

（5）身体有轻微不适，日常习惯的运动量感觉更吃力时，请勿勉强，应减慢速度或停止锻炼；还应根据即时的天气和身体情况调整活动量。

（6）每次进行专门活动前，要有准备活动，如先活动一下关节、抻抻筋骨，逐渐增加用力。

65 岁及以上老年人的身体活动指南（2021）

1. 成年人身体活动推荐同样适用于老年人　65 岁及以上的老年人，如果身体状况良好、有锻炼习惯、无严重的慢性疾病，可以参照18～64岁成年人的身体活动推荐。即每周进行 150～300 分钟中等强度或 75～150 分钟高强度有氧活动，每周至少进行 2 天肌肉力量练习，保持日常身体活跃状态（老人要避免高强度运动），但必须量力而行，切勿冒失。

有规律的身体活动，可以减少老年人体内脂肪的蓄积，保持适宜体重；可以降低发生慢性疾病和过早死亡的风险；可以预防老年人跌倒，降低由于跌倒对身体造成的损伤；可以维持良好的情绪，缓解焦虑、抑郁情绪和减缓认知功能的下降；还可以维持日常生活中的各种身体功能，提高生活质量和生活自理能力。

老年人的日常生活中，应安排适当的、有规律的、综合各种内容的身体活动，要兼顾心肺功能、肌肉力量以及关节柔韧性、灵活性和平衡能力的训练。综合性的身体活动可以让老年人保持体能和耐力，帮助延缓肌肉的衰减和骨矿物质的丢失，维持关节灵活性和身体平衡能力，有助于推迟大脑发生老年性退化。

老年人在选择身体活动项目时，首先，要量力而行。选择自己熟悉或者习惯的活动项目，尽量避免参加高强度、高风险（如马拉松、高强度间歇性训练等）项目，避免跳绳、跳高和举重等对骨骼和关节冲击性强的活动。其次，老年人对环境的适应能力较差，听觉和视觉衰退、记忆力减退、躯体的感觉变差，因此，老年人应选择熟悉的环境进行活动，注意保暖和降温，避免寒冷和高温对心血管系统的不利影响。再次，老年人活动前要做好热身、活动后要做整理活动，避免活动中突然改变体位，预防直立性低血压。

老年人进行身体活动时，应注意控制活动强度或活动总量。特别强调老年人每天的身体活动强度或活动总量要在自己身体可接受的范围内。活动强度可用主观感觉指标评估，注意心跳或呼吸频率的加快和出汗情况，可以结合主观用力评分和疲劳感等症状进行评价，具体参照表 4-3-1 的"身体活动主观感觉量表（RPE）"。老年人的身体活动能力差异大，可以通过调整活动类型、持续时间、活动程度和频率控制身体活动总量。身体状况好的老年人，可以适当增加身体活动强

表 4-3-1　　　　　　　　**身体活动主观感觉量表（RPE）**

级别	感觉
0	休息状态
1～2	很弱、弱
3～4	温和
5～6	中等
7～8	疲惫感
9～10	非常疲惫

度。老人最好在有少许疲惫感为宜，6～7级。建议老年人无论参加哪种形式的身体活动，始终要注意预防心脑血管疾病的发生风险。

能够改善老年人心肺功能、提高机体对氧的摄取和利用、维持体能和耐力的身体活动包括快走、游泳、跑步、骑自行车和园艺等。能够改善老年人肌肉和关节功能的身体活动主要是肌肉抗阻运动，通过运动器械如哑铃、沙袋、弹力皮带等增加活动时的负重或阻力，加强不同部位的肌肉力量。肌肉的抗阻力训练采用间隔式训练方法，对不同的肌肉群进行有序和交替训练，一般间隔1～2天进行一次。肌肉力量训练因人而异，可以根据自身力量状况，以中低阻力、加重复次数为原则，设定肌肉练习的强度和总量。参与各种家务劳动同样可以起到增加身体活动的作用。

老年人年龄跨度大，个体差异也大。在身体和环境条件允许时，可以适度增加身体活动量。但要注意劳逸结合，保证充足休息和有效睡眠。此外，在日常生活中要尽可能减少静坐时间，使身体和精神保持积极的活跃状态。

2. 坚持平衡能力、灵活性和柔韧性练习　老年人在肌肉练习的基础之上，注重平衡能力、灵活性和柔韧性（关节能活动的范围）练习，最大的益处是可以降低老年人的跌倒风险，预防老年人跌倒及其造成的骨折是维护老年人健康和生活质量的关键措施。

坚持综合各种类型的身体活动对维持日常生活能力、预防跌倒及其损伤具有重要意义。综合性身体活动可以降低老年人30％～40％跌倒风险、降低40％～66％骨折风险。综合性身体活动是指以多种有氧活动模式为主，整合平衡能力、力量、耐力、步态和体能等多种身体活动的训练方案。

平衡能力可分为静态和动态、主动和被动。平衡训练由易到难的基本原则是：支撑面积由大变小，重心由低到高，从静态到动态，由主动到被动，从有意识到无意识，从睁眼训练到闭眼训练等。以单腿站立训练平衡能力为例解释如下：双脚站立时与肩同宽；抬起一只脚，双臂可向前伸直保持平衡；或膝盖弯曲45°，可以加强腿部力量；尽可能保持一种姿势，重复练习5次后换腿；保持时间根据自身能力，在反复练习的过程中逐渐延长；还可以练习闭眼单腿站立。单腿站立方法简单，在保证安全的情况下，可在排队、打电话、做某些家务等日常生活中随时随地练习。

柔韧性训练能充分放松肌肉、扩大身体活动范围，舒展关节并增加关节灵活性、保护关节不受意外损伤。经常做一做伸展和压腿动作，作为身体活动之前的热身和之后的恢复，既可以增加韧带的柔韧性和协调性，又可以降低受伤的风险。太极拳、瑜伽、舞蹈等是综合肌肉力量、平衡能力、柔韧性和灵活性的活动，对维持身体的功能有益。此外，通过专门编制的体操、舞蹈、太极拳等进行关节柔切性训练，能保持关节的灵活性，有利于躯体在活动中的稳定性。

3. 如身体不允许每周达到 150 分钟中等强度身体活动，应尽可能地增加各种力所能及的身体活动　对老年人来说，任何时候开始增加身体活动量都是可以的，而且无论增加多少，对其健康都是有益的。对高龄、虚弱或者不能达到身体活动推荐量的老年人，要鼓励他们以自己身体允许的水平为起点，尽可能多地参加各种力所能及的身体活动。通过一段时间的适应和努力后，可在原有的基础上不断增加身体活动类型、时间和强度。这对保持身体活跃状态有积极作用，并有利于改善老年人的身体功能、维持生活自理能力、提高生活质量，还可以保持心理健康。

身体活动对身体有缺陷或虚弱老年人的身体功能影响更大。综合心肺功能训练、渐进式肌肉力量训练、平衡和功能性训练等有氧活动，比单纯一种训练能更有效地提高虚弱老年人独立吃饭、穿衣、如厕、洗澡、上下床以及室内移动等重要的生活自理能力，进而降低失能的发生风险，并提高生活质量。这种对身体功能和健康的益处随着活动强度增加、活动时间延长而增大。

科学研究证实，老年人进行每周 3 次，每次 30～45 分钟融合有氧、力量和平衡性训练的身体活动，可以改善老年人的行走、平衡性、力量和日常生活自理能力，特别是身体虚弱的老年人。如持续 3～5 个月，能更有效地改善人体功能，且这些改善不受年龄、性别和体重的影响。

人体功能的变化经常与认知降低共同发生，因而会加速失能和残疾的发生以及对护理的需要。身体活动能够改善认知障碍者的身体功能。如身体活动能达到低强度到中等强度，每周 2～7 次，累计时间 20～75 分钟，坚持 3 周至 12 个月，可以使平衡能力、力量等许多身体功能得到改善。

但是，老年人一旦停止身体活动，这些功能改善将会很快消失。

慢性疾病病人身体活动指南（2021）

慢性疾病病人进行身体活动前应咨询医生，并在专业人员指导下进行。

1. 身体活动对慢性疾病病人的健康益处　身体活动不足是多种慢性疾病，包括心脑血管疾病、糖尿病、部分癌症、慢性阻塞性肺疾病等发生发展的独立危险因素。充足、适宜的身体活动对慢性疾病的预防、治疗与康复均有不可替代的作用。慢性疾病病人可通过增加身体活动，达到控制病情进展、减少并发症、缓解疾病性体质虚弱、延长生存时间、提高生存质量的目的。

心脑血管疾病进行适量的身体活动，可以降低疾病复发和死亡风险；改善危险因素水平，如降低血压、控制血糖、升高高密度脂蛋白、控制体重、减少焦虑和抑郁、改善睡眠等；改善体成分、提高体能、增强肌肉力量和耐力、改善多种机体功能等。

乳腺癌、结肠癌、前列腺癌和卵巢癌病人进行适量的身体活动，可以降低癌症复发和死亡风险；改善心肺耐力、改善体成分；促进缓解心理压力、提高生存质量；帮助缓解癌症治疗后的肢体淋巴水肿及慢性疲劳等并发症；减少并发心脑血管疾病和糖尿病风险等。

慢性阻塞性肺疾病病人进行适量的身体活动可以增加心肺耐力，帮助改善氧利用能力，减轻呼吸困难、增加肌肉力量和耐力，促进改善睡眠和心理健康。

糖尿病病人进行适量的身体活动，可以降低死亡风险和心脑血管疾病发病风险，有助于降低血糖、改善体成分、控制体重、提高体能、增强肌肉力量和耐力、改善生理功能、获得整体的健康益处。

2. 慢性疾病病人开展身体活动的注意事项　除了急性发作期，所有慢性疾病病人均可以进行适当的身体活动。与一般人群相比，慢性疾病病人进行身体活动需要注意避免运动伤害的风险，并要考虑一些特殊情况。如不恰当的运动可能导致心血管急症和代谢急症，因缺乏保护造成运动伤害，因所服用的治疗药物与身体活动之间存在相互影响（如服用降血糖药的病人避免在餐后 1 小时左右活动）导致不良事件等。此外，年龄、性别、病程长短、病前体能水平、职业、心理状态等，也可能影响身体活动的安全、有效进行。

心脑血管疾病病人不恰当的身体活动主要包括以下几种情况：

（1）活动强度过大、持续时间过长、体位改变突然且急剧，如突然蹲下起来或从卧位突然坐起站立。

（2）屏气用力，如搬动重物。

（3）持续且强度较高的肌肉等长收缩动作，如平板支撑、掰手腕等。

（4）身体冲撞运动，如拳击、篮球、足球等。

（5）运动时机不当，如饱食后、饥饿、劳累、病情波动、未按医嘱服药、发热、情绪激动等情况下，即使进行平时常做的身体活动，也可能增加心脑血管负荷而诱发心脑血管急症。

（6）运动环境不良，如炎热、寒冷、高海拔、低气压、不通风、污染严重等环境下进行身体活动，有可能诱发心脑血管急症。

恶性肿瘤病人有以下几种情况时需调整身体活动方式：

（1）严重贫血状态：贫血改善之前，此类病人不宜参加除日常活动之外的其他身体活动。

（2）免疫抑制状态：白细胞计数恢复至安全水平之前，不宜去公共健身房和游泳池运动；骨髓移植者在移植后一年内避免在公共场所运动。

（3）肿瘤治疗导致的身体严重疲乏状态：鼓励此类病人尽可能每天完成 10 分钟低强度身体活动。

（4）接受放疗期：此类病人应避免在泳池游泳，防止接受放疗的皮肤区域损伤。

（5）存在其他并发症：此类病人应在医护人员的指导下进行运动锻炼。

（6）肿瘤治疗导致外周神经损害和感觉受损：此类病人的跌倒风险升高，应避免平板运动，可选择在固定功率自行车上进行有氧运动。

糖尿病者进行身体活动时应注意以下几点：

（1）运动要适量：无症状的糖尿病病人开始低或中等强度（不超过快步走强度）身体活动之前，一般不需要更多的专业性评估。但心脑血管急症风险较高或者拟增加活动强度的糖尿病病人，应首先进行专业评估，包括运动试验。

（2）预防运动低血糖：糖尿病病人刚开始参加运动时，建议有同伴陪同并携带糖果备用。晚上运动应增加碳水化合物（粮谷类食物）的摄入，预防发生夜间低血糖。使用胰岛素的病人，运动前的胰岛素最好选择腹部注射，避免注射于运动肌肉。在初次运动和改变运动量时，应监测运动前和运动后数小时的血糖水平，如运动时间长还应考虑运动中的监测，根据运动量和监测的血糖变化，可酌情减小运动前胰岛素用量或增加碳水化合物摄入量。运动前血糖水平若低于100毫克/升，应进食20～30克碳水化合物后再运动。有些病人运动后低血糖的影响可持续48小时，必要时应在运动后进行更长时间的监测。

（3）保护足部：糖尿病病人需注意避免足部皮肤破溃和感染。建议运动前进行足部检查，选择合适的鞋子和柔软的袜子，每天洗脚时检查足部。病情重者建议进行不负重运动，如骑自行车、游泳、上肢锻炼等。

3. 身体活动咨询的内容和流程　在日常身体活动水平基础上，慢性疾病病人调整身体活动之前需要咨询医生，由医生进行基本的医疗评估，识别不能参加的运动禁忌。

身体活动咨询的主要内容包括收集身体活动有关信息、评估身体活动风险、确定活动目标、制订身体活动方案并实施、效果评估等方面。

身体活动是慢性疾病管理重要且必要的组成部分，但是由于慢性疾病的复杂性及个体差异性，病人参加身体活动之前，咨询医生并在专业人员指导下进行很有必要。

4. 如身体允许可参照同龄人群的身体活动推荐量　身体允许是指在医生等专业人员评估后，慢性疾病病人病情稳定，没有严重的并发症或合并症，心脑血管风险评估为"低危"，同时无任何运动禁忌、无严重活动受限等身体状况。慢性疾病病人身体允许时，开展身体活动发生严重并发症的可能性较低，参与活动的能力与同龄健康人相似。基于此，可参照健康同龄人群的身体活动推荐量。

5. 如身体不允许仍鼓励根据自身情况进行规律的身体活动　身体不允许是指在医生等专业人员评估后，慢性疾病病人处于病情不稳定状态，或存在较严重的并发症或合并症、中至高度心脑血管急症风险、严重活动能力受限、高龄、虚弱、肢体活动障碍等原因，导致慢性疾病病人的身体活动不能达到针对同龄人群推荐的身体活动强度或相应身体活动总量。

慢性疾病病人身体不允许时，鼓励在医学监督下，辅助病人从极低强度活动开始逐渐增加身体活动，尽可能避免长期卧床或静坐不动。具体应根据是否能起床、是否可以自理、单侧肢体受限程度、床边活动能力、步行、上下楼梯等活动能力及生活习惯，鼓励病人主动翻身、增加自理活动、床边坐起及围床边活动、使用辅助用具增加活动、坐起训练、平衡性训练等多种形式活动，循序渐进、逐步恢复日常的生活活动，促进身体功能恢复、促进疾病康复、提高生活质量。

身体活动与老年人健康

随着年龄的增长，老年人骨骼、肌肉、消化、呼吸、心血管、中枢神经等功能逐渐衰退。老年人进行适量的身体活动能使某些已经丧失的功能得到改善、康复身体、延长寿命。所以常年进行身体活动，适宜的运动或劳动，是保持第二春活力、延年益寿的一剂良方。世界上一切药物都不能代替身体活动的作用，但身体活动就其作用来说，可以代替任何药物。

身体活动可促进健康。天天锻炼，并多在户外活动，对身体主要有以下作用：

（1）可使心肌收缩加强，改善血液循环，增加肺活量。

（2）促进食欲，保持大便通畅，防止便秘。

（3）改善神经功能，减少紧张和忧虑，有利于睡眠。

（4）改善肌肉和关节的血液循环，户外活动增加光照有利于体内维生素 D 合成，延缓骨质疏松，减少关节增生和退行性变。

（5）可延缓老年人体力、智力和各器官功能的衰退。

（6）多做户外活动，维持健康体重，可预防肥胖和高血压、高血脂、糖尿病等慢性疾病。

（7）适量的身体活动可有效提高机体免疫功能。有数据显示：每天运动 30～45 分钟，每周 5 天，持续 12 周后，免疫系统的功能就会增强，免疫细胞的数目增加，免疫力也自然会增强。要想提高身体免疫力一定要长期坚持运动。一般是坚持 12 周后身体才会有足够的抵抗力，而且 12 周后仍需坚持运动。运动停下来了，免疫细胞数就会下降。

老年人怎样进行身体活动

由于老年人个体差异较大、活动量应量力而行。对于体质好的老年人，可适当增加运动强度，提倡"宁走不站，宁站不坐"，以获得更多的健康效益。但仍需注意以下 2 个方面问题：

1. 定期监测各项指标　老年人参加运动期间，应定期测量血压和血糖，做医学检查，及早发现心脑血管的并发症，以便及时调整运动量。

2. 注意药物对运动的影响　老年人在服用某药物时，应注意药物对运动的影响。抗高血压药、如 α-2 受体阻断药特拉唑嗪、胍乙啶（复方罗布麻的主要成分）及硝酸脂类的欣康等会增加老年人直立性低血压的发生；用降血糖药时，也要注意运动时可能发生低血糖等。

可根据老年人的生理特点，进行各种身体活动。

（1）适合户外耐力性锻炼的项目：有步行、慢跑、游泳、跳舞、打太极拳、打乒乓球、打门球和保龄球等。走路是最好的运动，天天散步，对于改善老年人心肺功能，延缓下肢关节退行性病变有积极作用。慢跑比散步消耗能量多，可加速血液循环、改善脂质代谢，有利于预防高血压和高血脂。体操和跳舞动作可简可繁，运动量容易调整。常坚持做体操和跳舞可养成良好体姿，维持神经、肌肉的协调能力。

（2）承重训练：承重训练有利于腰椎骨密度的提升。中等强度的承重训练，如慢跑、爬楼、快速步行（特别是少量负重）等，适合老年人与轻、中度骨质疏松病人。

（3）功能性身体活动：有氧活动、肌力锻炼、关节柔软性练习、身体平衡和协调性练习等可作为功能性活动的内容、如广播体操、韵律操和专门编排的体操等均含有上肢、下肢、肩、臀和躯干部及关节屈伸练习。各种家务劳动、园艺、旅游、娱乐、舞蹈、太极拳等也属于功能性活动。平时，注意保持正确姿势的体位训练也非常重要。在坐、立或卧位时，若不能有意识地保持正确的姿势就会使脊柱变形，甚至导致骨折。

老年人身体活动注意事项

1. 做全面健康体检　应了解自己的健康状况，做到心中有数，为合理选择活动项目和适宜的运动量提供依据。平时可测量早晨起床时的基础脉搏以及运动前后脉搏的变化，进行自我监测，必要时可监测血压。

2. 安全　安全性是老年人身体活动的重要前提。由于老年人体力和协调功能衰退，对外界的适应能力下降，运动时首先要避免有危险性的项目和动作，运动强度、幅度不能太大，动作要简单、舒缓。要选择强度较小、节奏较慢的休闲活动项目，如太极拳、健身操、散步等。有一定强度的家务劳动，如做饭、拖地等及运动量很小、但有益身心的体育娱乐项目，如钓鱼、下棋等也很适合老年人。

3. 全面　老年人应坚持多种多样的活动形式。尽量选择多种运动项目和能活动全身的项目，使全身各关节、肌肉群和身体多个部位受到锻炼。注意上下肢各个关节和各个肌群协调运动，身体左右侧对称运动，眼、耳、鼻、舌、齿也应经常运动（如动眼、按耳、捏鼻、转舌、叩齿等）。另外老年人还应进行一些力量训练，如老年女性做哑铃操，老年男性练拉力器等。

4. 自然　老年人活动方式应简便自然，动作要舒缓。现在很多运动已融入了生活，如上午的锻炼，晚间的散步，平时的遛狗、买菜、做饭、拖地……当所有这些都成为生活习惯，长期 坚持就成了自然的身体活动。

5. 适度　老年人进行健康锻炼一定要量力而行，运动强度以轻微出汗、自我感觉舒适为度。因此，老年人应根据自己的生理特点和健康状况，选择适当的运动强度、时间和频率。最好坚持每天锻炼，至少每周3～5次。每天户外活动至少半小时，最好1小时。

6. 锻炼要循序渐进　运动前做准备活动，缓慢开始，运动量由小到大，逐渐增加。以前没运动习惯的老年人，开始时应减少运动量，降低运动强度。适应后再慢慢增加运动量，不要急于求成。

7. 不宜做负重憋气、过分用力、头部旋转摇晃的运动　尤其对有动硬化和高血压的老年人，更应避免进行此类活动。因为憋气时因胸腔压力增高，回心血量和脑供血减少，憋气完毕，回心血量骤然增加，使血压升高，易发生心脑血管意外。头部旋转摇晃可使血液过多流向头部，当恢复正常体位、血液快速流向躯干和下肢时，会造成脑部缺血，出现两眼发黑、站立不稳等，常容易摔倒。

9. 活动环境要好　除家务活动，尽量选择空气清新、场地宽敞、设施齐全、锻炼气氛好的场所进行锻炼。一定要避开雾霾天气，不要在空气污染重的时段和地段活动，否则锻炼不成或反受害。

10. 最好的运动方式——步行　步行锻炼易行，效果显著，被公认为世界上最好的运动方式，尤其适宜于老年人和体弱者的健身养生。同时，步行也是增强心血管系统功能和促进心肌梗死、脑卒中康复的重要手段之一。

有效的步行锻炼方法：

（1）健身步行：正确的方法应当是挺胸抬头，迈大步。手臂随脚步节奏摆动，并和呼吸节律同步。每天1～2次，每次约30分钟，一周累计步行5次。强度因人的体质不同而异，一般以微微出汗为宜。一般坚持3～5周可见到成效。

（2）散步锻炼：散步前全身放松，适当活动，调匀呼吸至平静缓和，然后再从容展步。可根据自身情况，采取以下3种方式：①"缓步"频率慢，步幅不大且稳健，适合年老体弱者。②"快步"频率稍快，步幅适中，可以增加下肢肌肉的运动能力。③"逍遥步"可时快时慢，走一段休息一会儿，然后继续行走。根据各人情况自定。

11. 运动前后的注意事项

（1）运动前要做充分的准备活动，包括热身活动和拉伸运动，这样可以有效预防肌肉拉伤等运动损伤。

（2）体育运动容易出汗，因此运动的时候应少量多次喝水（补充的水最好是含有钾离子和钙离子的运动饮料）。

（3）运动后要进行整理放松，防止疲劳的产生。

（4）切忌空腹运动，但运动前后半小时不宜进食。

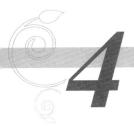

4 带病延寿——用药安全

老年人已成为药品市场的最大消费人群。据统计，老年人消费的处方药品占23％～40％，非处方药品占40％～50％。

老年人患有心脏病、高血压、关节炎、糖尿病等慢性疾病者较多，大多数老年病人每天服用3～5种不同的药物。老年人不合理用药现象相当严重，由于老年人的生理改变，尤其是肝肾功能的减退，导致机体对药物的吸收、分布、代谢和排泄等功能减退，药物敏感性改变，导致药物不良反应发生率是青年人的2～3倍。《国家药品不良反应监测年度报告》显示，65岁及以上老年人的药物不良反应报告占19.9％。据世界卫生组织统计，全球有1/7的老年人不是死于自然衰老或疾病，而是死于不合理用药。因此，老年人带病延寿的养老生活中，用药安全应特别引起重视。

老年人用药的危险因素

世界卫生组织统计资料显示，全球药物不良反应发生率为 10％～20％，其中 5％因用药不当死亡。据不完全统计，因用药不当的死亡人数在心脏病、癌症、脑卒中之后，居第四位。因此，安全、合理用药是老年人迫切需要解决的问题。

引起老人用药安全的危险因素主要有：

1. 多种药物联用　多种药物联用是老年人用药潜在风险的最危险因素。身患多种疾病的老年人到多个医院或同一个医院的不同专科接受多个医生的诊治，会按处方拿到治疗不同疾病的药物、再加上病人自购的药品，用药品种较多。即使是一些健康老年人也会常服多种滋补药或抗衰老药。如果同时服用多种药品，由于药物间的相互协同与拮抗作用，就易引起药物中毒或不良反应。

2. 机体功能下降，对药物应激反应变化　由于老年人的生理、心理特点、疾病和药物已成为和老年人最亲近的"危险朋友"。药物既可助老年人治病，又可对老年人健康造成种种危害。因为随着年龄的增长，人体各系统、器官、组织的功能都在减退。使老年人机体的耐受性降低，对药物的应激反应变弱、变迟缓，特别是参与药物代谢、转化、排泄的主要脏器肝、肾功能的下降，直接影响到药物在人体内的正常转化和排出，导致老年人更容易发生药物不良反应。

3. 对医嘱用药的依从性差，自作主张用药　很多老年人对医药知识了解相对较少，又容易受到不良信息的误导，往往自作主张，背着医生拒服某种药品或私下自购药品服用。如对医嘱用药的依从性差，若再自行用药，就更容易造成危险的用药事件，进而威胁到老年人的生命安全。

4. 漏服、倍服或突然中断用药　有的老年病人记忆力衰退，经常忘记按时服药，或这次漏服、下次加倍服，或药物突然中断等都会影响用药的安全性。

老年病人用药常见误区

很多老年人服药有不少错误认识，如老年人无病吃补药、保健药，身体稍有不适立即服药等。因此，指导老年人走出用药误区，减少药物对人体的危害，使他们有一个健康的身体、度过一个幸福的晚年很有必要。常见的老人用药误区有：

1. 认为用药品种越多效果越好　老年人往往患有多种慢性疾病，需要服药的种类也不少。一些老年人为了使病好得快一点，常要求医生开药时面面俱到，认为用药品种越多，效果越好。一项调查显示，老年人平均用药 7 种，最多的可达 24 种。

药物的不良反应与服用药物的品种是成正比的，用药越多，发生药物不良反应的概率就越大。现在大都提出 5 种药以下的老年科学用药原则，因为用 5 种以下的药物其不良反应率在 10％以下，如用药 10 种以上，药物不良反应率将达到 80％。也就是说，在同一时间内用药种类越多，发生不良反应的风险越大。因此，开药时一定要向医生问清楚，容易"打架"的药最好在服用时间上尽量间隔开。

2. 追求新特药，迷信进口药，崇拜贵价药　有的老年人很迷信医药广告上介绍的新药和特效药，往往慕名用药。医药广告多是宣传药品的疗效，对于不良反应和禁忌证则很少提及，如果老年人忽视了这些，用药时难保不出现问题。再说，我国每年批准上市的新药并不多，而广告宣传中的"新药"并不都有新药的成分。即便是新药，老年人也不应该随便使用，因为老年人身体的各项功能开始下降，使用新药多存在着一定的风险。产生药物不良反应 2/3 的因素都是在上市的头 4 年被发现，如老年人盲目追求新特药，很可能对自己造成伤害。所以老年人不要轻易跟着广告走。

至于进口的"洋药"，都是参考外国人的身体状况生产的，跟我们必定存在着种族上的差异。如老年人一味迷信进口药，药物的不良反应风险可能更大。

有些老年人常把药物的价格和药物的效果相提并论。认为"一分价格一分货"，价格贵的药物疗效一定比价格低廉的药物好、见效快。

实际上，药物的效果是不以价格决定的。无论价格高低，对症下药才是好药。所以宁可用对的药，不要用贵的药。

3. 病急乱投医，频繁更换药　许多老年人患病初期，都有尽早治愈的急切心理，一旦短期内达不到预期疗效，便频繁更换医院、更换药品。治疗疾病有一个过程，而且绝大多数慢性疾病目前尚无根治方法。我们说，药物只是人体战胜疾病的一种武器，只有根据医嘱坚持用药，同时注意改善生活方式，适当进行体育锻炼，保持轻松愉快的精神状态，这样对身体健康才更为重要。

4. 不遵医嘱擅自用药　有些老年病人治病心切，不遵医嘱擅自增加用药剂量，以为这样可以好得快一些，结果常常是增大了出现不良反应的风险。也有些老年人则担心对药物产生依赖性或惧怕药物的毒副作用，擅自减少用药剂量，甚至认为症状减轻就可以停药，结果却耽误了治疗。还有一些患慢性疾病的老年人，往往凭着自己长期吃药的"老经验"，每当病情复发时，便自己去药店买药吃。即使到医院也是不顾自身的情况，向医生点名要药。

5. 自行仿效用药　有些老年病人一听到别人说哪种药好，自己就要用。殊不知症状相似的病种类很多，如同是偏瘫病人，可能是由脑出血引起的，也可能是由脑缺血（血栓或栓塞）引起的，治疗方案是不同的；即使是同一种疾病，也有轻重缓急及病程长短的区别；再说，人与人还存在个体差异，不同的人对药物的反应是不尽相同的，某种药在别人身上效果好，但在你的身上却不一定管用，要因人而异。所以不要偏听、偏信他人的用药经验，更不要相信什么广告宣传、祖传秘方。

6. 中药无毒服用安全　老年人服用各种中草药、中成药的现象非常普遍，有些甚至服用好几种。人们常错误地认为中药取自自然界，药性平和，临床应用安全，甚至多用、长用也无妨。中药也有毒，古代把中药的毒性看作是药物的偏性。《类经》（明·张景岳）曰"药以治病，因毒为能"。我们说"是药三分毒""用药如用兵"，医家和病家均应小心，特别是老年人切不可掉以轻心。

在国家药典中，除一般无毒副作用的中药外，有毒的中药按级别划分，分别注明"小毒""中毒""大毒"，有些中药注明了肝毒性，肾毒性作用等。

7. 乱用补药、保健品　现在很多社区都有推销保健品的活动，而且主要针对老年朋友。老年人为了身体健康，也把保健品当作万能药，产生以下的误区：

（1）多吃保健品有益健康：有的老年人觉得年纪大了，应该补补身体了，认为保健品吃得越多越好。于是亲朋好友送、自也买，结果造成过量服用，反而影响健康。其实人体对营养素的需求都有一个最高承受值，一旦过量，就会导致总体比例的失衡。所以服用补药、保健品要适可而止、不可滥用。

有的老年人以为保健品对疾病有直接疗效，混淆了保健品和药品的功效，甚至去看病还抱着一堆保健品。保健品只能预防和调节机体的亚健康状态，如果不经医生指导就盲目服用，就会影响治疗甚至加重病情。保健品不能替代药物，也不是多多益善，希望老年朋友理性地对待。

（2）长期服用保健品效果更好：一般情况下保健品不宜使用时间过长，而且要注意观察服用效果，一旦症状得到了改善，即可停止服用。例如，调节血脂的产品，一般用 2～3 个月就要去检查一下血脂，如果血脂恢复正常就可以停用一段时间。

（3）滋补药吃不坏身体：不少老年人以为滋补药能强身健体，可以有病治病、无病防病，多吃有益无害。实际上，补药也有一定的适用范围，而非百病包治。补药只适用于虚证病人，且有种类之分。实证用补药就如火上浇油。例如，有的人过多服用人参会出现过度兴奋、烦躁、失眠、咽干喉痛等症；而原来患有高血压及血液黏度高的老年人长期服用人参、鹿茸之类的品，反会引起血压升高、鼻出血不止，甚至发生脑血管意外等严重后果。

另外，还有人经常注射丙种球蛋白，认为这样能强抵抗力。其实，丙种球蛋白只是对某些病毒性传染病有预防作用，而且是一种暂时的被动免疫，盲目多用可能抑制自身抗体的产生。有的人还将维生素当补药，殊不知，维生素服用过多可以引起中毒。总之，不进行辨证论治就乱吃补药，有弊无利。

8. 老人滥用药物　滥用药物中最常见的一大类就是抗生素。抗生素滥用严重影响人体健康，一方面，抗生素滥用导议越来越多的耐药菌株出现，现有抗生素渐渐无用武之地，而新抗生素远远滞后于细菌耐药性的升高。等到"超级细菌"出现，我们会无药可用、束手无策。另一方面，不同种类的抗生素有可能产生相关的不良反应。接受药物治疗的病人因为不良反应受到的伤害远远超出人们的想象，常见不良反应包括皮疹、耳聋、肝肾功能受损、过敏反应甚至脏器功能衰竭或死亡。老年人缺乏专业的医疗知识，不要擅作主张使用抗菌药物，应该在专业医生的指导下服用抗生素。

一些生活中常见的疾病并不需要使用抗生素，如普通感冒、体表肿块切除术后、轻度皮肤软组织挫伤、急性鼻炎、变应性鼻炎、急性单纯性咽炎、慢性咽炎等。

老年人用药的原则

对老年人来说，为了有效、合理、安全地用药，需遵循下列几个原则：

1. 避免不必要的用药　老年人应尽量少用药物、切忌不明病因就随意药物，以免发生不良反应或延误疾病治疗。老年人因衰老产生的退行性改变和疾病之苦，有些可以通过改善饮食结构（低脂、少盐、少糖、必要的维生素和矿物质）和生活方式的调整（起居有序、心情愉快、适当的体力和脑力活动），以及不良习惯或危险因素（吸烟、饮酒、偏食、肥胖等）的纠正，坚持适当的户外活动保持乐观的心态，达到身体健康、减少病痛、延缓衰老的目的。防病于未然往往胜过吃药。

2. 治疗的"先、后"

（1）先食疗，后用药：俗话说"是药三分毒"，药食又同源。所以，能用食疗的先用食疗，食疗后仍不见效，可考虑用理疗、按摩等方法，最后选择用药物治疗。

（2）先中药，后西药：中药多属于天然药物，其毒性及不良反应一般比西药要小，除非是使用的西药确有特效。老年人多慢性疾病，一般情况下，最好是先服中药进行调理。

（3）先外用，后内服：为减少药物对机体的毒害，能用外用药治疗的疾病，如牙龈炎等可先用外敷药解毒、消肿，最好不用内服消炎药。

（4）先内服，后注射：有些中老年人一有病就想注射针剂，以为用注射剂病好得快，其实不然。所以能用内服药使疾病缓解的，就不必用注射剂。

（5）先成药，后新药：近年来，新药、特药不断涌现，一般来说这些药在某一方面有独特疗效，但由于应用时间较短，其缺点和作用，尤其是远期不良反应没认识、有经不起时间考验最终被淘汰的新药屡见不鲜。因此，老年人最好先用中、西成药，确实需要使用新、特药时也要慎重，尤其是对进口药物尤其要慎重。

3. 严格掌握适应证，选用疗效好、不良反应小的药物　首先要对症用药才有效，选用针对性强的药物进行治疗。在同类对症药中取最有效的药物；在相同疗效的药物中选用不良反应最小的药物。

4. 注意"受益原则"　老年人用药必须权衡利弊，遵守受益原则，以确保用药对老年人利大于弊。首先，要有明确的适应证，严格掌握用药指征。其次，用药的受益要大于风险，即用药受益/风险比值＞1，药物治疗不仅要考虑药物疗效，还要重视其可能的不良反应，只有当药物治疗受益大于风险时，病人才值得承担一定的风险。例如，由于使用阿司匹林有可能会导致胃肠黏膜损伤，并且存在出血风险，临床研究证实 75 岁以上的老年人应用阿司匹林作为一级用药预防心脑血管疾病，风险大于受益，因此不推荐使用。

5. 用药尽量简单　药品宜精、种类要少，药量宜轻、剂量要小。老年人因病种较多、治疗时用药的品种也较多、约 1/4 老年病人同时服用 4～6 种药，因药物不良反应发生率与用药种数成正比，所以为减少或避免发生药物不良反应在进行多种慢性疾病综合治疗时，用药品种应少而精，一般不超过 5 种。尽管老年人患病时会并发多种病症，但也要根据病情的轻重缓急合理用药。一般先服用治疗急重病症的药物待病情基本控制后，再适当兼其他方面的药物。谨防出现"服药一大把，样样病都一起治"的现象。

6. 小剂量原则　由于老年人对药物的耐受性差、个体差异大、半衰期延长，因此对老年人用药剂量必须十分慎重。一般60岁以上老年人的用药剂量为成年人的3/4，而中枢神经系统抑制药、当以成年人剂量的1/2或3/4作为起始剂量。为慎重起见，对老年人的用药最好从小剂量开始，根据用药后的疗效再逐渐调整。

7. 用药过程要注意观察药物反应　老年人是药物不良反应的高发人群，在用药过程中要小心、严密观察。如果出现某些异常症状，应及时停药。对从未用过的药物要特别注意，已引起过不良反应，特别是已发生过过敏反应的药物，绝不能再使用。

避免长期用药，以免药物在体内蓄积而产生中毒反应。服药过程中要注意人体对药物的反应，如有无发热、寒战、皮肤瘙痒、红斑等。

8. 长期用药需定期检查　有慢性疾病的老年人，更应关注长期用药的潜在危害。最好能根据所患疾病定期进行检查，如长期服用华法林，应定期监测血药浓度和出凝血时间，以防止出血危险；他汀类降血脂药可损伤肝脏，应定期检查肝功能；长期服用排钾利尿药（如呋塞米或氢氯噻嗪等）应定期检查血钾等。根据病情及药物毒副作用等，随时调整药物及剂量。

9. 漏服药怎么办

（1）首先，千万不能"上次漏服下次加倍补"。无论什么药物，发现漏服后，切不可在下一次服药时剂量加倍，特别是那些安全剂量范围窄、毒副作用强的药物，如地高辛、苯妥英钠、氨茶碱等，这些药物如果加倍剂量服用，可导致严重中毒。此外，有些药加倍用后，药效也会成倍增加引发严重后果。如降血压药和降血糖药，加倍服用会导致出现低血压或低血糖的危险。

（2）不妨选用长效制剂，如轻度到中度血糖升高的病人可选用长效口服降血糖药，每天只服一次药，既方便又安全，尤适合记性不好的老年病人。

10. 暂停用药和及时停药　由于老年人药物不良反应发生率高，

危害大，在用药期间要随时警惕药物不良反应的发生，一旦发生，暂停用药是最简单、最有效的处理措施。

不同疾病需要用药的时间不尽相同。例如感染性疾病、疼痛等用药有效后可立即停药。抑郁症、甲状腺功能亢进、癫痫等需要用药时间较长，当疗程结束时应及时停药；长期使用糖皮质激素者要逐渐缓慢停药；高血压、慢性心力衰竭、糖尿病等需长期服药；对于疗效不确切或病人不能耐受的药物应及时停药。

合理用药遵医嘱

"是药三分毒"，如果不遵医嘱用药、擅自用药，不但疾病得不到有效控制，而且还可能出现各种副作用和损害。医嘱通常包含药物名称、服药剂量、服药时间或每天服用次数、餐前或餐后服用、注意事项等。许多老年慢性疾病病人需要长期甚至终身服药，医嘱还包括如何监测疗效、如何观察和处理药品不良反应、何时复查等。

疾病是一个发展变化的过程，病人应遵循医生的意见，做个"听话"的病人，不随意增药、减药、停药，以避免不合理用药造成的治疗无效、损害等诸多问题。

要读懂药品说明书

老年病人在服用药物时，应先读懂药品说明书。

药品说明书是医生开处方、病人用药的最重要依据。读懂药品说明书不仅是医生的必修课，也是安全用药的重要保证。无论服用的是处方药，还是非处方药病人在服药前都应仔细阅读药品说明书。药品说明书中的内容较多，专业术语主要包括以下几个：

1. 适应证　是该药品被批准用于治疗疾病或症状的范围。"药要对症"是使用药品最重要的前提"不对症"就不能使用。

2. 用法、用量　药品说明书中的用法、用量通常会针对不同适应证，详细标明所对应的治疗剂量、用法、给药途径，同时告知疗程、给药频率和周期。

3. 不良反应　不良反应记载越详细，说明医药学界对该药的越透彻，那么这种药物就越安全。因此，病人可以清楚地认识到用药时要注意什么，防范什么。

4. 禁忌　说明书中的"绝对禁忌"是必须禁止使用的情况和病症状态；"相对禁忌"是指在通常情况下禁止使用，但是在特殊情况下仍可根据临床治疗需求，在严密监控下有限制地使用。

5. 注意事项　说明书中列出的注意事项是根据现有的治疗经验，提示医务人员和病人在使用该药品过程中可能出现的问题和需要注意的情况。

此外，药品会因空气、温度、湿度、光照、酸、碱、微生物等外界条件影响而变质失效，因此，一定要看清药品说明书中有关储存条件的要求。大部分药品在室温下密封保存，避免强光直射即可，但也有一些药品需要低温保存，如胰岛素、一些肠道益生菌制剂等，应放置在冰箱冷藏室（2 ℃～8 ℃）。

正确看待药品不良反应

药品不良反应十分复杂，且难以预测。为减少药品不良反应的危害，应注意以下问题：

（1）服药前仔细阅读药品说明书，尤其应关注药物不良反应。

（2）老年人，尤其是罹患肝脏、肾脏疾病者，用药时须更加谨慎。

（3）不经医生同意，绝对不可自行增减药。

（4）如果在用药期间出现了不良反应，必须立刻停药，并与医生沟通。

需要强调的是，药品不良反应并不是经常发生的，病人绝不能因噎废食，视药物为"洪水猛兽"。生了病不敢服药或自作主张减少药品剂量的做法，会延误疾病的治疗，带来严重后果。

保健食品不能代替药品

"保健食品"又称保健品，很多保健品厂家常声称其品"能治疗多种疾病"。事实上，保健品并非药品，没有治疗疾病的作用；越是"包治百病"的保健品，越不值得相信。

保健品或多或少有规定的保健功能，但"效价比"大多很低，效果有限。市民应在医生指导下科学、合理地选用保健品。同时要注意通过"国家特殊食品信息查询平台"查询保健品真伪，避免假冒伪劣产品。在使用保健品的过程中，要关注身体变化，做到心中有数。服用保健食品期间，切不可轻信广告宣传或其他人的经验，擅自停用正在服用的药品。病人能否服用相关保健品，最好先咨询专业医生。

老人进补须知

老年人由于衰老变化，往往正气不足、体质虚弱，常出现精神不振、抵抗力差、容易得病、久病未愈等现象，中医称为体虚。为了改变"虚"的现象，就要用"补"的方法，"补"是针对"虚"而言的。

用补法治疗体虚，达到使人体正气充足、祛病强身、抗衰防老与延年益寿的目的，就称为"进补"。补法是中医治病的重要方法之一，进补要根据各人的体质条件，缺什么补什么的原则，运用中药或食物来调理人体气血阴阳及脏腑功能的失调，从而达到有病治病、无病防病强身的作用。

进补一般包括药补和食补，有不少食物具有药用作用，如山药、枣、姜、羊肉、蜂蜜、薏苡仁等，称为药食两用的食物，中医有"医食同源"之说，所以并不能把药补与食补截然分开。

1. 识别"虚证" 中医学认为、人体"虚"的现象可以表现出多种症状，称"虚证"。根据这些症状的不同特点，又把虚证分为气虚、血虚、阴虚、阳虚4种不同类型。所以在进补时一定要针对各种不同的类型应用不同补药，即"什么虚就补什么"，决不能乱补瞎补，否则就会适得其反，对老人健康不利。因此，最好在医生指导下进补，或者根据自己的体质状况选用对症的补药，合理进补。以下为各种虚证的表现和可供选择的补品：

（1）气虚证：表现为面色苍白、精神不振、声音低微、容易出汗、头晕心悸、舌苔淡白等。常用的补品有人参、党参、黄芪、白术、茯苓、炙甘草、大枣等。

（2）血虚证：表现为面色失华、口唇指甲发白、头昏眼花、心悸失眠、精神不振等。常用的补品有熟地黄、白芍、当归、何首乌、阿胶等。

（3）阴虚证：表现为头晕耳鸣、口干咽燥、手足心发热、午后潮热、夜间出汗、失眠多梦、腰酸遗精、舌红等。常用的养阴补品有生地黄、熟地黄、天冬、麦冬、玉竹、沙参、鳖甲等。

（4）阳虚证：表现为怕冷畏寒、四肢不温、精神不振、大便溏薄、腰酸腿软、阳痿早泄、夜尿增多等。常用的补品有肉桂、附子、补骨脂、肉苁蓉、菟丝子、仙茅、淫羊藿、鹿茸等。

上述虚证可单独出现，也可几种相兼出现，如气血两虚、气阴两虚、阴血不足等，甚至阴阳气血俱虚。

2. 四季进补　过去，人们通常都在冬令进补，吃一些膏方。但事实上，一年四季都可以对症进补。中医早就有四季进补、四季调摄的经验，如"饮食以时，四季五补""智者之养生也，必顺四时而适寒暑"。认为进补、养生要与天时、地利、性别、年龄、体质、症状等密切配合，强调进补与自然界的四季相结合，方可补阴阳气血之不足。

（1）春天适宜"升补"，食用扶助阳气的食物以补肝，如春笋、菠菜、芹菜、鸡肉、蛋、奶、鱼肉、海参等。

（2）夏天采用"清补"，食用清热解暑的食物以补心，如山药、冬瓜、莲子、百合、桑椹、蜂蜜、鸭肉、薏苡仁等。

（3）秋天酌情"平补"，食用养阴润燥降火的食物以补肺，如银耳、红枣、桂圆、莲子、黑芝麻等。

（4）冬天抓紧"滋补"，食用温补御寒的食物以补肾，如羊肉、牛肉、阿胶、龟甲胶、鹿角胶、人参、核桃等。

对有慢性疾病的老人来说，四季进补可以强壮身体，促进康复。值得老人注意的是，"虚则补之"，是进补的根本。

5

带病延寿——老年人的日常保健

2000多年前，我国古代的大思想家管仲在《管子·形势解》中说："起居时，饮食节，寒暑适，则身利而寿命益。起居不时，饮食不节，则形累而寿命损。"可见，饮食起居等日常生活保健对人体的身体健康和延年益寿是至关重要的，我们的祖先对此早就有深刻的认识。日常生活保健也是家庭养老自我保健的重要内容之一。

生活起居的科学安排

"饮食有节，起居有常，不妄作劳"（《黄帝内经》）是古人的长寿经验。从现代医学观点看来，也是很符合科学道理的。"起居有常"包括以下内容：

1. 制定合理的生活制度　既要顺应四季气候的特点，以及每天早晚变化的规律，又应根据每个人的年龄、体质、地区、经济条件、习惯等不同情况，因人制宜、因时制宜。

2. 创造适宜的生活环境　一是环境的适宜，如注意调节室内温度与湿度、及时增减衣服等；二是努力创造适宜的生活环境，如老年夫妻可以多养花、植树、美化居室、卫生扫除等。

3. 注意一般起居宜忌　由于老年人各种生理功能的衰退，适应能力下降，因此在老人衣、食、住、行、睡等方面，必须注意生活起居的宜忌，如劳作宜忌、活动宜忌、房事宜忌、睡眠宜忌、饮食宜忌等，调摄精神形体、增强体质、提高防病能力，以避免外邪的侵袭。

老年人居室的要求

老年人的居室方向最好朝阳，不仅房间冬暖夏凉，而且阳光对老年人的健康很有益，朝阳方向能保证充足的日照。早晨柔和的阳光，使人心情舒畅、精神振奋、全身放松；阳光的照射，使室内气温上升，尤其在秋冬，暖和的环境能改善人体的心肺功能；阳光还具有消毒作用，中午前后的阳光通过玻璃照射 3 小时，可使室内细菌减少 90%。但应防止阳光直接照射在老人头面部，以免目眩，午睡时用窗帘遮挡阳光，使老年人可安静休息。

老年人体温调节功能减退，环境气温过冷与过热，对老年人的健康影响很大。一般夏天气温在 26 ℃～30 ℃、冬天在 10 ℃～18 ℃，是比较适宜的，这时老人一般都能较好地适应。如果老年人起居室的室温过冷或过热，应采取措施，室内气温要保持相对恒定，一天内波动不宜过大；宜在房内放室温计，便于随时观察，若室温过低，关上门窗，加添衣服被褥等。冬天应选择性能高、不污染空气的采暖设备；老年人冬天若经常使用电热毯，会使皮肤干燥、多汗，甚至会引起瘙痒、轻度脱水，因此老年人使用电热毯的时间不宜过久。

夏季室内气温高，打开门窗，使空气流通。如室外温度高，或有雾或雨时，勿开窗户；夏季阳光直射，要挂窗帘，以减少辐射热；老年人不要将电风扇对着直接吹，应放远处、开慢挡，吹风的时间也不宜过长。空调的温度不宜太低。

气温突然变化，往往使老年人不能适应，特别是冬季的降温骤冷，易使老年人在此时发病或病情恶化，故每当气象台预报冷空气将至时，要及时做好有效的保暖措施。晴朗的冬天，早晚和中午的温差较大，这时也应注意，不使老年人受凉，特别是卧床的老年人。老人的居室应有较好的通风，但不宜有对流风直吹。新鲜空气可刺激人体皮肤血液循环，促进汗液蒸发与散热，使人感到舒适；通风不良，室内空气污浊时，会使老人头晕、疲倦、食欲减退，并增加呼吸道感染的机会。室内的臭味对人也是一种恶性刺激，通风能减少混浊的空气。秋冬季可早晨、中午、黄昏通风 3 次，为避免开窗时风的直吹，可在床前用屏风遮挡或在窗上另做一个小气窗，每次通风 10～15 分钟。如在夏季，应当早晚开窗、通风、换气，窗户可以一次多开几扇，时间长些；中午应当关闭门窗，以免室外热空气涌入；在上午 8～9 时或者雨后空气新鲜，是开窗换气较为理想的时机。

如果厨房临近居室，厨房又使用煤炉，特别是一个单元式的住房，当门窗关闭时，排气受到妨碍。为减少二氧化物等污染，宜在厨房装置排风扇。

老年人居室环境要尽可能保持安静，噪声易引起老年人烦躁不安。一般说，噪声越强，越易引起烦躁。噪声与音调也有关，强度与频率结构不断变化，可产生更强烈的不愉快情绪。老年人对噪声适应力非常差，因而有时小的声响也会干扰老年人情绪，使老年人感到厌倦或不安，如摩擦声、走路声、拖拉物件声等。如果老年人对声音敏感，可在居室内放置地毯或穿软底鞋。

老年人的安全和自我保护

由于老年人的生理功能逐渐降低、全身肌力减弱、关节活动欠灵活、动作缓慢、各种活动的协调功能较差，使身体不易维持平衡对危险环境及突然出现的情况不易迅速作出反应、判断和躲避；又因老年人视觉、听觉等功能有所减退，所以较易发生绊倒或外伤等意外。总之，对老年人来说，强调安全问题是极为重要的。

1. 慎防跌倒　应特别注意防止老年人在改变身体姿势及位置时跌倒。如生病后或卧床时间较久，开始下床活动时，甚至平时起床下地时，常因起身过猛、过急、过快，而造成头晕、眼花或心慌。这是因为老人身体改取直立位置时，因重力关系使脑内血流量相对减少，造成一过性脑缺血，容易跌倒。因此，把起床、下床这一动作，分为几步来做比较好，由卧而坐，停一会儿，再由坐而立，起步动作宜慢。

久坐后，也不能站起来立即就走，应该在原地站立一会再走。较长时间的站立，对年迈体弱的老年人也是不适宜的，当他（她）们洗脸、漱口、更换衣服时，最好采取坐姿，更要避免单腿站立穿脱鞋袜。由下蹲起立时，更应缓慢，并站一会儿再走，尽量少做低头弯腰动作。

体弱的或高龄老年人在活动时，自己也怕摔倒，心里不免紧张，所以要给他们以安全、可靠的帮助。老年人行走时，步伐缓慢，别人不宜在旁催促、必要时可由别人扶或是自己扶着室内的墙壁、桌椅往前走动。平时走路或上街时、可用拐杖，拐杖着地的一端最好带有橡皮头防滑。有驼背或四肢关节欠灵活的老年人，可手推助步小车辅助行走、或随身携带轻便小凳，需要时就能坐下休息。

晚上睡前或者照明不足时，老年人要减少不必要的活动。床旁最好有一小桌或木椅、放置常用的物品、伸手就可拿到。如果电灯开关不在手边、可备一手电筒。大小便用具可用高脚痰盂或可移动便桶，睡前移至离床前较近的地方。上蹲式厕所时，因老年人下蹲困难、不能持久，可用木板自制大便坐凳，将其架在厕所坑上，或在旁边墙上安装拉手，或带个小凳子便于扶助起身。

2. 居室、卧室环境　老年人起居室或卧室内家具要简单、靠墙摆放，以方便行走。老年人行走的过道上，不应堆置杂物，注意楼梯、过道上的光线要明亮。所用家具要结实牢固，坐椅最好有靠背或扶手，可能时再加个椅垫。老年人用的座椅以木制的为好，不要过低，以便起坐时都省力。床不要过高，以方便上下；床以硬板，铺厚褥为好。居室地面要平坦，不存污物，不存积水，不乱泼水，以防滑倒。老年人卧室不宜装门槛，以防绊倒。

3. 生活细节　对于日常生活中常遇到的一些细节问题，老年人也应重视安全：如为防止意外发生，老年人应避免踏着座椅爬高处取东西；冬季不宜穿塑料硬底的鞋，皮底鞋应略带脚跟，以防滑倒；最好穿布底鞋，舒适安全；抽烟的老年人不要在睡前或床上吸烟，要警惕失火；用热水袋或汤壶取暖时，要加布套，以防止烫伤；做家务劳动时，要防止热水、热气烫伤；切菜、削水果皮时，要预防刀外伤；老年人所用的东西，不要经常随便调换位置，便于取用，避免失足或失手。

老年人的穿着

随着人们经济生活的不断提高，美化生活、讲究穿着已提到了人们的议事日程上。老年人的服装设计要遵循两条原则，一是实用，二是美观。对于老年人的服装设计，也应考虑到老年人是否能获得美的享受，当然"实用"更为重要。服装的实用、主要是体现在增进老年人的健康上。

有些衣料如毛织品、化纤制品等，穿着起来轻松、柔软、挺括，一向受到老人们的喜爱。然而，这些衣料对老年人皮肤有一定的刺激性，如果用来制作贴身穿着的内衣，就有可能会引起瘙痒、红肿或起水疱，尤其是纯化纤织物。引起老年人皮肤过敏的原因，是因为化纤制品的原料是从煤、石油等高分子化合物或含氮化合物中提取出来的，其中有些成分很可能成为变应原，一旦接触皮肤很容易引起过敏性皮炎；这类织物还可能带有较多弱电离子，容易吸附空气中的灰尘、尘螨等，也可引起支气管哮喘。纯棉织品的透气和吸湿性优于化纤织品，因此在选择衣料时，要有所考虑，如内衣以纯棉织品为好，外套可选用毛料、化纤制品等，其色泽鲜艳、耐磨、挺括。

人到老年，各种生理功能明显减退，大脑反应与动作都迟钝，机体热量减少。因此，老年人的服装应选择轻、软、保暖性好的衣料，像羽绒衣裤等；款式要宽大些，穿着起来舒适，且行动方便；血压偏高或偏低的老年人，尤其不宜穿着紧身衣服；另外，老年人衣服的式样要考虑到穿、脱时方便。

受传统文化的影响，我国老年人穿衣习惯是"越老越素"，甚至认为穿衣打扮是年轻人的"专利"，其实，这种观念是错误的。研究表明：老年人爱美、注重保养、讲究穿着，不仅让他（她）们看上去更年轻，更重要的是这种追求"年轻"心态，可使老人保持身心健康。美国老年学工作者曾随机选择 3000 余名老年人进行调查，结果表明：与那些认为穿得艳丽就是"过分、出格"或者认为"老年人就应穿深色衣服"的老年人相比，爱美俏的老年人罹患原发性高血压、消化性溃疡病、癌症等与精神因素密切相关疾病的概率要低 30％。

老年人的闲暇活动

老年人退休后，由于不需要每天上班，有相当多休闲时间。因此，如何合理有意义的安排这些时间，就成为老年人日常生活中的一个重要问题。

首先，老年人要理解什么是闲暇时间？闲暇时间和每天不需上班在家的时间是两码事。闲暇时间是指可为个人支配的、并可按个人的爱好所确定的方式进行消遣的时间。老年人在退休后，可以用合理有意义的闲暇活动来弥补对角色和生活改变的不适应。

　　一般老年女性退休后，仍需要忙于家务劳动，照顾小辈，闲暇时间比较少些。有的老年男性退休后，也参加或者适当协助做些家务和照顾第三代，闲暇时间也会相对少些。但是，如果老年人在退休前忙于工作、家务和教育子女，而退休后仍过着忙碌于家务和照顾第三代、一点空闲也没有的生活，就会缺乏乐趣，显得单调而无意义。因此，老年人在退休后，应该有属于自己可以自由支配的闲暇时间。

　　人们一般将闲暇活动分为五大类：①文艺欣赏，如看戏、听音乐。②影视欣赏，如看电视、电影。③运动，如球类活动、旅游等。④日间活动，如健身操、跳广场舞、练气功等。⑤其他，如闲聊、静坐、娱乐性餐饮等。

　　不同年龄、体质、经历、生活目标、文化层次的人，对于各种闲暇活动的要求和时间是有很大不同的。目前，我国老年人的闲暇时间大多花费在看电视、散步、闲聊、养花鸟鱼虫、阅读等方面；随着社会的发展，老年人需根据自身情况，安排更合理、充实、有意义的闲暇活动，以更有益于个人和社会。

老年病人的性生活

　　由于几千年的传统观念影响，节欲一直被认为是老年人延年益寿的"秘方"，影响颇深。我国古代医学家孙思邈曾说过"六十者闭精勿泄""节食去病，寡欲以延年"。对患有慢性疾病的老年人来说，他们更是性生活如同损年折寿的"魔鬼"，谈性色变。他们虽有性功能，但往往在心理上存在恐惧感，怕对寿命不利，而强行节欲，因此引起性压抑，导致身心不适和苦恼、焦虑等心理反应。

　　现代医学科学已证实，正常性生活是一种生理性活动，随着年龄的增长，性功能会逐渐减弱，但并不消失，它一直存在着，直至生命终止。1984年国内有学者报道，调查476名60岁以上男性老年人，性欲良好者占6.3％，有性欲者占43.7％，明显减弱者占29.6％，消失者占20.4％。性生活每月3～4次者占12.1％，5～6次占16.9％。

　　对老年慢性疾病病人来说，对性生活的态度不应当重复年轻时的性经验，性生活的目的不应当是有无性高潮，而是为了增进感情和心理"进补"。性生活并不意味着单纯的性交，亲昵、接吻、爱抚等都是性生活的范畴。老年病人适当而满意的性生活，可以身心舒畅、情绪稳定，促进老年人的自信，感到健康在恢复，增强其积极乐观的情绪，增进晚年生活的幸福感。因此，老年病人正确对待性生活具有积极意义。

国外学者曾对健康者、冠心病病人和心肌梗死病人性活动时的血压、心率等情况做过调查，说明性活动只相当于一次中等量运动，其心脏付出的力量相当于以一定步速横穿两条马路时的活动量，这对大多数老年人来说是能够胜任的。因此，老年病人性活动的不良，除去某些解剖和生理方面的损害外，大多数病人的性活动障碍都是由于恐惧和忧郁的心理因素所引起的。

以下对几种主要的老年病人的性生活问题，做一介绍：

1. 心肌梗死 发病后 3 个月内，应禁止性生活。但病人心肌梗死后，其性功能状况通常会发生改变，有的甚至完全停止。病人中最常见的错误观念是认为，"性生活肯定会引起心肌梗死的复发"。这主要是医生没有向病人讲清楚这方面的知识。就以男性老年人为例，其实，从亲昵到出现男性性高潮的整个性活动过程，所造成的体力消耗对病人来说并没有危险。如果病人能上二层楼的楼梯，那么这个病人就完全能够承受性生活所需的活动量。不过为了能够安全地进行性生活，病人必须加强锻炼以提高心脏的耐受力。心脏病老年人在接受心脏耐力检查之前，适当的限制性活动还是必要的。病人应通过适当的身体锻炼来逐步恢复正常的性生活，医生也应给他们充分的鼓励和指导。万一在性生活过程中，病人出现胸闷、胸痛和不舒服感觉，应减慢或停止性生活。最好备有硝酸甘油片、麝香保心丸等药物，或在性生活前 30 分钟服用。

2. 心绞痛 患有冠心病心绞痛的老年人在性生活前，宜服用长效单硝酸甘油酯或麝香保心丸来预防心绞痛发作，宜采取坐位姿势性交，可减少体力消耗。

3. 原发性高血压 患有高血压的老年人应避免性生活过度，应避免在抽烟、酒后、饭后性生活。对有精神紧张的老年人，可少量服用镇静药，要控制性生活的频度和性生活持续时间。因为性生活对神经系统和心肺都有一定负担，它可使血压升高，如舒张压可升高20～40毫米汞柱，收缩压可升高40～60毫米汞柱。血压很高的病人，应禁止过性生活，以避免因过高的血压致使脑血管出血，发生脑卒中。另外，性生活可使心跳加快，心肌缺血产生心肌梗死的危险。在性生活时若发生头痛、头昏、眼花等不适。应立即停止性生活，甚至就医。高血压病人在舒张压高于120毫米汞柱（16千帕），或者血压不平稳，有上升趋势时，不应该进行性生活。要避免双方不情愿的勉强性生活。不要带着头痛、头昏、眼花等症状进行性生活。患高血压老年人以清晨时进行性生活为宜。

4. 心力衰竭　未经纠正的充血性心力衰竭病人，应禁止过性生活。治疗后若能耐受中等程度的体力活动（如能上二层楼梯），并不感觉难受，则多可恢复性生活。但宜采取坐位性交和必要预防措施（如口服地高辛药片等）。

5. 二尖瓣疾病　二尖瓣疾病伴呼吸困难的老年人不能过性生活，因它可诱发心房纤颤，进一步影响心脏功能。

6. 老年慢性支气管炎　病人若在中度用力时，就会出现呼吸困难，则性生活时就常常会因缺氧而感到性生活困难。部分病人可有阳痿，性欲减退。但经过腹式呼吸、医疗步行等康复训练者，缺氧和焦虑情绪都会有所改善，性功能也可能有一定改善。但病情严重的病人要改善性功能，是比较困难的，只能用改变性生活方式，以爱抚、亲昵为主。

7. 糖尿病　性功能障碍本身就是男女糖尿病病人的常见症状或并发症之一。男性糖尿病的病人大约有半数病人会发生阳痿。发生率与年龄有关，年龄在60～65岁的病人，发生率高达75％。阳痿可发生在患病之初，或数年之后，但一般是逐渐产生的。开始时主要表现为勃起不坚或勃起难以持久。除阳痿之外，有的老人还可逆向射精、早泄等。虽然糖尿病的老年人仍有性欲，但有些老年人往往过分担心自己会丧失性功能，反而加速了阳痿的发展。糖尿病引起的阳痿是可以防治的，控制病情，增加营养，心理治疗都是好的防治方法。

8. 外阴白色病变　老年妇女患了此病，外阴皮肤发白、增厚、外阴奇痒，越到晚间越痒，使人心烦意乱，坐卧不安，从而影响性欲。阴道口萎缩狭窄和大小阴唇病变，给性交带来疼痛。尤其是此病对夫妻双方的心理影响更为严重。因此，性交时动作要轻柔，特别是阴蒂区有病变时，应变换体位，避开对阴蒂的直接刺激。或者可采取非性交方式进行性生活。

9. 老年性阴道炎　只有在急性期才停止性生活。一般对性的影响是轻微的，原有性兴趣的老妇，一般不会因老年性阴道炎而终止性交。如果性交时分泌物不足时，应采用一点阴道润滑剂。

10. 前列腺炎　急性前列腺炎病人常有性欲丧失和阴茎痛性勃起或痛性射精，明显影响性生活。慢性前列腺炎病人常可出现性欲减退、早泄、血性射精、疼痛性遗精。剧烈的疼痛与性高潮同步，这样则会导致性生活终止或继发阳痿。治疗前列腺炎是改善性欲的唯一恰当办法。

11. 前列腺手术　前列腺切除术的最常见原因是老年人的前列腺肥大。术后很多老人会出现阳痿、逆向射精等。逆向射精对老人的性生活影响并不大，阳痿老人可以通过非性交的方式满足双方的性需要。前列腺手术后引起的阳痿，大多与老人心理作用的影响有关，但还是可以对症治疗的。

12. 药物　药物对于老人的性功能确实具有较大影响，但又往往呈现可逆性，且一般并不会导致严重后果，因而不易引起人们重视。最易导致老年人性功能障碍的药物为：抗高血压药、抗精神病药及抗抑郁药、抗焦虑药、镇静安眠药等，如甲基多巴、胍乙啶、氨苯蝶啶、利舍平（利血平）、苯巴比妥、司可巴比妥（速可眠）、地西泮（安定）、氯丙嗪、氟奋乃静。其他还有苯妥英钠、阿托品、普鲁本辛、西咪替丁、氯苯那敏（扑尔敏）、苯海拉明、谷维素等药物。烟、酒对老人的性功能，也有抑制的影响。

现代医学研究表明，有下列情况者，应禁止性生活：老年病人心脏已失去代偿能力；肺源性心脏病发生肺部感染或有心力衰竭症状者；

风湿性心脏病伴二尖瓣病变者；已出现明显心悸、气急、呼吸困难、肝脾大、全身水肿、发绀症状的心力衰竭病人。

老年病人的性生活不应当是一道不可逾越的障碍，家属、医生都必须帮助老年病人，使他们在有生之年能得到高质量的生活，包括性生活。老年病人有权利，也有潜力享受性生活。

阻碍老年病人进行性生活的最微妙、最具破坏性的障碍之一，是一个人自我形象和自尊心的损害。许多老人说他们认为自己的身体由于所患的疾病瘫痪、气短、服药导致体重增加，觉得自己不再是个功能健全的人，已不再有吸引力了。这些因素使得他们远离性生活，并且"试图不再想它"。

采取积极的态度与你的老伴进行积极的交流，是恢复你们性生活的关键。你和老伴都应知道性生活是生活中必要的、有益的部分。千万不要认为性生活只有一种"正确方法"，下面有几点建议可能对你有所帮助。

（1）试着创造一种安静、轻松的气氛。过于紧张的或激动的谈话可能会使人焦虑，且无助于达到满意的性生活。

（2）找到你们双方都舒适的姿势，这没有什么不好。试着告诉老伴，你喜欢什么？期望什么？性生活也不是单纯"性交"一种形式，如按抚、接吻、拥抱等，都能达到高潮。

（3）感觉疲倦时不要进行性生活。

（4）饱餐后不要进行性生活。

（5）性生活前不要饮酒。

（6）如果您不能进行性生活，问问医生是否由药物引起。如果是，请医生帮忙调整剂量或换药。

（7）好的身体状态可以提高性生活的质量。

（8）情绪低落会让人失去性欲，当然这一般是暂时的。如果一段时间后仍是如此，可去找有经验的专家咨询。

高龄老年病人的日常生活照料

我国目前有将近 4000 万高龄老年病人面临日常生活失能与半失能

问题。高龄慢性疾病老人怎样预防失能与半失能的发生，并延缓其进程，对高龄老年病人具有重要意义。

老人经常会担心：一旦自己所患的疾病真正引起了身体的残疾，将怎么办？他们都知道，将来的某一天，随着龄的增长，他们在日常生活和所患疾病方面将面临很多的问题。我们还是要用积极的思维方式来看待高龄老年病人，用自我管理的方法来解决这些问题，并要充分发挥老人的主观能动性。

按照国际通用标准，在吃饭、穿衣、上下床、上厕所、室内走动、洗澡6项日常生活活动中，有1～2项不能完成为轻度失能；3～4项不能完成为中度失能；5～6项不能完成为重度失能。轻度和中度失能又称"半失能"；重度失能又可称"失能"。

1. 引起老人失能、半失能的原因　引起老人失能和半失能的主要原因是身体老化和老年病互为恶性循环的结果。这些老年病有脑卒中阿尔茨海默病、跌倒引起骨折、骨关节疾病、帕金森综合征等，其中最常见的为脑卒中。

日本的老年学学者研究报告，在日本失能和半失能男性老人中，脑卒中占40％，帕金森综合征占7％，阿尔茨海默病占7％，跌倒引起骨折占6％，骨关节疾病占6％；失能和半失能女性老人中，脑卒中占20％，跌倒引起骨折占15％，阿尔茨海默病占13％，骨关节疾病占13％，帕金森病占6％。

日本的学者还认为，老人不同年龄阶段失能和半失能的主要原因也有不同特点。在65～74岁老年人中引起失能或半失能的原因中，脑卒中占47％，骨关节疾病占11％，帕金森综合征占10％，跌倒引起骨折占7％，阿尔茨海默病占4％。在75岁以上老人中引起失能和半失能的原因中，脑卒中占20％，跌倒引起骨折占14％，阿尔茨海默病占13％，骨关节疾病占11％，帕金森综合征占5％。

因此，如果我们能够适当延缓身体的老化，同时对患脑卒中、骨折、阿尔茨海默病、帕金森综合征等老年病的老年人进行有效的康复医疗训练，那么就可以大大地减少或者延缓老年人失能和半失能的发生。

2. 日常活动能力的评价　随着年龄不断增大，健康状况的不断变化，你的日常活动能力可能有一定受损，迫使你考虑改变成调整生活，这种改变可能是雇一个人来帮你料理家务或搬到一个能给你提供帮助的地方。究竟哪种方案最好，你要根据自己的实际需要来确定。

首先要评估你的日常活动能力。您要做的第一件事就是仔细地评估一下您能为自己做些什么，哪些日常活动需要相应的帮助。日常活动是指诸如起床、洗澡、穿衣、做饭、吃饭、打扫房间、外出买东西、付账等一些日常生活事件。绝大多数人都可以完全胜任这些日常事务，尽管他们可能慢一些、需要做一些变更或利用一些辅助工具（手杖、推车等）。但是，也有些人在没有别人的帮助下，无法完成其中的一件或几件事情。例如，您能够做饭，但可能您的走动受到限制、不能到外面去买东西。或者您有晕厥或突然意识丧失的毛病，需要有人一直守在您身边。表4-5-1可以帮助您评价自己有哪些日常活动能力受损，有哪些方面需要帮助。

表 4-5-1　　　　　　　杜克 OARS 日常活动能力评价表

以下是一些有关日常活动的问题，通过这些问题您可以知道自己能否在没有任何帮助下完成它，或者需要一些帮助，或者您无法完成。

1. 使用工具的日常活动能力

（1）您能自行使用电话吗？

2 不需要任何帮助，包括查号码和拨号；1 需要一些帮助（能接电话，但拨号、查号需要帮助）；0 完全无法使用电话。

（2）步行无法到达之处，您是否能自行前往？

2 不需要任何帮助（自己骑自行车、乘公共汽车或出租车）；1 需要一些帮助（需有人帮助或同行）；0 除非有特殊的安排，比如救护车等，否则无法前往。

（3）您能自行上街购物、买衣服吗？

2 不需要任何帮助（假如有交通工具的话，您能自行购置所需物品）；1 需要一些帮助（在所有的购物场合均需有人随行）；0 无法上街购物。

（4）当您一个人必须准备三餐时，您能自行准备吗？

2 不需要任何帮助（能自行开菜单、准备材料并烹煮食物）；1 需要一些帮助（可自行准备材料，但无法自行烹煮食物）；0 无法自行准备。

（5）您能自行处理家务吗？

2 不需要任何帮助（能清洁地板）；1 需要一些帮助（能处理一些较不费力的家务，但粗重者则需协助）；0 完全无法处理家务。

以下是一些有关日常活动的问题，通过这些问题您可以知道自己能否在没有任何帮助下完成它，或者需要一些帮助，或者您无法完成。

（6）您能自行购物吗？

2 不需要任何帮助（假如有交通工具的话，您能自行购置所需物品）；1 需要一些帮助（在所有的购物场合均需有人随行）；0 无法上街购物。

（7）您能自行处理金钱吗？

2 不需要任何帮助（付现金、记账、支票等）；1 需要一些帮助（能管理每天开销，但需有人保管存折、代缴账款）；0 无法处理自己的金钱。

2. 照顾自己的日常活动能力

（8）您能自行用餐吗？

2 不需要任何帮助（能完全自行餐，且合理时间内完成）；1 需要一些帮助（需有人帮忙切碎、盛饭）；0 无法自行用餐（需由他人喂食或灌食）。

（9）您能自行穿衣、穿鞋吗？

2 不需要任何帮助（能自行拿衣物、穿上、脱下它）；1 需要一些帮助（如扣纽扣、绑鞋带、取衣物）；0 完全无法自行穿衣、穿鞋。

（10）您能自行整理自己的仪容吗？如梳头、刮胡须

2 不需要任何帮助；1 需要一些帮助（如有容易刮伤、抬手困难、看不清楚等情形）；0 无法自行整理仪容。

（11）您能自行走动吗？

2 不需要任何帮助（包括使用拐杖）；1（需要有人从旁协助或使用腋下拐杖，或可自行使用轮椅）；0 无法走动。

（12）您能自行上、下床吗？

2 不需要任何帮助；1 需要一些帮助（需要人协助或借助辅助器，如需搀扶、脚凳、拐杖）；0 完全依赖他人方可上、下床。

（13）您能自行沐浴或淋浴吗？

2 不需要任何帮助；1 需要一些帮助（如：擦背、拧毛巾、打水；需依赖扶手进出浴盆）；0 无法自行洗澡。

（14）您是否会来不及上厕所？

2 否；1 是（续答 a）

a. 您来不及上厕所的频率有多高？（不论白天或晚上）每周 1～2 次；0 每周 3 次以上。

3. 解决问题的方案和选择

在您已经分析了自身的情况后，应该列出一张表，表中第 1 栏列出您需要帮助的活动项目，另一栏列出解决问题需要寻求的帮助。

根据自身需要的帮助寻找解决方案

不能外出买东西	（1）让女儿替我去买。
	（2）找一家能提供购物服务的单位。
	（3）到能送货上门的商店去买。
	（4）请邻居买东西时，顺便帮我带。

以下是一些有关日常活动的问题，通过这些问题您可以知道自己能否在没有任何帮助下完成它，或者需要一些帮助，或者您无法完成。	
	（5）让别人送餐上门。
不能自行走动和上、下床	（1）雇全天候的护理工。 （2）让亲戚搬来与您同住。 （3）住进护理院。 （4）住进老年公寓。

　　然后选择能解决问题的最经济、有效、最可行的方案。选择哪一种方案取决于您的经济状况、家庭及其他可依靠的资源的情况，以及该方案实际能解决多少问题。有时候，一种方案可以同时解决几个问题。例如，如果您不能外出买东西、不能单独一个人待着，那么可以想象您做家务肯定也需要帮忙，这时您可以考虑去养老院，那里提供一日三餐、有人定期打扫房间、有人替您跑腿、有车送您看病。这样，一切问题都解决了。

　　您若要评价自己的日常活动能力的情况和需要，最好请一个可靠的朋友或亲戚坐下来和您一起讨论您能干什么、不能干什么。有时候别人能帮助我们发现一些自己忽略了或可能忽略的问题。应该慢慢地、逐步地改变您的生活，不要为了解决某一个问题而完全打乱您的日常生活。

　　记住一点，只要不切断后路，您随时还可以改变主意。例如，您打算离开自己的居所到其他地方去，在您搬到新居安定下来之前，不要将现在的房子处理掉。如果您认为某些活动需要人帮忙，则雇一个帮手到家里来要比搬出去好得多、容易得多，而且在相对较长的一个时期内您的生活无需发生较大的变化。如果您不能一个人待着，而跟您住在一起的家庭成员白天又不得不离家很远的话，您可以去托老所，在那里您可以安全、舒适地度过一整天，而不必家人守着。其实托老所是一个理想的去处，在那里您可以找到新朋友，并且可以发现一些适合您的活动。

　　在选择解决问题的方案时，应尽量多征求别人的意见和建议，如街道、居委会、当地老年服务中心、残联或社区卫生服务中心都可以为您提供所在社区的资源信息，也可以帮您出主意处理问题。其中有几种人可以帮您很大的忙，如前所述的居委会干部、民政干部，他们可以帮您决定如何解决经济和生活问题找出可利用的社区资源。有的社区工作者在处理残疾人或老年人的健康问题、相关的情感和人际关系问题方面训练有素，这些人可以帮您解决一些实际问题。还有可以雇请钟点工帮助、住到老年公寓、住进老年护理院等。

4. 照料老年人时需要注意的问题　照料失能和半失能老年人，家属和护理人员必须注意以下几点：

（1）照料生活不能自理老年人的服务是养老服务，不是纯粹的家政服务。比如，为一位左侧偏、瘫老年人穿衣服，家政服务只是给老年人穿好衣服，扣好纽扣；而养老服务是协助老年人或让老年人自己用右侧健康肢体穿好衣服、扣好纽扣。家政服务是提供老年人生活能力替代服务，使得老年人根本没机会锻炼还没丧失的功能，加速老年人各项功能的衰退；而照料养老服务则是提供老年人生活自理能力的维持和改善的服务，通过看护、护理、康复和心理干涉，延缓失智、失能、半失能的来临。两者区别在于维持老年人生活质量和尊严。

（2）充分发挥老年人"剩余功能"。尽可能支持和帮助老年人在日常生活活动中，变"被动为主动"，只有在老年人无法做到的时候，才帮他完成。把"代劳"降低到最低限度，尽可能使老年人从失能进步到半失能，或者从半失能到摘去"失能"的帽子。康复医学上，把这种护理称"剩余功能的有效发挥"，目的是使失能和半失能的老年人尚存的一部分功能不至于全部丧失。如果老年人的一切生活活动都由别人"代劳"的话，只会使老年人身心状况进一步加速恶化；至于家属和护理人员什么时候该帮助"出手"，这需要在实际照料护理中进行观察和判断。

（3）白天尽量少"卧床"。失能或半失能的老年人长期卧床，必然会使老年人的身心功能、生活能力变得越来越差。所以应该在白天尽可能让老年人离开床，增加老年人坐椅子或者坐轮椅的时间。医学研究发现，白天老年人坐的时间越长，他（她）的意识清晰度就越高于躺在床上的时候，老年人主动想行动的欲望也会提高，并且老年人褥疮和关节挛缩的可能性也大大降低。

（4）力争为老年人"摘帽"。坚持为失能或半失能的老年人做家庭康复，特别是刚进入半失能状态的老年人，创造机会让他们摘去失能的"帽子"。实际上若每天都能扶助老人自立地去完成一些日常活动，也相当于在做家庭康复训练，如坐轮椅上和家人一起在餐桌上吃饭，或者在帮助下自己吃饭等。

（5）创造安全条件。创造居家的安全环境，如室内墙壁、厕所、浴室安装扶手，购置辅助器材及用品。

（6）多沟通、多鼓励。家属或护理人员多和老年人沟通，尽量多鼓励受照料的老年人。

6 带病延寿——老年人的睡眠很重要

世界上没有比睡一个好觉更好的休息了，也没有比失眠更使人心烦的事了，而老年人往往是失眠的高发人群。

战国时期名医文挚对齐威王说："我的养生之道是把睡眠放在头等位置，而人和动物只有睡眠才生长，睡眠帮助脾胃消化食物，所以，睡眠是养生的第一大补。人一个晚上不睡觉，其损失100天也难以恢复。"

许多健康长寿老人都有一个共同特点，享有健康的睡眠。寿命超过百岁的张学良先生被问到养生之道时回答："我并没有特殊的养生之道，只是我能睡、会睡罢了。"好的睡眠和老年人的身心健康息息相关。但睡个好觉，对很多老年人来说却已成为最朴实美好的愿望。

老年人的睡眠特点是入睡较慢，且睡眠不深、易醒。据资料统计，75岁的老年人每天平均睡300分钟，入睡时间为18.8～37.4分钟，夜间醒的次数可达5.4～8.4次。老年人睡眠浅时，仍有时间感觉，故常认为自己睡得很少。实际上，老年人应和青壮年一样，每天保证6～8小时的睡眠，老年病人每天能午睡0.5～1小时，对于消除疲劳，增进健康是有益的，就是睡不着，躺着休息也是好的。

另一方面，老年病人常因睡眠浅，夜尿多或睡前精神兴奋、咳嗽、疼痛等症状，很容易导致失眠。

睡眠的生理

睡眠是与生俱来的生理活动本能。睡眠说起来简单平常，眼睛一闭一睁，一天过去了。其实，睡眠的过程并不简单。在睡眠开始，人先进入浅睡状态，持续一段时间后逐渐进入深睡状态，全身肌肉也会变得越来越松弛。然后睡眠再由深到浅，并在接下来进入另外一种睡眠状态——做梦睡眠。做一刻钟左右的梦后，人会再次回到浅睡眠的状态。这样，睡眠由浅到深，再由深到浅，并出现做梦，就构成了一个睡眠周期。健康成人在一个晚上一般要进行4～5个睡眠周期，至少有4～5个时段在做梦。不过，人只有在做梦时段醒来，才会发觉自己在做梦，否则就会觉得一夜无梦。

人的眠时间随着年龄的增长，越来越少。在人的一生中，幼儿的眠时间最长，老年人的眠时间则变短、变浅，这是种正常的自然现象。人到老年，大脑皮质的功能不如青年人活跃，新陈代谢减慢及体力活动减少，所需的眠时间也随之减少。因此，不少老年人误认为睡觉不像年轻时对自己那么重要了。其实，充足高效的睡眠，对老年人养生保健更为重要。因为老年人随着年龄的增长，身体各系统功能降低、体质减弱，更容易疲劳，充足的睡眠能消除疲劳、恢复体力。

睡眠与健康

莎士比亚说："睡眠是人生第一道美餐。"我国也有句俗话："会吃不如会睡，吃人参不如睡五更。"传统中医养生认为"药补不如食补，食补不如睡补"。俗话说："一夜好睡，精神百倍；彻夜难睡，浑身疲惫。"因此，睡觉质量好坏与人体健康有很大关系。

睡眠是人的基本生理需求，是人体自我修复的过程。"睡眠者，能食，能长寿。"人在睡眠状态下，人体的神经系统、消化系统、内分泌系统都能得到很好地休息，从而使白天工作中消耗的体力得到恢复。睡眠既是补充、储备能量、消除疲劳、恢复体力的重要途径，又是调节各种生理功能、稳定神经系统平衡的重要环节。良好的睡眠可使人头脑清醒、精力充沛。所以，睡眠并非消极行为，而是人体的"充电器"，是最好的"补品"和抵御疾病的"防线"，是祛病延年、美容抗衰的良方。

相信很多人也都有这样的感受：经过一夜酣睡之后，就感到精神饱满、体力充沛。而一旦睡眠不足，第二天就感到疲惫不堪、无精打采、头昏脑涨。充足的睡眠可以让人体得到休整，促使各组织生长和自我修补，从而增强机体的抵抗能力。

失眠不仅降低人的智力，影响人的日常生活，而且长期睡眠不足还容易导致人体免疫力下降。如果一个人经常睡眠不足，易形成"睡眠赤字"，这不但易透支健康，同时也加快身体衰老。老年人大脑中协调昼夜变化的松果体萎缩。松果体分泌褪黑素具有催眠效果，褪黑素又称褪黑激素、松果体素，有"体内的安眠药"之美称。褪黑素的分泌受光线控制。在夜晚或光照较弱的情况下，松果体分泌褪黑素的水平较高。只要眼球一见光，褪黑素就会被"抑制闸"命令停止分泌。如果戴上眼罩睡觉，让眼球夜间不接触到光，即使开灯睡也不会影响褪黑素的分泌。可是，一旦灯光大开，加上夜间频繁起床，那么褪黑激素的分泌，或多或少都会被抑制而间接影响人体的免疫功能，这就是为什么夜班工作者免疫功能下降，较易患癌的原因之一。显然，夜生活灯火通明，会扰乱睡眠、损害健康。

生物钟与老人睡眠

俗话说："30 岁以前睡不够，30 岁以后睡不着。"在人体内部有一个控制睡眠的生物钟——松果体，它决定着不同年龄人群睡眠时间的长短。通常每天 20 时左右开始分泌褪黑素，随后含量逐渐上升，23 时后迅速升高，凌晨 2～3 时达到高峰，然后逐渐下降，睡眠逐渐变浅，直到早晨自然醒来。一般而言，早上 8 时褪黑素在血液中的浓度降至最低点，晚上 20 时又开始下一个周期。

可见，在褪黑激素开始分泌后 2~3 小时上床，将会获得最佳的睡眠；睡觉时关闭屋内一切灯光，并用窗帘遮挡屋外光线或睡觉时戴上眼罩，可加深睡眠；而对于睡眠不好的人，适当的补充褪黑素则能很好地提高睡眠质量。但褪黑素的分泌随增龄而下降，80 岁以后，很多人褪黑素分泌量下降到高峰期的 10％以下。人体生物钟不仅调节一天中的"清醒"和"睡眠"，而且还影响一生的生长、发育和衰老过程。中年以前，生物钟称为"生长时钟"；中年以后，生物钟被称为"衰老时钟"。人在 30 岁以前不爱护自己的身体，透支健康，使生物钟严重紊乱，到 30 岁后就会导致睡眠质量下降，甚至会出现提前衰老的趋势。

影响老年人睡眠的因素

1. 非疾病因素

（1）心理因素：在引起失眠的众多因素中，最重要的是心理因素，可占慢性失眠的 65％。心理因素可以引起失眠，反过来，失眠又能影响到人的心理。失眠使人精力不足、精神萎靡、注意力不集中、情绪低沉，并影响到正常生活。

（2）情绪因素：可由某些突发事件引起，如特别的喜事或特别悲伤、生气等都会导致失眠。因突发事件引起的失眠只是偶然发生的、暂时的。但情绪持续性地处于低落、紧张、害怕、担心、怀疑、愤怒、憎恨、抑郁、焦虑等状态时，则可引起长期、更严重的失眠。

（3）躯体因素：任何躯体不适一般均可导致失眠。

（4）精神因素：因某一特殊事件引起的兴奋、忧虑可导致机会性失眠。

（5）个体因素：不良的生活习惯，如睡前饮茶、饮咖啡、吸烟等。

（6）环境因素：常见的有噪声和睡眠环境的突然改变。

2. 疾病因素　身体局部或全身病变，如牙痛、腹痛、肢体痛、神经衰弱、精神紧张、焦虑、甲状腺功能亢进、内分泌失调、更年期综合征等均会引起失眠。

老年人怎样睡个好觉

1. 睡得多，不如睡得好　老年人每天需要 6 小时睡眠。睡得多，不如睡得好。所谓好睡眠，不在于睡了多久，而是有好的睡眠质量。一觉醒来，神清气爽、活力十足，那就证明睡好了。

午休不等于午睡。午休时困了打个盹，不困就闭目养神。打盹时间在一刻钟左右为宜，最好不超过半小时。但不建议中午正式睡眠，如中午睡觉，会扰乱晚上睡眠。老年人午睡时间长，醒来会迷迷糊糊、做事不利索、失手掉落东西、走路滑倒等，称为"眠惰性"。

2. 有适宜的睡眠环境　房间要保持空气流通，但不要当风而睡，风寒会引起感冒等。床要软硬适宜，我们提倡睡硬板床。席梦思床太柔软，易使脊柱变形、弯曲。除了睡觉之外，不在床上读书、看电视、吃东西、打牌或思虑，减少或消除心烦因素。枕头的最佳高度应比平躺时略高，过高的枕头会损害脊椎，高枕并非无忧。

人的睡眠中枢受光线调节，光线越多，通过眼睛输入到大脑皮质的信号就越多，人也就越容易兴奋，而不会转入抑制状态。因此，就寝前半小时，应准备进入"睡眠模式"。注意室内遮光，窗帘最好用深色、不易透光的材料。家里的灯开到最暗。

3. 适当进行体育锻炼，充实白天活动　可通过体育锻炼促进睡眠，如步行、健美操、家务劳动及社会交往等。也可参加日间活动，适当充实白天的活动内容；限制白昼的睡眠时间，不宜超过 1 小时，同时缩短卧床时间，以保证夜间睡眠质量。

4. 睡前准备

（1）避免睡前兴奋：忌睡前说话，过度用脑。说话太多，大脑兴奋、思维活跃，即使躺在床上也难以入睡，时间长了容易失眠；睡前不做过强的活动，不看紧张影视、书籍，勿牵挂家事、烦心事，要尽量避免大喜、大怒或忧思、恼怒，使情绪平稳。务求"精神内守"。

（2）睡前勿进食：睡前进食，特别是油腻食品，易增加胃肠负担，使横结肠上抬、胸部受压、腹部胀，易多梦；睡前也勿饮浓茶或咖啡。

（3）睡前做些放松活动：如适当散步、热水泡脚、打太极拳、气功或听轻快的乐曲，让心境宁静。

（4）睡前少饮水，先小便：如没有心脑血管疾病，睡前少饮水，小便后再上床。

5. 睡姿以"卧如弓"向右侧睡为佳　右侧卧有利于肌肉组织松弛，消除疲劳，帮助胃中食物朝十二指肠方向蠕动。仰卧则使全身骨骼、肌肉仍处于紧张状态，不利于消除疲劳，影响睡眠质量。

睡时舒展上下肢，躯干伸直，手勿压在胸部，不宜抱头枕肘，避免双下肢交叉，全身肌肉尽量放松，保持呼吸自然平和。老年人一般比较怕冷，喜欢蒙头而睡。这样会吸入自己呼出的二氧化碳，对健康不利。

老年人如何应对失眠

睡眠障碍是老年人日常生活的一个重要问题。有学者调查老年人群中，有高达 38.8％的老人诉说自己有失眠。失眠如果处理不好，将会严重影响老年人的生活质量，因此必须积极应对，建议做到以下几点。

（1）睡眠不能储存，不要在白天补睡。即使前一天一夜没睡，也不要在白天补睡。因为第二天晚上你很可能就会睡个好觉。

（2）在失眠人群中，有80％左右的失眠与心理、精神有关，而不是睡眠本身出了问题。"若无烦事挂心头，便是人生好眠时。"平复心绪、排除压力、解决心理上的失眠负担，才能缓解失眠危机。

（3）要消除对失眠的恐惧心理，失眠可引起人的焦虑、抑郁及恐惧心理。其实，一两夜失眠不会带来麻烦，相信自己的身体会调节适应，心静自然眠，保持心情平静，到困倦时自然就会入睡。相反，对失眠的焦急、恐惧更会加重失眠。

（4）掌握好"瞌睡虫"来临的好时机。"瞌睡虫"来临的时机一般有 3 次。第 1 次是晚上 9～10 时，这是入眠的黄金时间，这时入睡最有利于身心健康。第 2 次是晚上 12 时左右。这是重要的时间分界点，12 时前入睡，可保证精力和体力更好修复；如过 12 时没睡，但头脑清醒、思维活跃，这虽是伏案工作的好时间，但日久则不利健康。第

3次是凌晨 3 时左右。如常在这时入睡，不利于精力和体力更好地修复。

一旦错过睡眠的好时机，也不必焦急。醒着也是醒着，要么起身做些事，要么静养等待下一个"瞌睡虫"。真的入睡困难时，建议尽量远离床榻。不要躺在床上，焦虑地、苦苦地折磨自己，催促入睡。

（5）白天多晒太阳能促发褪黑素分泌。褪黑素可调整人体生物钟到夜晚模式，从而使人在夜晚产生困意。由于其分泌量受到上午晒太阳时间长短的影响，因此，为了晚上睡个好觉，白天晒太阳至少要有30 分钟。

（6）老年人会出现早醒，大多能再次入睡。但也有人在早醒后会对自己的睡眠担忧，产生焦虑情绪。这样的烦躁心情难以再次入睡。有一个方法可以让自己放松下来，就是做一些深慢的呼吸。深深地吸气，再慢慢地呼气，每次吸气和呼气都达到 6 秒左右即可。经过几分钟这样的深慢呼吸，情绪大多会平静下来，进而可能再次入睡。除了深呼吸，还可以戴上耳机听听轻音乐。曲调平缓的音乐会让人放松，大脑皮层会抑制，从而出现睡意。

如果你还是睡不着，那就想想何必为睡不着觉而烦恼，也许最好的办法是采取任其自然的态度：睡不着就睡不着吧，反正今天晚上全世界至少有 6 亿人和我一样，我一点也不孤独。

老年人怎样服用安眠药

安眠药是老年人失眠时经常服用的药物，但安眠药有依赖性，需谨慎使用。临床上安眠药有短效、中效和长效之分。应根据失眠的症状合理选择。

1. 合理选择

（1）单纯的入睡困难，可服用短效安眠药。一般情况下，口服后15～30 分钟即可入睡，不会长睡不醒或醒后乏力等。连续服用入睡时间可缩短，夜间醒来次数减少，总睡眠时间延长。

（2）睡眠质量差、夜间易醒，可能存在焦虑情绪，则可服用含抗焦虑成分的中效安眠药，也可服用长效安眠药，有利于加深睡眠。但

带病延寿——健康专家严忠浩谈老年人保健

需注意，老年人的脑组织较为脆弱，对一些具有安眠镇静作用的药物敏感性高，服用应酌情减量。

（3）醒得太早或醒后无法继续入睡，则可服用长效安眠药，帮助失眠老年人获得深度睡眠。

2. 服用安眠药的注意事项

（1）服用时间：一般来说，短期失眠在应用安眠药 2 周后就应停药，1 周失眠多于 3 次需天天服药，少于 3 次则按需服药。

（2）交替使用：老年人对安眠药极易产生耐药性，因此，应交替使用几种安眠药来延缓耐药性的产生。

（3）谨防药物不良反应：苯巴比妥钠及阿米妥等药物因可产生步态不稳、容易摔倒及类似动脉硬化性痴呆和智力障碍的不良反应，应谨慎使用，尤其是肺性脑病病人要禁用。应用司可巴比妥应从小剂量开始，并注意预防夜间起来时发生摔跤。

老年人一定要在掌握科学合理的锻炼知识、睡眠知识的基础上进行身心的保健。如果失眠严重，不能自服镇静安眠药，最好向专业医生求助，尽早解决。目前，一般医院较多应用镇静药来帮助老人睡眠（如阿普唑仑片、艾司唑仑片等），可用于焦虑、紧张、激动引起失眠，但也必须在医生指导下服用。

第五篇

常见老年病的自我保健

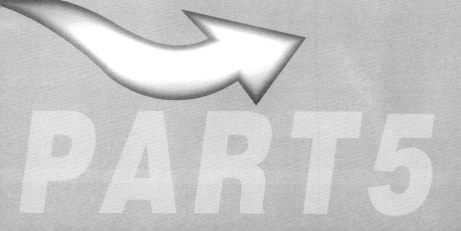

2011 年中国老龄科学研究中心的调查结果显示，我国 60 岁以上老年人余生中有 2/3 的时间处于带病生存状态。心脑血管疾病和代谢性疾病（原发性高血压、冠心病、脑卒中、糖尿病、骨质疏松症等）、呼吸系统疾病（肺部感染、慢性阻塞性肺疾病等）、神经精神系统疾病（阿尔茨海默病、帕金森综合征、抑郁症等）和恶性肿瘤等是老年人的多发病、常见病。

老年人群不仅多数患有慢性疾病，且患病往往兼具多系统、治疗复杂、病程长、康复不易的特点。有调查显示：82％的老年人患有 2 种以上疾病，最多者同时患有 8 种慢性疾病。由此可见，老年人与一般人群相比，在生理、心理和疾病特征等多方面均有一定的特殊性，因而在医疗和自我保健上存在着特殊需求。

本篇将根据常见老年病的特点，介绍老年人如何管理好自己的疾病，提高生活质量；给出了如何带病延寿的建议。

1 老年高血压的自我保健

原发性高血压是心血管疾病中较常见的疾病之一，是影响老年人身体健康的主要疾病。

据国内外资料统计，60 岁以上老年人群中高血压患病率占 35％左右，80 岁以上为 65.6％。老年人血压的增高对大脑、心脏和肾脏的循环有损害，并且会增加心脏负担，促使心力衰竭和加速动脉硬化的形成，因此，原发性高血压成为老年人发生冠心病和脑血管意外的祸根。随着年龄和血压的增高，发生心、脑意外的死亡率也随之增加。高血压病人与普通人相比，患冠心病的概率要高 3～4 倍；患脑卒中概率要高 7～10 倍。

据调查报告，我国老人对自己患原发性高血压的知晓率、接受治疗率、有效控制率都欠理想，因此，患原发性高血压老年人要加强自我保健管理、药物降压和运动疗法等综合措施。原发性高血压的康复过程是个长期的过程，可以说是"终生康复"。其近期目标是控制血压，预防并发症；其远期目标是预防脑卒中、冠心病和高血压心脏病，提高老人的生活质量，争取带病延寿。

什么是原发性高血压

血压是心脏搏动将血液泵入血管时所产生的压力，并随着血管壁所受压力的增高而上升。心脏收缩时血压上升达到的最高值称为收缩压，心脏舒张时血压降低的到最低值称为舒张压。血压数值通常以收缩压/舒张压［毫米汞柱（mmHg）］表示。当血压增高到一定水平时，即可认为是高血压（或称原发性高血压）。目前高血压诊断标准为：收缩压≥140毫米汞柱和/或舒张压≥90毫米汞柱。

WHO对血压水平的定义和分级（1999年）见表5-1-1。

表 5-1-1   血压水平的定义和分级

种类	收缩压/毫米汞柱	舒张压/毫米汞柱
理想血压水平	<120	<80
正常血压水平	<130	<85
高血压	130～139	85～89
1级高血压（轻一度）	140～159	90～99
2级高血压（中度）	160～179	100～109
3级高血压（严重）	≥180	≥110
单纯收缩性高血压	≥140	<90

注：如果一个病人的收缩压和舒张压在不同种类里，则就高不就低。

老年高血压的特点

老年原发性高血压的表现有其老年特点：

1. 病理生理特点　随着年龄增长，老年人动脉壁弹力纤维减少、胶原纤维增加导致动脉硬化、血管顺应性及弹性降低，表现为收缩压进一步升高、舒张压降低、脉压增大，外周血管阻力显著增高。

老年原发性高血压人心脏舒张和收缩功能下降，更容易发生心功能不全和心律失常。增龄相关的肾脏结构改变导致细胞外容量增加和水钠潴留，而长期的高血压促进肾血管灌注压自身调节的阈值升高并加剧肾功能的减退。

老年人对血压波动缓冲能力及调节能力降低，进而导致血压变异性增大。而老年高血压病人常伴有动脉粥样硬化性心血管疾病，当血压急剧波动时，发生心脑血管事件的风险增加。

老年高血压病人在治疗过程中容易发生血压波动和药物不良反应。

2. 临床特点

（1）收缩压增高为主，脉压增大：收缩压与心、脑、肾等靶器官损害的关系更为密切，是心脑血管事件更重要的独立预测因素。脉压增大是老年高血压的特点，定义为脉压＞40毫米汞柱。多项研究显示，老年人脉压与全因死亡、心血管死亡、脑卒中以及冠心病发病呈正相关。

（2）血压波动大：老年高血压病人的血压容易随情绪、季节和体位的变化明显波动，一天内血压波动较大，收缩压平均可波动40毫米汞柱，舒张压为20毫米汞柱。从季节来看，冬季血压波动大而夏季较小，大约1/3老人血压夏低冬高。血压的急剧波动也会最普增加心脑血管事件及靶器官损害。

（3）容易发生直立性低血压：直立性低血压是指从卧位改变为直立体位（或至少60°的直立倾斜试验）3分钟内，收缩压下降≥20毫米汞柱或舒张压下降≥10毫米汞柱，同时伴有头晕或晕厥等脑循环灌注不足的症状。在老年人高血压诊治过程中需要注意测量卧、立位血压。这可能由于老化所致的血压调节功能障碍有关。老人在服用降压药物时，要经常测压，根据病情、在医生指导下调节药物的品种和剂量。

（4）餐后低血压常见：餐后低血压定义为进餐后2小时内收缩压下降≥20毫米汞柱或餐前收缩压≥100毫米汞柱、餐后收缩压＜90毫米汞柱，并于进餐后出现头晕、晕厥、心绞痛等低血压相关症状。

（5）血压昼夜节律异常：老年人常发生血压昼夜节律的异常，表现为夜间血压下降幅度＜10%或超过20%，导致心、脑、肾等靶器官损害的危险增加。

（6）多病共存、并发症多：老年人高血压存在的上述特点，在防治过程中需要特别注意。

老年高血压的自我保健

患原发性高血压的老人自我保健措施有：

1. 定期血压测量和血压自我监测　高血压病人在早期很少有自觉症状。因此，了解血压是否已得到控制的最佳途径是定期测量血压。上海的许多居民区都有社区卫生服务中心或社区卫生服务点开设的免费血压测量点。定期的血压自我监测也是判断所服降血压药是否有效，所进行的非药物干预是否适合的一种好办法（目前在网上购买携带式电子血压机也只有 100 元钱左右）。自我监测血压的很重要的一步是记录所测血压值，自己绘制血压变化图，以便帮助了解自己血压值的变化，寻找变动异常的原因和采取相应的血压控制措施。

2. 综合考虑其他因素　不应只以血压水平作为依据，还要考虑存在其他因素，如预防心、脑、肾等重要器官并发症的发生；改变不良的生活方式等。

3. 调整生活方式　无论高血压病人是否需要药物治疗，首先都应该改变不良行为生活方式来控制血压。只有在这些非药物措施不能很好地控制高血压的前提下，才考虑服用降血压药物。

不良行为生活方式的调整主要包括以下几点：

（1）戒烟：研究显示，吸烟者心肌梗死发生率为不吸烟者的 3.6 倍。香烟不仅会损害血管壁，它本身也是脑卒中和冠心病的一个重要危险因素。

（2）降低体重：衡量肥胖的客观标准是体重过重。降低过重的体重有助于降低你的血压。控制饮食及规律的体育锻炼是减轻体重比较好的方法。

（3）进行有规律的身体活动：包括体力劳动和体育锻炼。锻炼可使你的心脏和血管更好地为您工作；也能帮您减轻体重，加高密度脂蛋白而降低血胆固醇，降低血压，从而减缓动脉粥样硬化的形成。散步、做体操、慢跑、打太极和骑自行车都是很好的锻炼方式。这听起来有些困难，但请记住：无论进行哪项运动，应根据您的体质情况、适应水平来决定运动量。先从小运动量开始，逐渐增加运动量和运动时间，以不产生明显疲劳和影响生活质量为准。

（4）合理膳食：脂肪含量高的食物会增加您的体重。过咸的食物会使体内的液体留过多、从而增加动脉内的血容量，使血压升高。多吃蔬菜和水果、脂肪含量低的奶制品、豆制品、瘦肉家禽、鱼类及粗粮、杂粮构成的合理膳食。

4. 保持愉快的心情　愉快的心情是维持健康的重要因素。不要为一些琐碎的小事烦恼，时常保持心胸开朗、心境平静及乐观的情绪。

5. 药物管理的原则　非药物的血压控制措施不足以控制高血压时，就需要医生给您开处方，服用一种或几种抗高血压药。在刚刚开始用药时，您必须经常去看医生以调整用药剂量，并了解服用高血压药的其他注意事项。无论选择何种特定药物，都有共同的管理原则。

这些原则包括：

（1）最初治疗时药物剂量要小。从最低的有效剂量开始，以降低不良反应。如果对单个药物低剂量反应良好，但血压仍未能有效控制，则只要病人能耐受，可增加相同药物的剂量。

（2）正确的联合用药可使降压达到最大的效果而不良反应最小。通常是小剂量地增加第二种药物，而不是增加原先药物的剂量。允许第一种和第二种药物都在小剂量范围内使用，这样更能避免不良反应。在这种情况下，可以从固定的小剂量联合药物应用中获益。如果对第一种药物效果不好或耐受性差，则改用不同种类的药物，而不是增加原药物的剂量或添加第二种药物。

（3）用 24 小时有效的长效药物每天 1 次。这种药物的好处在于有助于坚持用药和减少血压的波动，从而平缓地控制血压，最大限度地减少心血管疾病的发生和靶器官损害。

老年高血压的治疗目标

老年高血压治疗的主要目标是保护靶器官，最大限度地降低心脑血管事件和死亡的风险。起始治疗的血压值为≥150/90 毫米汞柱，年龄≥65 岁老年人推荐血压控制目标为＜150/90 毫米汞柱，若能够耐受可降低至 140/90 毫米汞柱以下。在治疗过程中需要监测血压变化以及有无心、脑、肾灌注不足的临床表现。

根据《老年高血压的诊断与治疗中国专家共识（2017 版）》，针对不同年龄以及合并心脑肾等靶器官损害的老年病人，建议采取个体化、分级达标的治疗策略。

（1）首先将血压降低至＜150/90 毫米汞柱，耐受良好者可降低至 140/90 毫米汞柱。对于年龄＜80 岁且一般状况好、能耐受降压的老年病人，可降至 130/80 毫米汞柱。

（2）80 岁及以上老年人定义为高龄老年人。≥80 岁的病人，建议降至＜150/90 毫米汞柱，如能耐受降压治疗，可降至 140/90 毫米汞柱。强调降压达标的同时，需要注意伴随疾病的影响并加强靶器官的保护，避免过度降低血压，避免血压降低速度过快和大幅度血压波动，警惕体位性低血压与餐后低血压。

若治疗过程中出现头晕、心绞痛等心脑血管灌注不足症状时应减少降血压药物治疗剂量并寻找可能的诱因。对于有症状的颈动脉狭窄病人，降压治疗应慎重，不应过快过度降低血压，如能耐受可降至 140/90 毫米汞柱。

（3）对于脑卒中病人，需要根据不同的情况分别制定降压治疗目标。急性缺血性脑卒中发病 1 周内降压治疗需谨慎，拟溶栓治疗者血压应控制在 180/100 毫米汞柱以内，缺血性脑卒中血压长期控制目标为＜140/90 毫米汞柱。急性脑出血如无禁忌，血压可降至 140/90 毫米汞柱；颅内压增高血压≥180/100 毫米汞柱时应给予降压治疗，目标血压为 160/90 毫米汞柱；脑出血病人血压长期控制目标＜130/80 毫米汞柱。

（4）对于冠心病病人，血压控制目标为＜140/90 毫米汞柱，如能耐受降压治疗可降至 130/80 毫米汞柱。慢性心力衰竭病人血压控制目标为＜130/80 毫米汞柱，高龄病人为＜140/90 毫米汞柱。对于伴有缺血性心脏病的老年高血压病人，在强调收缩压达标的同时应关注舒张压，舒张压低于 60 毫米汞柱时应在密切监测下逐步达到收缩压目标。

（5）对于肾功能不全病人，血压控制目标为＜130/80 毫米汞柱，高龄病人为＜140/90 毫米汞柱。

（6）对于糖尿病病人，血压控制目标为＜140/90 毫米汞柱，如能耐受可降至 130/80 毫米汞柱。

（7）需要注意的是过度降压不利于重要脏器的血流灌注，会增加老年人晕厥、跌倒、骨折和死亡的风险。降血压药物的降压幅度与基线血压水平相关，基线血压越高其降压幅度越大。降血压药物更多降低收缩压，对舒张压的降幅较小。老年病人降压治疗应强调收缩压达标，强调在病人耐受的前提下逐步降压达标，避免过快过度降低血压。

高血压的老人怎么吃

老年病人控制高血压病情，除了需坚持每天服药外，科学的饮食方法也起着非常重要的作用。高血压病人的饮食原则是：

1. 控制能量摄入　肥胖比体重正常的人更易发生高血压，它们是导致高血压的一个重要危险因素，因此为使体重维持在理想的范围之内，应控制总能量的摄入。肥胖者应该减肥，在节食的同时需参加一些运动，但体重减轻速率需适度，每周以 0.5～1 千克为宜。每餐不要吃得太多，因为饱餐可使高血压病人的血管调节功能降低，导致血压显著波动。你可能不知道在摄入同等热量的情况下，含脂肪越高的食物越不容易感到饱感，而含蛋白质高的食物则容易感到饱感；含膳食纤维多、粒子粗及咀嚼时间长的食物也容易产生饱腹感，所以吃硬度较高的面包比松软的白面包容易感到饱感；吃豆类比面包、米饭容易感到饱感。

2. 多吃粗粮、蔬菜、水果　它们富含膳食纤维、维生素 C、B 族维生素、矿物质和微量元素，有利于控制血压。含钾多的豌豆苗、丝瓜、芹菜、茄子、龙须菜等，含钙高的葵花子、核桃、蒜苗、花生、韭菜等都有一定的降血压和降血脂作用。番茄、大枣、芹菜、橘子等富含维生素 C 的蔬菜、水果有利于胆固醇氧化为胆酸而被排出体外，对改善血液循环和心脏功能都有好处。

3. 控制食盐摄入　每天每人食盐摄入量宜低于 6 克,应少吃咸菜、酱菜、咸鱼、咸肉,少用酱油及味精等钠含量高的食物。如果吃了含高盐食物后,应在烧菜时减少加盐量,总之,食盐总摄入量不该超过 6 克。

4. 限制脂肪和胆固醇　高脂肪及高胆固醇容易引起或加剧动脉硬化,每天摄入的脂肪以 40～50 克为宜。宜少吃富含饱和脂肪酸的肥肉、猪油、牛油等动物脂肪;宜吃含不饱和脂肪酸高的茶籽油、芝麻油、玉米油、花生油、豆油等植物油,它们有降低低密度胆固醇(坏胆固醇)作用,但每天食用油的用量不要超过 25 克;不吃含胆固醇很高的鱼子、动物内脏、乌贼等,每天胆固醇摄入量应＜300 毫克。

5. 适量蛋白质　以每天每千克体重摄入 1 克蛋白质为宜,其中植物蛋白质宜占 50％,动物蛋白以牛奶、鱼类、鸡肉为好,其中的酪蛋白及鱼类蛋白可降低高血压和脑卒中发病率。酸奶及大豆蛋白虽然没有降血压作用,但是有预防脑卒中的作用。

6. 适量饮茶　茶叶中的茶碱和黄酮有降压及利尿作用,尤以绿茶更好。

7. 戒烟禁酒　香烟中的尼古丁会使血管收缩,血压升高、心跳增加;高度白酒会加重动脉硬化,增加高血压并发症的发生概率。

老年高血压病人身体活动的注意事项

患原发性高血压老人身体活动时需要注意的事项有:

(1) 患原发性高血压的老人进行身体活动时,活动量应该是比较小的。身体活动的目的不在于锻炼心脏,而在于降低血压。实践表明,放松性的、节律较慢的、运动量较小的活动,能收到较好的降压效果。

(2) 老人在身体活动时,无论何时何地何种方法,必须记住"安全第一"的原则,坚持"小活动量"的原则。

(3) 按照动静结合的原则安排好老人一天的日常生活规律。每天活动的总时间,早期原发性高血压老人控制在 1 小时左右,较大活动量的(如快步、游戏等)每周 1～2 次,每次 10～15 分钟。中度型原发性高血压老人、每天活动的总时间 20 分钟左右，分配在上午和下午进行。

（4）做体操活动时，要放松，不要紧张用力；呼吸要自然，不要闭气鼓劲；不要做剧烈运动，同时还要注意头不要下垂低于肩部、以免加重头晕、头重的症状。

（5）活动时密切观察血压、脉搏和症状的变化，注意活动过程中有无心绞痛、头痛、头晕、心律失常、咳喘、呼吸困难、恶心呕吐、共济失调等现象出现，如有需马上减量或暂停锻炼。每次做完较大活动量的运动后，要检查心率的恢复情况，一般应在 3～5 分钟内恢复至活动前水平。活动带来的疲劳应在休息 2 小时后消失，如果活动后睡眠不佳、头痛，第二天仍有疲劳感，说明活动量过大或休息不足，应减量或暂停锻炼。

笔者感悟

笔者大约在 40 多岁时，发现自己血压高，开始时呈波动状，时高时不高。由于自己身边就有工作用的血压计，监测比较方便。退休后买了一台携带型电子血压计，一天要测 3 次，我的血压 24 小时波动。每个人波动情况各不相同，有的人白天不高夜上高；有的人只在天将亮时凌晨高；有的人夏天不高冬天特别高；有的人去医院血压就高……因此，退休在家自备血压计定时勤测血压，可以作为养老生活中一项固定内容，有利无弊。

一旦患上高血压，在医生指导下根据血压变化调节、选择降血压药物的品种及剂量，切勿漏服或者停停服服，这样不利控制血压的稳定，并对心脑肾等器官影响更大。服用降血压药可能将陪伴你终生。天天定时测血压，服药稳定血压，这是自我保健最低要求。

老人外出旅游时，便携式血压机要随身带，每天仍不忘测血压及服药，并做好记录，养成习惯。

治疗高血压的药物品种很多，常常需要联合用药，可以增强降压效果，同时可避免或减少不良反应，请在医生指导下服用。"进口的""贵的"对你不一定是合适的。同一类降血压药，不宜长年服用。

高血压的治疗是综合性的，不能光依靠药物一种，因此减盐、减肥、戒烟、少酒、心理、身体活动、生活方式等都要事事注意。

老年冠心病的自我保健

在老人中，随着年龄增长心血管疾病发病率相应增加，心血管疾病是老年人三大死因之一。欧美等国家报告，对 60 岁以上老人所做的一项随机调查，40％有心脏病证候，75 岁以上者则高达 50％。老年人的心脏病中最常见的是冠状动脉粥样硬化性心脏病，简称"冠心病"，又称缺血性心脏病。

冠心病的发病因素

冠心病是脂质代谢异常引起动脉内膜脂质积聚、纤维组织增生，并部分或完全阻塞了冠状动脉。冠状动脉是包裹在心脏周围的血管，主要供应心肌营养，这组血管在心脏外面一圈自上而下像帽子一样，所以称冠状动脉。由于冠状动脉粥样硬化，冠状动脉血流不畅对心肌需求的养分供应不足，造成不同程度的心肌损害。

动脉粥样硬化的发展要经历很多年，最初可能是由于吸烟、不合理膳食、少活动等不健康的生活方式和长期压力等心理因素，以及肥胖、高血压、高胆固醇、糖尿病和年龄等因素引起血管产生磨损和撕裂。机体对这些损害做出的反应是，血管壁内的细胞和血液里的细胞（血小板）开始增殖，并凝集在一起。一个包含胆固醇及来自血管壁和血液的细胞的坚硬物质开始在血管壁蓄积形成。当这种物质蓄积到足以使血管直径减少为正常的 1/3 时，局部缺血的情况就会发生。冠状动脉阻塞将导致心肌的局部缺血，即心肌缺乏足够的血液供应，使得为心脏提供赖以生存的养分和氧气缺乏，这是危险的病理现象。

国内外许多研究已证实，下列几种情况与冠心病发生的危险性增加有关。典型的危险因素包括肥胖、不运动、不合理饮食、长期压力紧张、糖尿病、高血压、高胆固醇、吸烟、早年心脏病（60 岁以前）家族史、男性年龄＞60 岁等。每一个危险因素单独都可以促使冠心病的发生。当个人有 1 种以上危险因素时，冠心病发生的机会将大大增加。

这些危险因素中的一部分是可以改变的，也就是它们可以治疗或矫正。这样就能降低患心脏病的相对危险度，例如高血压或高胆固醇病人可以通过减轻体重（如果他们是超重的话）、身体活动及遵循低脂、低盐、低糖、高膳食纤维的健康饮食来改善症状，降低患心脏病的危险度。也有一些危险因素是无法改变的，例如家族史、男性、年龄＞60 岁等。

对许多心脏病病人来说，降低这些危险因素水平是为了避免使疾病更进一步加重。研究显示，大幅度降低血胆固醇水平确实可以减少心脏病病人动脉粥样硬化的发生。事实上，对大多数人来说，降低发生心脏病的危险性或降低已存在的疾病进一步加重的危险性，什么时候都不算晚。

心脏年龄与寿命

世界心脏联盟曾在"世界心脏日"发布调查结果：中国 40 岁以上的人群中，62％的人不同程度地患有心血管疾病或存在其危险因素；调查显示中国 40 岁以上的人群中，只有 20％属于"人老心不老"，13％属于"人未老心先衰"，54％的人心脏随年龄一起变老。如果预防措施得当，心脏年龄完全可以比实际年龄"年轻"许多；反之，心脏则会过早地衰老。但超过 80％的人尚未充分了解如何保持心脏健康的重要性，年老并不意味着心脏也同时衰老。

美国学者曾推出一项测试，从体重、运动、饮食、吸烟、家族史等多方面进行评估，测算出心脏年龄和实际年龄是否同步。虽然仅靠几道测试题不能十分准确地计算出心脏的年龄，但这些警示能够帮助人们重视心脏健康，并改变不良生活方式。

计算心脏年龄方法：

（1）有血压高，加 5 岁。我国心脑血管疾病死亡病例的一半以上与高血压有关。其中 70％的脑卒中、50％的冠心病的发生与高血压有关。对高血压要做到早发现、早治疗、早控制。老年人即使血压正常也应每周坚持自测 2 次以上。如果血压未达标或经常感觉头痛、眩晕，最好每天测几次。如患有高血压，应在医生指导下用药，不要吃吃停停或自行减量。

（2）吸烟，加 4 岁。吸烟对心脏的损害是长期且顽固的。吸烟的人发生心肌梗死的风险是常人的 3 倍，尽量戒烟，并远离二手烟。

（3）有心脏病家族史，加 1 岁。如果直系亲属中有超过两人有心脏病，发病风险将增加 4 倍。有心脏病家族史的人更要培养健康的生活习惯。

（4）男性，加 3 岁。美国学者收集的 600 万个数据显示，男性的心脏年龄比实际年龄老 3 岁，这与他们吸烟率高、精神压力大有关系。

（5）爱吃畜肉，加 3 岁。畜肉中的饱和脂肪酸会增加"坏胆固醇"，威胁心脏健康，应该少吃。将饮食中的饱和脂肪酸换成不饱和脂肪酸可使冠心病的患病风险降低 19％。每周最好吃 1～2 次三文鱼等深海鱼。从深海鱼、橄榄油等食物中摄入一定量的 ω-3 脂肪酸，有助于提高"好胆固醇"的水平，改善心脏健康，降低冠心病和脑卒中风险。

（6）口味重，加 2 岁。《新英格兰医学杂志》的研究显示如果将每天食盐量减少半茶匙，冠心病的患病率将大减。建议每人每天摄入不超过 5 克盐（一个酒瓶盖所盛的量）。

（7）喜欢熬夜，加 4 岁。习惯熬夜、长期睡眠不足的人容易精神紧张、烦躁，这会导致小动脉血管收缩，周围血管阻力增加，从而导致血压升高等症状出现，诱发心脏病。

（8）习惯久坐，加 4 岁。长时间伏案工作、上网或打游戏机容易导致深静脉血栓形成，而血栓一旦游离至心脏或肺脏，就容易导致心脏病。久坐者应该至少每小时起身活动 1 次。

（9）肥胖，加 4 岁。肥胖是导致冠心病发病的独立危险因素之一。此外，肥胖还会增加心肌梗死、脑卒中的发病率。建议：体重指数超过 25 的人，应及时控制体重，可以超重，不可肥胖。以科学运动加上合理饮食，保持吃与动的平衡。多吃绿叶菜类、根茎类蔬菜、番茄、苹果、柑橘等水果及豆类、全麦面食、稀饭。每天坚持步行、骑自行车、游泳等有氧运动。

（10）静息心率每分钟 75 次以下，减 2 岁。近年来，大量研究证实了静息心率（人在安静、空腹、清醒的状态下，不受外界环境响面测出的心率）增快，是心血管疾病发病与死亡的一项危险因素。

（11）每天运动 30 分钟，减 5 岁。美国心脏协会在 2010 年就曾提出，每周进行不少于 150 分钟的中等强度运动能够保护心脏。每周 3 次，每次 30 分钟，游泳或骑自行车都可以。

（12）心态平和，凡事不急躁，减 3 岁。坏情绪是心脏大敌，有心血管疾病的人更不能着急、上火，否则很容易诱发急性心脏病。遇到了失意的事，要想得开，通过交流，我们会发现自己的经历并不是最糟的。想发脾气时先缓冲一下，不去立刻面对这件事情，让时间去"稀释"这些不愉快。

（13）爱吃坚果，减 2 岁。坚果是心脏的最佳零食。美国哈佛大学研究发现，每周吃 2~3 次坚果的男性比几乎不吃坚果的男性死于心脏病的概率要小 30%。目前，美国心脏学会已经将坚果列为"护心食品"。有研究表明，每周进食 2 次杏仁，每次 1 把（30 克左右），20~25 粒，长期坚持，患心脏病或冠心病的概率就会降低 50%。值得提醒的是，坚果脂肪含量较高，不能吃得太多，每天最多不能超过 50 克。

通过测试，可帮助了解你的心脏现状，以便于你重视和呵护好自己的心脏。

冠心病的"二次预防"

控制冠心病的危险因素，是冠心病老年人自我保健的一项重要内容，这样可以减少心肌梗死的发生和复发，并降低死亡率，国外学者把"控制冠心病的危险因素"称为冠心病的"二次预防"。冠心病老年人自我保健的目标就是预防冠心病的发生和发展，改善症状，恢复和保持适当的体力和活动功能，提高老年人生活质量，带病延寿。

老年人及家属应从以下几方面予以高度重视：

1. 药物治疗　药物治疗是老年人稳定性冠心病治疗的主要措施，缓解缺血症状和改善远期预后是主要治疗原则。个体化治疗是管理老年冠心病病人的重要原则，除改善生活方式和控制危险因素，合理使用有循证证据的二级预防药物是改善冠心病病人预后的重要措施。

在专科医生的医嘱下，合理优化药物治疗，包括抗血小板药物、他汀类调脂药、β受体阻滞剂、血管紧张素转化酶抑制剂（ACEI）或血管紧张素Ⅱ受体阻滞剂（ARB）。根据心功能情况酌情加用醛固酮受体拮抗剂等。

2. 保持身体活动　老年人保持适度有规则的身体活动，有助于控制体重，增加关节活动，以及神经肌肉的协调动作，并可减少心绞痛的发作。心肌梗死的老年人，除年龄在70岁以上或体弱无法活动的外，家属均应动员老人参加并坚持家庭身体活动锻炼。

3. 戒烟　冠心病病人，尤其是心肌梗死的老人，必须严格戒烟。戒烟可以少心肌梗死复发，包括20％～50％的致死性复发。老人戒烟后，如出现精神抑郁或容易激动者，可以请医生给予药物处理。

4. 控制高血压　控制高血压对改善心功能和减少心绞痛发作很有益处。除服用药物外，控制体重、减少食盐量、戒烟戒酒增加身体活动等，都可使血压得到有效控制。但不宜将血压降得过低，不要长期服用同一种抗高血压药，最好几种抗高血压药轮换使用。

5. 合理饮食　患冠心病的老人要改善饮食中的不良习惯，长期坚持多吃水果、蔬菜，少吃肥肉、动物油、蛋黄、动物内脏等食品，控制高胆固醇饮食。肥胖者应吃低热量饮食，控制体重。

6. 治疗糖尿病　糖尿病和冠心病互为恶性影响，所以除按照常规控制饮食外，还要给予必要的控制血糖药物。

冠心病病人的身体活动方法

国内外大量医学实践证明，长期坚持身体活动，对冠心病的康复十分有益，已属确定无疑的事实。美国心脏病学著名专家维特教授曾说过：身体活动是冠心病的"解毒剂"。身体活动对冠心病的重要性可想而知。

据美国医学家对651例冠心病病人进行对照观察，3年随访结果，活动组323例、15例死亡、病死率4.6％，年病死率1.55％；而对照组328例，24例死亡，病死率7.3％，年病死率2.44％，运动组病死率较对照组明显减少。此外，运动组病人的血清胆固醇和甘油三酯明显下降，高密度脂蛋白增加，活动后身体的应激适应能力也显著增加，体质有明显改善，冠心病症状减轻，寿命延长。

当然，这里指的冠心病病人的活动是有指导的、科学的、合理的运动，而不是盲目的、过量的活动。

患冠心病的老人在进行身体活动时，注意事项如下：

（1）冠心病身体活动计划必须按照老年人病情、年龄、兴趣爱好及个人条件等来拟定。有下列情况之一，不宜进行身体活动治疗：①心绞痛频发；②难以控制的心律失常；③失代偿的充血性心力衰竭；④有合并严重原发性高血压者。

（2）冠心病老人的活动量是一个关键问题。过小的活动量，实际上只起"保健"和"安慰"作用，只有活动时达到最高允许心率的70％～80％时，并达到最高允许心率的活动时间的50％，才会有效。此时，老人一般都会出汗、呼吸次数增多，并感到劳累，但无不舒适感。当然，这是循序渐进的过程。

（3）老人活动锻炼以在上午8时后为好，傍晚也可进行。活动锻炼应循序渐进，刚开始时，一次可以只有5～10分钟，以后可增至20分钟，其中还要另加准备和放松运动各5分钟。

（4）冠心病老人的身体活动锻炼，以隔天1次，每周3次锻炼效果最好。少于2次者无效，5次以上者也无好处，甚至反而效果差。冠心病的身体活动效果，一般2周后才显现出来，4周后即有好的效果，停止活动锻炼后会逐渐退化。

（5）老年冠心病病人的身体活动锻炼，以步行、体操、太极拳、气功为宜。运动速度不宜过快，以活动后有轻微疲劳感，不引起胸痛发生为宜。以步行为活动锻炼项目者，每次可散步20～30分钟，或每天步行1000～1500米。步行时应选择平坦路面，步幅均匀、步态稳定，呼吸自然，防止跌倒。第三套广播操也可作为冠心病的医疗体操。太极拳动作舒松自然，刚柔相济，动中求静，对合并有高血压的冠心病病人，更为合适。简化太极拳运动量较小，为了加大活动量，可把太极拳架势打得低一些，动作幅度大一些，延长打拳时间，或重复打拳。

（6）冠心病老人进行活动锻炼时，应避免在饭后以及喝浓茶、咖啡等 2 小时内，也不应在活动后 1 小时内进食或饮浓茶或咖啡等。

（7）老人在活动锻炼时，避免穿着太厚，影响散热，增加心率。

（8）避免在活动后，即时用热水淋浴或洗热水澡，至少休息 20 分钟后沐浴。

（9）老人在患其他疾病或外伤时，不应再进行活动锻炼。严寒、高温、高湿季节，应减少活动量。

（10）患冠心病的老人活动锻炼过量时，常表现心悸、胸痛、头晕、恶心、腿痛、气短、长时间疲倦、非同一般的失眠；血压升高，静息时收缩压高于 200 毫米汞柱（26.7 千帕）、舒张压高于 110 毫米汞柱（14.7 千帕）；心动过速（超过 120 次/分）。若老人出现上述情况，应在下一次锻炼时减少锻炼量或暂时停止锻炼。

心肌梗死后恢复期的自我保健

患心肌梗死的老人出院后，除按时服药、按时门诊随访外，在家里同样可以进行有效的家庭自我保健，目的是恢复老人日常生活的自理能力，减少老人抑郁情绪，增加战胜疾病信心和生活乐趣，提高老人生活品质。

老人出院后，在家除自行料理起居生活外，还可以读书、写字、处理一些轻便的家庭事务，如洗餐具、擦桌子等，也可参加些轻松的文娱活动。但费力的家务劳动以及容易引起紧张兴奋的文娱体育活动（如打麻将）、或观看足球赛则是必须避免的。

心肌梗死后老人的活动锻炼，以步行康复疗法和太极拳最为简便易行。在活动锻炼前，应做准备运动，目的是活动一下关节与肌肉，并使心脏功能有所适应。准备运动具体方法如下。

1. 准备运动

（1）坐位准备动作：①老人坐在椅子上，挺胸、坐正、两手下垂，然后两臂自下交替；②两手放置在大腿上，抬起小腿与地面平行，然后外展5次，上举5次。③上臂外展，举起与肩平行，两前臂下垂，手背朝前，逐渐将两上臂朝上举起，还原，做5次。

（2）立位准备运动：①两手叉腰，躯干向两侧侧弯5次。②两手叉腰，屈膝下蹲3次（下蹲幅度量力自定，切勿强行）。

老人做完准备运动后，可进行步行康复锻炼，具体方法如下：

2. 康复锻炼

（1）出院后第1周：每天1次漫步，每次5分钟，路程为400米左右。

（2）出院后第2周：每天2次漫步，每次5分钟，路程为800米左右。

（3）出院后第3周：每天1次漫步，每次10分钟，路程为800米左右。

（4）出院后第4周：同上。

（5）出院后第5周：每天1次漫步，每次15分钟，路程为1200米左右。

（6）出院后第6周：同上。

（7）出院后第7周：每天1次步行，每次20分钟，路程为1600米左右。

（8）出院后第8周：每天1次步行，每次20分钟，路程为2150米左右。

（9）出院后第9周：同上。

（10）出院后第10周：每天1次步行，每次30分钟，路程为3200米左右。

方案中的步行距离和时间，可以根据每个老年人的个体情况适当变通，对年老体弱的老年人来说还是以低水平的运动量为好，如将一天步行距离分为几段进行为好。一套简化太极拳，能使心率达到90～105次/分，也适合心肌梗死老年人家庭自我保健锻炼。

3. 心肌梗死老人在家庭活动锻炼中注意事项

（1）严寒冬季避免在室外运动。

（2）炎热暑天及潮湿闷热天，应减少运动量。

（3）进餐前后勿锻炼。

（4）锻炼后 20 分钟内不能立即用热水洗澡。如在锻炼时出现心绞痛、头晕、恶心、气短或面色苍白、发绀、腿痛、疲倦、失眠，或运动后 5 分钟内心率不能恢复到 100 次/分以下，或者血压升高，糖尿病未能控制，应考虑暂时停止活动锻炼、或减少活动锻炼时间和活动量。

（5）心肌梗死的老年人自我保健生活的指导，应遵循"多走、多睡、少吃"的原则。如睡眠至少 7～8 小时，如老年人睡不着，则至少要有 10～12 小时的卧床休息。膳食方面要适当控制饮食，原则上是低热量饮食，不要因休息而发胖。吸烟的老年人应严格禁烟。饮料中咖啡因的含量要少。出院 3 个月后允许少量喝些葡萄酒（30～50 毫升）。洗澡宜用温水，水温不超过 45 ℃，时间要短。性生活方面一般在发病后两个月内禁止，如果老年人能上二层楼梯，无主诉不适，可以恢复性生活，但次数和性生活时间应加以控制，最好事前服用或备用麝香保心丸等药物。

冠心病老年人的饮食调理

冠心病老年人的饮食调理，也是冠心病病人家庭自我保健的一项重要内容。

1. 饮食原则　①控制热量，保持理想体重。②控制脂肪摄入的质与量。③控制碳水化合物的摄入量。④适当增加膳食纤维和海产品的摄入。⑤提供丰富的维生素。⑥保证必需的无机盐及微量元素供给。⑦少量多餐，切忌暴饮暴食，晚餐不宜过饱。⑧严禁吸烟。

2. 热量　冠心病老年人的热量摄入，应从老年人性别、体重、年龄及活动量来考虑。一般在 8200 千焦耳（2000 千卡）左右。如系肥胖老人为了减轻体重，每天总热量还应该减少 2100 千焦耳（500 千卡），可以逐步减少热量，以使老人有适应过程。

3. 热量营养素比例　主要营养素占热量的比例是蛋白质占 15％、脂肪占 20％、碳水化合物占 65％～70％。如冠心病老年人兼有高甘油三酯血症，则碳水化合物应小于总摄入热量的 60%。如兼有高胆固醇血症，脂肪应小于 16%。如有高甘油三酯血症，则脂肪摄入量为 30 克左右。而有高胆固醇血症时，脂肪供给量为 24 克左右。

关于胆固醇的摄入量，按照我国的饮食习惯原来摄入量也并不高，所以有的专家认为，高胆固醇血症的老年人每天摄入量一般可小于 250 毫克。老年人饮食中的蛋白质，可以植物蛋白为主，如豆类及豆制品，也可多摄入一些鱼类。

4. 配膳　冠心病老年人的饮食可按以下要求配膳：

（1）将一天总热量按早餐 30%、午餐 40%、午点 10%、晚餐 20% 的比例分配，也可将一天膳食分为 5～6 次。

（2）宜多选用下列食物：谷类、豆类、蔬菜、水果、鱼、兔肉、脱脂奶、植物油、蜂蜜。这类食物可任意选用，只要热量不超出供给总量。瘦肉（包括猪、牛、羊肉）、鸡肉，每天可食用 1 次，总量不宜超过 30～40 克，茶叶、咖啡等饮料也可适量饮用。

（3）冠心病老年人不宜选用下列食品：肥肉、家禽皮、动物内脏、腊肉、腊肠、全脂奶、奶酪、巧克力、蟹黄、皮蛋黄、猪油、黄油、奶油等。

（4）伴有高脂血症的老年人，如甘油三酯高，要慎用蔗糖、糖果、甜食及含糖饮料，并适当限制胆固醇。如高胆固醇血症，要严格限制脂肪和胆固醇，多食用酸奶、洋葱、大蒜、蘑菇等，有降血脂胆固醇的作用。

（5）冠心病老年人还要控制食盐的用量，每天 5 克以下。

（6）平均一天烹调油 15 克。

改变 A 型性格

目前，国际上也有学者从人的情绪稳定性、社会适应能力、心理活动内外倾向性等角度综合考虑，把人的性格进行分型。美国著名心脏病学家费尔德曼和罗森在 20 世纪 60 年代对人的性格进行了研究，把人的性格分成 A、B、C、D、E 5 类。

A 型性格的主要特征：争强好胜，急躁易怒，行动敏捷，生活节奏快而紧张，个性强，好冲动，很少倾听别人意见，爱打断对方讲话，一件事未完成，又忙于做另一件事，常常为自己制订一些过高的计划，属外向型。

B型性格的主要特征与A型性格基本相反。态度随和、开朗、敏捷、诚恳，交际能力强，社会适应性均衡，有进取心，属内向型。

C型性格的特征是平稳、被动、迟钝、淡漠、工作效率低，对周围事物不感兴趣，属平稳型性格。

D型性格的特征是积极、主动、肯干、易于冲动、喜欢想入非非、独立思考问题，不愿与人交往，社会适应性差，称之为反常（逃避型）内向型性格。

E型性格的人多具有情绪稳定，善于思考，很少攻击性，不善于与人沟通，也很少找别人的麻烦的特点，但是情绪消极，自我评价偏于悲观。

心理学家发现冠心病、动脉粥样硬化、高血压等疾病与人的性格有密切关系。A型性格的人冠心病的发病较高。上海第二医学院附属新华医院曾选择200例平均年67岁的老年冠心病者进行调查，并对其中25例进行冠状动脉造影，结果发现21例属于A型性格，占84％。从临床表现看，高血压、心绞痛、心肌梗死、心律失常的病人中，A型性格多见，B型性格则较少。

为什么A型性格的人，冠心病患病率高呢？因为A型性格的人，大脑皮层的兴奋性增高，交感神经处于长期的、反复的兴奋状态，使供应心脏的血管——冠状动脉长期反复地紧张收缩。这样，一方面直接影响心脏的供血，另一方面使冠状血管的内皮细胞受损，这是导致冠状动脉粥样硬化的病理基础。同时，受损的血管内皮细胞又引起前列腺素的分泌发生障碍，增加了血小板的黏附性和聚集作用，使血液的凝固性增强，从而引起冠状动脉缺血，发生冠心病。

另外，交感神经长期的过度兴奋，必然导致儿茶酚胺分泌增多，引起血压升高，心跳加快等，也是发生冠心病的重要原因之一。所以，冠心病不完全是饮食结构不合理、动物脂肪摄取过多而造成的。

既然A型性格给人们的健康和生命带来莫大危害，那么A型性格能不能改变呢？很多人可会异口同声地说："难改。"但是通过大量的实践和研究表明，人的性格是完全可以改变的，只是有的人向积极方面转化，有的人却向消极方面转化。

美国费尔德曼博士是研究性格、情绪与冠心病关系的专家，他自己就属于Ａ型性格的人，平时动作快，没耐性，易激动，好争强，整天忙忙碌碌，紧紧张张。1967年他患了冠心病，因为他深知性格会给这种疾病带来严重后果，所以，从确诊冠心病以后，就努力模仿Ｂ型性格的人，不再过分争强好胜，放慢生活节奏，悠闲自得，衣着随便，通过十几年的努力，身体逐渐好转。与他相同的一些老年人，在发生过心绞痛或心肌梗死以后，也主动改变了自己的性格，一旦性格有所改变，病情就会减轻。

怎样才能改变自己的Ａ型性格？

（1）要充分认识到Ａ型性格的危害性，决心克服自己性格中的弱点。

（2）要树立信心，认识到自己的性格是可以改变的。

（3）要对自己有正确的评价，实事求是、留有余地的确定自己的奋斗目标，不好高远骛远。

（4）要注意发扬民主，平等待人，不要有家长作风，要多听别人意见，不要轻易打断别人的讲话。遇事要沉住气，养成心平气和的习惯，多用商量的口气和别人讲话。

（5）多找Ｂ型性格的人交朋友，以对方作为性格安静、随和等行为方式的学习模板。

（6）做安静、放松的锻炼，使大脑安静，脑与全身均处于松弛状态。

笔者感悟

笔者在1996年秋，因心理压力过重（妻子患晚期乳腺癌），突发心肌梗死。发病前2天有乏力症状，当天上午心电图检查还正常，下午在家出现阵发性心绞痛，马上含服麝香保心丸。去医院急诊时，心电图检查仍正常，血清心肌酶等测定也正常，经止痛、扩张冠状动脉血管药物滴注后，症状缓解。笔者还是考虑住院治疗，继续静脉滴注扩张冠状动脉血管药物。

入院后第3天，心电图检查才出现 V_1 导联 Q 波、ST 段、T 波变化，血清心肌酶等升高，诊断为前间壁心肌梗死。由于当时所在医院的条件，无法做溶栓或介入支架治疗，只能进行保守治疗，1 个月后出院。

出院后，积极康复治疗，并持续服用中药汤剂调理了 8 年。以后，长期服用肠溶阿司匹林片和活血化瘀的中成药。22 年后（2018 年），我做冠状动脉 CT 造影检查显示，我的冠状动脉的狭窄程度和 1996 年当时心脏 B 超检查相比，没有明显进一步发展。体检时，心电图 V_1 导联 Q 波已经很小，ST 段、T 波略有变化。说明冠状动脉左前旋支堵塞后 20 多年来，已在周围代偿性长出新生小血管，这种代偿是人类自我保护的一种机制。

笔者感悟，冠心病看起来是身体局部问题，在实质上是全身问题的局部表现，身体其他部位血管也出现了问题。引起冠心病的主要原因是年龄、不健康的生活方式、心理因素等，还有高血压、高血脂、糖尿病、肥胖等。但笔者心肌梗死时，并无明显高血压、高血脂、高血糖、肥胖等病症。

冠心病的治疗是改变生活方式和用药，二者缺一不可。笔者服用 8 年中药功不可没。

患有冠心病的老年人要有良好的心境和情绪十分重要；患了冠心病要随身携带麝香保心丸、硝酸甘油片等急救药品，以备急用；心肌梗死后，血清酶及心电图变化的出现可能要迟于心肌梗死的临床症状；老年病人一旦出现心绞痛，急救治疗不应有所等待，宁信其有，立即呼叫"120"救护车送医院急救，严密观察、注意病情变化；心肌梗死后的康复治疗进行要尽早好；建议病人长期坚持中西医结合治疗，不但心脏功能恢复得快，病情发展也可得到有效控制；心肌梗死的二次复发率是很高的，必须严防复发；冠心病病人要同时注意血压、血糖、血脂的变化，这些都是互相影响加重病情的，同时应积极治疗控制高血压、高血糖、高血脂。

心肌梗死发生后，仍必须随身携带麝香保心丸；每年至少要心电图检查 3～4 次，观察各导联 ST 段、T 波的改变。当然，饮食控制、适度身体活动、控制肥胖、高血压、高血脂、糖尿病等也必不可少，同时必须慢慢改变自己的坏脾气，使心情保持平静。

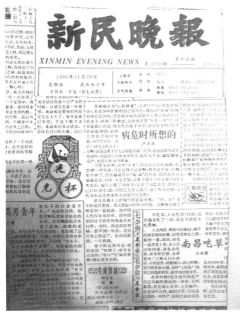

新民晚报刊登笔者的文章

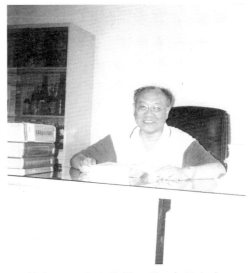

笔者 1997 年心肌梗死后一年已上班，
接受中医中药治疗中

我被确诊为"心肌梗塞"，送进 CCU（心电监护病房）。有着 30 年医龄的自己很明白，现在向"死神"的报到率已是 20％。望着刚在病危通知书上签字的泪汪汪的妻子，感到一阵歉意，这次也许要"先走一步"了。使我最担心的是，你患乳房癌手术后，还会复发吗？你单位面临倒闭，退休工资能否按时发放。再望望站在一边已六神无主的儿子。儿啊！爸爸这辈子尽力让你能多读一点书。爸爸这次不论生死如何，你还有二年的大学学习，每年几千元，就是倾家荡产，也得让你大学毕业。

当医生的我，这次"大难"，其实自己早有预感，总想撑一撑再说，可还是撑不过来啊！我为这个家，已鞠躬尽瘁了。望着输液管中"滴、滴"的药水，我的泪水也滴滴在流。53 岁，人生苦短，这辈子留下了什么呢？18 年寒窗后，编写出版了 18 本书；发表了 16 篇论文，离我自己目标还差 2 篇，可惜已无法完成了，成了终身遗憾。这些书和论文将来给儿孙留个纪念吧！

接在我鼻子上的氧气管连着水瓶，"扑、扑"在不停地冒着泡。我又想起 1995 年 10 月份，在解放日报上曾看到一篇报道，说中国人均寿命为 70 岁，但中国知识分子的平均寿命只有 53 岁。当时，我还将信将疑。想不到一年后，在自己身上验证了。含泪的眼睛，一片模糊。

妻子附在我耳边，轻轻的说："别想了，难关总会过去的"。有口"气"就会想啊！哪怕是多余的。

3 脑卒中的自我保健

有些老年人会突然发现面部麻木、口齿不清、手脚无力等情况，中医称"中风"，现代医学称为"脑卒中"，是一类急性脑血管病变，是由于脑部血管突然破裂或者阻塞致使脑组织受压或供血不足而造成的脑细胞损伤，从而影响相应区域的脑功能。脑卒中起病常常很突然，部分呈持续性进展和加重，因此能否早期识别脑卒中，能否及时治疗和处理与预后息息相关。

年龄是脑血管疾病的独立危险因素，其他相关危险因素包括原发性高血压、糖尿病、血脂异常、心房颤动（简称房颤）、动脉瘤家族史及吸烟等。因此，那些长期伴有"三高"且控制不达标、伴有房颤且未接受抗凝治疗的老年人，更易发生脑卒中。高危人群如出现上述症状时，应警惕可能发生了脑卒中。

脑卒中具有发病率高、病死率高、致残率高的"三高"特点，在我国已成为老年人首位致死原因，也是造成成年人残疾的首要原因。脑血管疾病的自我保健，除了要降低其死亡率之外，同时还应重视脑血管疾病恢复期的康复医疗，以减少脑血管疾病复发和最大限度地减少其致残率，减轻后遗症。

脑卒中是脑血管疾病中最重要的病种，主要可分为缺血性和出血性两大类。脑卒中常见的后遗症有：偏瘫（一侧肢体不能活动）、失语（不能说话）、认知障碍（认识和感知事物有障碍）、情绪和行为异常、日常生活不能自理等。这些功能障碍通过家庭康复治疗能得到不同程度的恢复，使老年人能适应家庭及社会。

近年，大量国内外医学实践表明，经过早期家庭康复治疗和训练的病人，70％～90％在脑卒中后6个月内能行走，30％的病人能恢复一些日常生活，24％病人其上下肢活动功能能基本恢复，家庭康复治疗在改善和恢复病人的活动、感觉、认知功能，改善日常生活活动等方面有着重要作用，对提高老年脑卒中病人的生活质量，带病延寿更具有重要意义。

脑卒中有几种

脑卒中分为出血性脑卒中（包括高血压性脑出血，蛛网膜下腔出血）和缺血性脑卒中，缺血性脑卒中又分为一过性短暂性脑缺血发作和脑梗死。

脑梗死主要是由于供应脑部血液的动脉出现动脉粥样硬化和血栓形成，使管腔狭窄甚至闭塞，导致局灶性急性脑供血不足而发病；也有因异常物体（固体，液体、气体）沿血液循环进入脑动脉或供应脑血液循环的颈部动脉，造成血流阻断或血流量骤减而产生相应支配区域脑组织软化坏死者。前者称为动脉硬化性血栓形成性脑梗死，后者称为脑栓塞。

脑梗死是脑血管疾病中最常见者，约占75％，病死率平均10％～15％，致残率极高，并发症多，且极易复发，复发性脑卒中的病死率及致残率大幅度增加。

动脉硬化性脑血栓形成的常见病因和诱发因素是脑血管壁病变、心脏及血流动力学改变、血液成分改变及血液流变学异常、血管外因素及颅外栓子。而其危险因素包括年龄、家族史、一过性短暂性脑缺血发作或既往脑卒中史、高脂血症、高血压或低血压、吸烟和酗酒、冠心病，肥胖，动脉粥样硬化、饮食因素、糖尿病或代谢综合征，高同型半胱氨酸血症及口服避孕药等。对于动脉硬化性脑血栓形成来说，高血压和糖尿病是最为重要的危险因素，其次才是冠心病、超重、肥胖高脂血症及喜吃肥腻食品。我们认识了脑卒中的危险因素才能预防及治疗脑卒中。

脑卒中的常见症状

1. 常见神经系统症状

（1）突发眩晕，此类症状以往未出现过或者程度较以往加重，可伴或不伴恶心和呕吐。

（2）出现既往少见的严重头痛和呕吐，呕吐频繁而剧烈，可呈喷射样，常常提示蛛网膜下腔出血。

（3）出现意识障碍或者肢体抽搐。

（4）出现黑矇或单侧视力障碍（视力丧失，视野缺损或复视等）。

2. 常见神经系统体征

（1）单侧肢体无力或麻木，轻者有肢体活动不灵活，僵硬感，持物不稳，走路拖步；重者有半侧肢体偏瘫，不能行走或持物。

（2）持续时间较长的一侧面部麻木或者单侧肢体麻木感。

（3）口角向一侧㖞斜、流涎；不能做吹口哨动作或者鼓腮时漏气；伸舌歪向一侧；进食有呛咳、吞咽有困难。

（4）说话口齿含糊不清（说话大舌头），或语言表达有障碍，话语别人无法理解，或理解他人的语言有困难。

（5）双眼向一侧持续性凝视，瞳孔大小异常，形状不规则或双侧瞳孔不等大。

（6）颈部活动受限，严重者可有颈强直，往往提示蛛网膜下腔出血可能。

3. 其他症状　脑卒中前或脑卒中时可伴有其他相关疾病的症状，如血压波动、血糖升高，需要引起重视。心血管疾病和其他脏器出血或血栓等疾病的急性期容易伴有继发脑卒中，但症状可能被原有疾病所混淆或掩盖，往往容易被忽视，因此需进行密切观察并仔细判断。

4. 隐匿性脑卒中　脑卒中的临床症状与血管病变累及的部位与组织损害的程度有关。病人因为病变血管范围小，组织损害程度较轻，并未显著影响神经功能，临床上可能没有明显症状，只有在做头颅 CT 或磁共振等影像学检查时才发现曾经发生过脑卒中，故命名为隐匿性脑卒中或无症状性脑卒中。

"小中风"和"腔梗"

老年朋友常听说"小中风""腔梗"，它们其实是怎么回事呢？

1. "小中风" 短暂性脑缺血发作俗称小中风，是指伴有局灶症状的短暂脑血液循环障碍，症状与脑卒中类似，可表现为短暂性失语、肢体功能障碍或感觉障碍，少数也可伴有意识障碍或精神症状，但症状和体征通常在 24 小时内消失，一般无后遗症状。反复发作的小中风提示缺血性脑卒中的发病风险增加，故应积极预防，早期干预，规范治疗。小中风病因与脑梗死有重叠，预防措施及治疗原则也相似。

2. "腔梗"是中风吗 腔隙性脑梗死，简称"腔梗"，大多发生于大脑深部位的微小动脉的缺血性微梗死，经慢性愈合后所形成的不规则腔隙，老年人是最重要的危险因素，男性多于女性。腔隙性脑梗死在临床上是通过影像学来诊断的，大多为小于 1.5 厘米的病灶。

腔隙性脑梗死的类型有急性、亚急性和慢性 3 种类型，急性症状一般于 12 小时至 3 天达到高峰。一般症状有头晕头痛、肢体麻木、眩晕、记忆力减退、反应迟钝、抽搐、痴呆，无意识障碍，精神症状少见。高血压是本病最主要的病因，糖尿病是重要的危险因素之一，与多发性的腔隙性脑梗死有关，而与单发的无关。栓子包括心源性栓子和动脉源性栓子。其他因素如高脂血症、高黏血症、吸烟、饮酒、高半胱氨酸血症和脑局部血流改变等，对腔隙性脑梗死的发生也有一定影响。由于 CT 扫描及核磁共振扫描的广泛应用，老年人群中发现腔隙性脑梗死的概率大大增加。

临床上急性腔隙性脑梗死治疗同急性脑梗死。无症状影像学的腔隙性脑梗死需进行急性脑梗死的预防性治疗，对有明确缺血性脑卒中危险因素，如高血压、糖尿病、心房纤颤和颈动脉狭窄等应尽早进行预防性治疗。高血压病人，应将血压控制在一个合理水平。因为血压过高，易使脑内微血管瘤及粥样硬化的小动脉破裂出血；而血压过低，脑供血不全，微循环瘀滞时，易形成脑梗死。

另外，可以运用他汀类药物治疗动脉粥样硬化；高半胱氨酸血症的病人补充叶酸；应用中医中药活血化瘀药物；避免不良嗜好如吸烟、酗酒、暴饮、暴食，改善情绪；适度的体育活动，都对健康有益。

脑卒中急性期后的康复训练

脑卒中老人在顺利度过急性期后，意识转为清醒，血压、脉搏、呼吸均达稳定，这时就可以在家属帮助和鼓励下，开始进行功能训练。一般情况下，脑栓塞病人距发病1周、脑出血病人发病3周后，即可进行训练。脑栓塞病人若发病时无意识障碍，仅有偏瘫，第二天起就可以进行功能训练。

功能训练的内容有以下几个方面：

1. 被动运动　脑卒中老人瘫痪的肢体关节，常常有肿胀、疼痛，并伴有活动度受限。被动运动可以避免关节强直，牵伸肌肉肌腱，预防挛缩、畸形、萎缩，促进瘫痪肢体主动运动的出现。家属在给脑卒中老人做被动运动时，可以结合按摩。活动幅度要从小到大，活动从近端关节开始，再至远端。健侧上下肢与瘫痪一侧要做相同的动作，这种交叉训练有利于患侧的恢复。老人还可根据动作，进行相应的"假想"运动。

（1）上肢被动运动：

1）第一节，肩部运动：家属一手托住病人上肢肘部，一手将病人上臂外展、复原，再向前做上举动作。在肩关节瘫痪初期，关节周围肌肉松弛，要防止被动运动造成关节损伤或脱位，因此动作要缓轻，活动范围要小，不超过90°为好。

2）第二节，前臂运动：一手托住病人手腕，掌心向上，另一手托住肘关节，抬起前臂向上臂靠拢，做屈曲伸展动作。伸直前臂，使掌心向下，做前臂内旋动作。

3）第三节，手部运动：一手握住病人手指，另一手握住前臂远端手腕之上，帮助病人手腕屈伸运动，再帮助病人手指做屈伸运动。

4）第四节，按摩运动：上肢平伸，由上向下进行按摩，可先自肩部周围开始，然后上臂、前臂，再按摩手部。

（2）下肢被动运动：

1）第一节，勾腿运动：抬起病人一条腿，使膝关节保持伸直，一手托小腿下部，一手捏住脚底前方，向前推脚前掌部，使足尖勾起，再向后使脚面绷起。

2）第二节，转足运动：保持以上姿势，手推脚底前部，由外向内，再由内向外做旋转运动。

3）第三节，伸腿运动：一手托住踝部，另一手握住膝部，使大腿抬起（角度大小视病人具体情况而定），小腿下垂，一手按膝，另一手顺势将腿抬起，使腿伸直。

4）第四节，绕膝运动：一手托膝窝，另一手捏脚心，由外向内、由内向外绕膝运动。

5）第五节，压腿运动：一手扶膝，另一手扶小腿前下部，保持屈膝收腿姿势，将小腿压伤大腿，大腿压向胸部。

6）第六节，转髋运动：两手同时扶膝，使双腿保持屈膝收腿姿势，然后捏住双膝，由右向左，再由左向右做关节转动，并可根据病情逐渐扩大范围。

7）第七节，下肢按摩：将腿平伸，两手按住大腿上部，由上向下做提捏式按摩。

一般情况下，每天做被动活动 2～4 次，每次同一动作可做 5～6 遍，开始做时动作要轻，幅度不宜过大，以老人不发生疼痛为主原则。

2. 本体促进法训练　这是利用各种神经生理反射，来诱发脑卒中病人的随意运动。

主要有以下几种训练方法：

（1）被动地将老人患侧上肢上举过头时，手指可诱发伸展运动。

（2）老人仰卧位、健侧下肢髋关节外展或内收，并加以外力抵抗，可诱发患侧下肢运动。

（3）老人用健侧手指用力握拳，诱发对侧手指屈指运动。

（4）老人头旋转向你伸展的健侧上下肢，能诱发促使对侧上下肢屈曲运动。

（5）老人头颈前屈，能促进上肢屈曲及下肢伸展运动。

（6）老人头颈后仰，能促进四肢伸肌张力增高。

（7）老人上半身向右旋转，促进右上肢屈曲，右下肢伸直；向左旋转，促进右上肢伸展和右下肢屈曲。

（8）老人仰卧位，大腿向腹侧屈曲时，诱发足关节背屈（图5-3-1）。

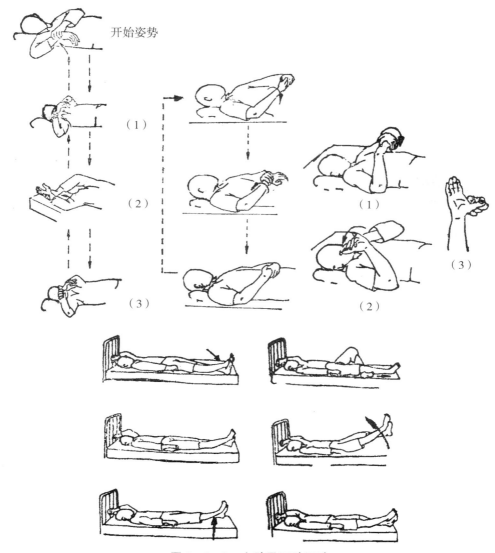

图 5-3-1　上肢及下肢运动

以上各种反射不是每个脑卒中老人均可诱发出来，仅供选择性应用。

3. 床上运动训练　康复医学实践揭示，偏瘫老人健侧肢体运动对偏瘫一侧肌力可产生有利的影响。另外，可以使病人患病后仍保持健侧肢体的肌力，防止肌肉萎缩，同时也可以老人自己给患侧做被动运动，这对瘫痪的康复是非常必要的。每天2～4次，体弱的老人可选择其中几个动作。

4. 腹式呼吸训练　大多数的脑卒中偏瘫老人在进行康复训练时，往往会出现"屏气"现象，导致血压的升高，并有可能诱发脑出血、心绞痛、心肌梗死，所以强调偏瘫老人出院后进行家庭康复训练时，采用正确的呼吸方法具有重要意义。一种正确的呼吸方法不但可以增强老人的心肺功能，而且可以减少运动中意外的发生。

老人为了在康复训练时，〗能够无意识地采用正确的呼吸方法，必须每天花费一定时间坚持腹式呼吸训练，即让老人躺在床上、坐在椅子上或站立，用鼻深长缓慢的吸气，同时使腹部慢慢隆起；随后用口缓慢吐气，同时腹部慢慢塌陷。开始时可以单独训练。每天两三遍，每遍20次，熟练后可在运动时，配合着呼吸训练。

5. "半桥"训练　"半桥"训练即病人采取仰卧位，髋关节和膝关节自然屈曲至一定角度，以使双足垂直立于床面，进行抬臀训练。这种"半桥"训练不仅能练习腰腹部肌肉，还能练习伸展髋关节，对病人以后站立、步行功能的康复具有重要作用。开始练习时，可双膝关节并拢下进行，后期可以双膝分开进行训练。

病人出院回家后，每天可练习10组，每组10次，早晚各5组。练习时病人不要双唇紧闭，应张口呼吸，以免引起血压升高。体弱的老人要慎练，训练次数可根据个体情况而定。年高老人禁止练习。

脑卒中急性期，老人的各种功能障碍可能表现得比较多，这是因为除脑血管损伤的病灶中心，引起脑功能障碍外，病灶周围脑组织由于水肿、压迫、渗出等因素，功能也同时受到影响。但这些影响是可逆性的，因此在脑卒中老人康复过程中，首先要保持和锻炼健侧肢体的能力，其次再锻炼功能受影响的肢体。最后，针对病灶中心损伤所致瘫痪的功能进行康复。这样紧密联系病情，进行康复医疗效果很明显。

预测瘫痪肢体的康复程度

脑卒中偏瘫老人的瘫痪肢体能否恢复？好转到什么程度？这是脑卒中老人和他们的家属所急于了解的。以下简单的运动试验方法，每月测试一次，连续半年，可以大致推测出瘫痪肢体究竟能恢复到什么程度。

1. 瘫痪上肢恢复的预测　瘫痪上肢绝大多数都是从肩部先恢复，其次为上臂和前臂，以手指的功能恢复最迟。而手指活动好转的程度与日常生活，如能否进餐、写字、缝纫、持物等关系很大。因此，一般都以手的活动程度作为上肢功能恢复的标志。

脑卒中后，手始终能保持向各方向运动，估计基本能恢复正常的功能。如果在脑卒中后1个月内，手指能恢复活动的，估计大部分能恢复正常功能，但有一部分只能恢复部分功能。发病后3个月手指才能活动，则仅有一部分能恢复部分功能，而大部分功能将会丧失。发病后6个月以上手指还不能动，那手的功能以后基本上就难以恢复了。

2. 瘫痪下肢的预测　老人取仰卧位，令其将伸直的瘫痪侧下肢离床向上直抬，如能悬空的完成膝关节伸、屈动作，估计将来能恢复到独立行走。若能将患侧下肢直抬离床，但不能悬空做膝关节屈伸运动的老人，估计至少能恢复到扶杖行走。如老人的患肢不能离床直抬，仅能沿着床面蜷曲膝关节，并保持这一位置，或者虽然不能主动屈伸患肢，但能保持膝关节屈曲位而不向两侧倾倒，估计多数能扶杖行走。倘若半年后老人的患肢仍不能达到上述要求，那么恢复行走功能的可能性就极小了。

对于脑卒中后偏瘫的老人，不论是上肢还是下肢，持之以恒的康复锻炼，对肢体功能恢复快、恢复好起着重要作用，老人决不能静待自然恢复，而贻误康复时机，可能会造成终身遗憾。

坐、立、行的康复训练

脑卒中偏瘫老人的坐、立、行功能的康复是独立生活的重要步骤，等于老人第二次"学习"走路，也是功能康复过程中的重大"飞跃"。当然，并不是每一个脑卒中偏瘫老人都能恢复到独立行走，还取决于老人脑卒中后的病情轻重、年龄、心肺功能、合并症、继发关节畸形、肌肉萎缩等因素。

卧床老人在坐立锻炼前要做好思想准备，避免精神紧张。老人对自己瘫痪也要有足够的认识，以免误认为自己跟健康人一样，莽撞前进，反而造成摔倒。老人在进行步行锻炼前，还要测试一下自己的心肺功能情况，如有心慌、气短，常有头晕、头痛者，心率超过 100 次/分，呼吸超过 25 次/分者，那么锻炼宜暂缓进行。

在进行步行康复训练前，老人也可在家属看护帮助下，进行一些辅助训练。

1. 健患联动训练 部分脑卒中病人偏瘫老人，偏瘫侧上肢或下肢仍不能独立地上举或抬起，所以老人可以用健侧肢体辅助患侧肢体进行运动，以促进患侧肢体功能的恢复，促进坐立、步行功能的康复。

以下几个健患联动的动作训练，偏瘫老人可以选做或者全做：

（1）助患手上举：双手手指交叉互握置于胸前，注意病侧拇指要压在健手拇指上，然后健手带动患手用力前举或上举过头，尽量做到肘关节伸直，仰卧位、坐位、站位均可。此外，在仰卧位前平举时，还可做左右摆动（头部尽量同步转动），肩部环绕运动（顺向、逆向都要做）。

（2）健手击拍：将患侧的手臂置于胸前，用健侧手掌或拳头从患侧肩部沿上肢外侧拍打至手部。

（3）捏挤患手：用健手拇指、示指沿患侧各手指两边由远端向近端捏挤，并牵拉大拇指，使虎口开阔。

（4）环绕洗脸：用健手抓住患手使其伸展，然后在健手带动下在脸部做顺时针和逆向模仿洗脸的动作。

（5）直腿抬高：双腿交叉，健腿置于患腿下，双腿同时抬离床面，注意膝关节尽量伸直，并可向左右移动相互交叉的双腿。

（6）健足敲膝：用健侧足跟从病人侧膝下沿小腿前外侧由上向下至足外侧来回敲打。

上述动作每个动作重复 10～20 次，每天做两三次，动作轻柔缓慢，不宜过快，以不引起疼痛、疲劳为度。

2. 起坐训练　偏瘫老人步行康复训练，首先要从坐、立开始训练，可以分起坐、站立前准备、站立、步行 4 个阶段进行。

坐位训练是步行和日常生活动作训练中最基本的，如果病人能坐起，对于进食、大小便、上肢活动均带来很大方便。坐位进食可以防止呛咳或气管窒息，坐式有利于大便的排出，坐位穿衣方便，坐着轮椅可以四处活动，另外坐位锻炼对预防肺炎、褥疮、泌尿系统感染均有良好作用。一般神志转清的脑栓塞老人，发病后 7～10 天（无意识障碍的，可在发病第二天）；脑出血的老人在发病后 20～30 天，都可以进行坐位训练。

家属在床上放好靠垫，老人以健侧上肢支撑，缓慢坐起。开始时，可以半卧位（30°左右），每天 2 次，每次尽量坚持 5 分钟。如果老人无头晕、恶心等不适，可以隔天提高半卧位角度，每次 10°；也可隔天延长半卧位时间，每次延长 5 分钟。这样交替进行，直至可坐起 80°，始终维持 1 小时。

3. 坐位平衡训练　在起坐训练同时，还要训练坐位平衡，即用枕头或其他垫子垫在偏瘫一侧上肢外方，背部靠垫。但在开始时家属要轻轻扶持，否则老人在开始时易向患侧后外方倾倒。如果能在家属扶持下，背部不靠，静坐 1 小时，就可让老人坐在床沿，两足着地，或者床前放个小凳，让老人两足踩在小凳上。也可让老人用健侧手握住床架，家属双手扶住老人两肩，每次保持此姿势，20～30 分钟，每天 3～5 次。再过渡到家属可以放开双手，老人自己能扶床保持平衡坐位，直至老人完全能自行坐稳、站起。也可以在后床架上系上助力布带，让老人借力于拉助力布带练习坐起。

4. 站立前准备训练　这是由一套康复训练操组成，老人每天可 3～4 次，每节做 10 遍，一般做 10 天左右，视老人康复情况而定。

（1）第一节，老人坐在床沿，两腿分开，两脚着地，以手撑床，在上肢支持下，身体慢慢地向左右倾斜。

（2）第二节，姿势同上，用健侧上肢将偏瘫一侧上肢托起，然后以健侧下肢托起偏瘫侧下肢，交替进行。每次托起要保持 5～6 秒，然后在手支撑下做躯干左右旋转运动。

（3）第三节，姿势同上，使头及身体尽量前屈，每次 15 秒。

（4）第四节，姿势同上，家属扶住老人两上肢肘部，老人两上肢在胸前交叉，老人是自己臀部略离床沿，身体稍向前屈，并向左右两侧做弯腰动作，每次 5 秒。

（5）第五节，家属扶住老人两手，使臀部离床站立（图 5－3－2）。

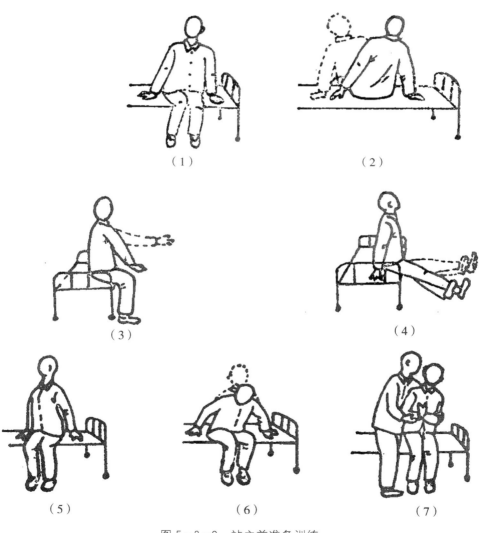

（1）　　　　　　　　　　　　　（2）

（3）　　　　　　　　　　　　　（4）

（5）　　　　　　（6）　　　　　　（7）

图 5－3－2　站立前准备训练

5. 站立训练 如病人在站立时出现心慌、出汗、头晕、眼花，甚至昏厥，应立即马上采取卧位。站立训练要暂缓进行。

站立训练时家属一定要注意老人站立的姿势，大腿不能做内收或外旋，膝关节不能屈曲或过度伸展，足部不可内翻或下垂，足趾不能屈曲、内收。否则，对下一步的步行训练将带来不利。每次练习10～20分钟，每天3～5次。

老人可以在家属帮助下坐在椅子上。然后，家属以两手支持病人两侧腰部，帮助病人由坐位起立，至病人能自行站立，再进行以下锻炼，也可从床上坐位练习站立。

（1）靠墙站立：家属两手扶持老人双肩。若偏瘫一侧膝关节不能伸直，家属可用膝顶住老人膝部，使其靠墙站立，然后逐渐放开扶老人的手，直至老人能自己靠墙站立。

（2）扶床站立：在老人独自靠墙站立的基础上，开始让老人扶床站立逐渐放开手，不扶物而站立（图5-3-3）。

（3）平衡训练：两手扶床栏或桌站立，身体做左右旋转运动，再做左右弯腰运动，再交替提起两足，在手扶持的情况下，老人单独站立一，维持6秒以上，再扶床开始做横向慢慢移步。老人经过以上站立训练后，下一步就可开始步行训练了。

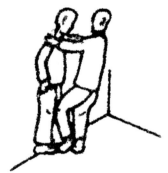

图5-3-3 靠墙站立

6. 步行锻炼 脑卒中后的老人，训练迈步困难较多，所以老人及其家属都要有耐心，还要加强老人心理意识上的锻炼。

（1）重度瘫痪者：由家属协助，病人患侧上肢搭在家属肩上，家属一手扶腰，另一手拉住别人的手，两人先迈外侧下肢，后迈内侧下肢。如患肢向前迈步有困难时，开始可以先原地踏步，逐渐慢慢练习行走，然后再训练独立行走。家属下肢可拖抬病人患肢向前迈步，每次5～10米。

（2）中、轻度瘫痪者：可扶手杖练习，开始阶段手杖先出去一步，第二步患肢迈步，第三步健足跟上。轻度瘫痪者可把手杖及患肢作为一支点，健足为另一支点，两者交替前进，患肢着力时手杖扶助支撑体重。

7. 上下台阶练习　老人在走平路练习平稳后，可以进行上下台阶练习。开始时必须有人保护及协助。

（1）上台阶练习：第一步健手扶住楼梯栏杆，使体重着力点落在健手臂上，第二步健侧下肢上台阶，同时家属搀扶病人，避免向患侧摔倒；第三步患肢跟上健肢，同时站在一个台阶上，以后重复以前的步子。开始时，不要超过5个台阶，以后逐渐增加。

（2）下台阶练习：第一步，健手向前扶好；第二步，患侧下肢向下迈一个台阶，此时助手要搀扶好；第三步，健肢迈下台阶。两足站在同一台阶上或三步动作两个支点，家属在旁要注意防护。

老人在以上练习中，如出现头晕、胸痛、发绀；运动后心率在110～120次/分，或伴有心律失常；运动后面色苍白、出虚汗者，说明运动量过大，应立即停止练习或者减量练习。当然，以上各项练习的初期，老人必须在家属的保护下进行。高龄的脑卒中老人由于平衡障碍、关节肌肉活动差，步行功能恢复也差。另外，关节痉挛畸形、肌肉萎缩、健身肌肉萎缩或有疼痛的老人，步行锻炼的效果可能也比较差。

8. "整形"划圈步态　脑卒中老人经早期康复后，常以"画圈步态"行走，这主要是由于老人患侧膝关节屈曲控制不佳引起，因此这种情况需加强患腿膝关节的屈曲训练。训练时老人可以在床上取俯卧位，保持患侧髋关节伸直位，缓慢后屈膝关节，然后缓慢放下，重复进行。做此训练时，老人家属可以用一手在老人臀部向下加压，使其髋关节维持伸直位，另一手托住老人患侧小腿的前缘帮助后屈小腿，每次训练可做6组，每组6次。做此训练时，老人可以健侧先做几次，先体会整个动作过程，然后再进行患侧练习。

老人除上面俯卧位膝关节屈曲训练的方法以外，也可以在站立位时进行患侧膝关节屈曲控制练习。练习时，老人健腿单腿站立，患侧髋关节尽量维持伸直状态，患侧膝关节缓慢后屈，然后缓慢伸直，重复进行，每次训练可做6组，每组6次。

9. 纠正"足下垂" 脑卒中老人出院后，一般小腿后部肌肉都有一定程度的"紧张"，由于这部分肌肉紧张和挛缩往往会引起老人患足呈下垂畸形，这会明显影响老人穿鞋、站立及步行等日常活动。那么，如何来预防这种情况的发生呢？

"足下垂"的预防应从脑卒中早期开始，早期老人还没有下床时，应该强调用足托或者其他质地较为柔软的物品（如海绵垫等）维持踝关节于中立位。当老人能够下床时，可让老人每天下床维持一定时间（约半小时）的站立位，以牵伸跟腱，站立时应使患侧膝关节处于伸直位，进行牵伸训练前最好能对跟腱局部进行热敷，以达到最佳的先牵伸跟腱的效果，但须防止老人烫伤。

另外，老人可以背靠墙面站立，双足距墙面 20～25 厘米，双手相握向前伸，此动作可以诱发足背上翘。老人也可躺在床上或坐在椅子上，患侧膝关节和髋关节半屈，此时足背上翘的动作，家属可以用手握住老人患侧小腿向下压，以使足背上翘变得容易。

日常生活能力的康复训练

脑卒中老人患病后，康复医疗的主要目的是恢复老人日常生活活动能力和生活自理能力。日常生活活动虽然都是老人身边的一些琐碎小事，诸如起床，清洁卫生，脱衣、穿衣、饮食、如厕、乘坐轮椅等，但这些动作的完整性，确是维持老人独立生活所不可缺少的，更重要的是可以减少老人精神压力，增加生活乐趣，提高老人的生活质量。

老人的脑卒中病情轻重不同，日常生活动作锻炼的目的也有所不同。脑卒中重度瘫痪并伴有失语的老人，虽神志清楚，但智能、记忆力、理解力都会有影响。若老人能做到从口进食、按时大小便、自己翻身、坐起等以上数种日常生活动作，既可部分生活自理，又可预防肺炎、褥疮、泌尿系统感染。中度偏瘫的老人可进一步训练起床、穿衣、洗漱。不完全瘫痪及轻瘫的老人还可训练洗澡、料理家务、散步等活动。

有的老人在脑卒中后，对自己生活活动能力缺乏信心。在患病初期，心理上总认为自己无所作为了，感到悲观失望。因此除对老人进行精神鼓励和支持外，日常生活活动的早期康复训练是不可缺少的。从生活上一些小动作开始，当病人能够完成时，心理上就会建立独立生活的信念，从而对康复医疗充满信心，最后取得成功。

脑卒中老人的家属，要为老人日常生活活动训练创造一些有利条件，准备一些辅助工具，特制器具、家具、衣服、扶杖等，使老人能借助它们，提高日常生活活动能力。

脑卒中老人的日常生活动作锻炼和其他一些康复锻炼是分不开的，日常生活动作锻炼必须在坐位锻炼、上肢锻炼、下肢锻炼的基础上，它们可作为日常生活动作锻炼前的准备训练。因为日常生活动作是更加复杂、要求更高的综合运动，要求活动有灵巧性、稳定性与协调性。其中以手活动功能训练最为重要，一则是脑卒中偏瘫老人手关节活动功能恢复最差、最慢；二则是日常生活活动中，手的活动也是最为显要的。日常生活动作训练的内容有以下几个方面。

1. 饮食动作训练　很多脑卒中老人出院时，已经能够轻松地吃固体或半固体食物，但饮水时往往会出现剧烈的咳嗽，这主要是因为液体食物具有流动性，在口腔内不易控制，如果老人喉咽部感觉功能和运动功能有障碍，液体就容易误吸入气管内，引起剧烈咳嗽，严重者会出现发热等肺炎症状。然而，很多老人或家属以为这属于正常现象，没有予以足够的重视。

那么，遇到这种情况怎么办呢？以下几个方法不妨一试。

首先，病人可以在饮水时将头面部转向偏瘫侧肢体，这样可以利用颈部的转动来封闭瘫痪侧咽喉部，使液体食物能够顺着健侧咽喉部下咽。另外，病人平时在家中可以用冰箱自己一些冰棉棒，然后在颈部刺激瘫痪侧咽喉肌肉，以诱发吞咽动作，可以每天进行 2 次。病人平时也可以将健手的拇指和示指放在喉结的两边，自己反复练习吞咽空气的动作，如果老人有呃逆反应则不要使用这种方法。

饮水不仅是只是简单的咽部吞咽动作，也要依靠口腔复杂动作协调完成，若再考虑到把水送到嘴边的过程，还需要用手的握持、上臂的举物等动作以及上肢的平稳、准确动作。因为拿杯子、瓶子与水壶的动作比用汤匙及端碗容易，所以饮水的动作根据难易程度，开始时可用吸管饮、壶饮，进而用杯、用匙。用杯、用匙又需坐位完成，故难度较大。一手持匙，另一手持碗的动作就更加困难了。

进餐活动完成，除了口的咀嚼与吞咽能力以外，取食入口的手臂动作是很重要的。右利手病人（病前习惯用右手经常性的活动，如用筷子、写字、用工具等），脑卒中后左侧偏瘫者，对进餐影响较小，只需左手固定餐具即可。若为右侧偏瘫就极为困难，这时必须由轻到重、由简单到复杂，不断地进行系统的训练，一直到右手能恢复各种主要动作的进餐能力为止。最好同时也用左手学习进餐动作。

在取食入口的动作中最简单的就是用手抓取，只要手臂有了一些基本活动能力即可，如手指的夹（并指动作）、捏（拇指与其他手指的屈曲对指动作）、握以及前臂的伸屈和肩部的内收、屈曲等。但因以手取食只限于固体食物，如馒头、面包、包子、糕点等，而半流质及流质食物，如粥、牛奶、汤、酱之类，则必须用餐具送食入口，所以饮食动作应包括餐具使用训练。在所有餐具中，匙、勺使用最为方便，也最容易学习、掌握。使脑卒中偏瘫老人患手握持更方便的办法，是加粗勺、匙柄，直径达 3～4 厘米粗细为宜，这样便于患手握持。随着患手握持能力增加，手柄逐渐减细。加粗手柄的材料应松软、不滑，一般多用轻质木材制作。在放置食物的盘子边缘可安置一个挡圈，卡在盘子边缘，用以挡住滑动的食物，便于用匙取食。

使用筷子需要较高的技巧，所以需要较长时间的训练，要耐心地、反复地练习。脑卒中老人因把持能力和协调性差，开始时不能很好地完成进食动作，最初可不用任何食物，仅练习手指动作和模仿进食，练习用筷用匙。经过反复练习后，再摄取饮食。

饮食活动中其他一些有关的动作，也需要练习与掌握，如开汽水瓶，可以双膝夹瓶身，一只手持扳手；开牛奶瓶盖，可用四指与掌固定于瓶颈部，拇指向上推动瓶盖的下缘。

有偏盲的病人，家属送食物时，一定要把食物放在健侧一边，否则因病人患侧视野缺损，只能看到部分食物或根本看不到食物。

2. 洗漱动作　训练重度瘫痪老人不能行走，可坐在床上洗漱。中度、轻度瘫痪老人，要能逐步步行到卫生间，开始时用健手洗脸、漱口、梳头，以后渐渐锻炼患手或者用健手协助患手。洗脸时要固定好洗脸盆，以防弄翻。洗脸水宜用温水，患手泡在水中，健手协助按摩，并去掉指甲间污垢。

3. 更衣动作训练　训练更衣动作的基本条件是起码能保持坐位姿势及一侧上肢具有一定的活动能力。因此，应早期对老人健侧上肢各关节进行最大范围的活动与肌力训练（图 5 - 3 - 3）。

（1）上身衣服的穿脱：上身衣服，如背心、棉毛衫、毛衣等的穿脱：取坐位姿势，先把患肢放在患膝上，再把衣服同患肢相应的袖口套在患侧前臂，并向上推袖管，使相应部位居于肘部与腋下，然后把领

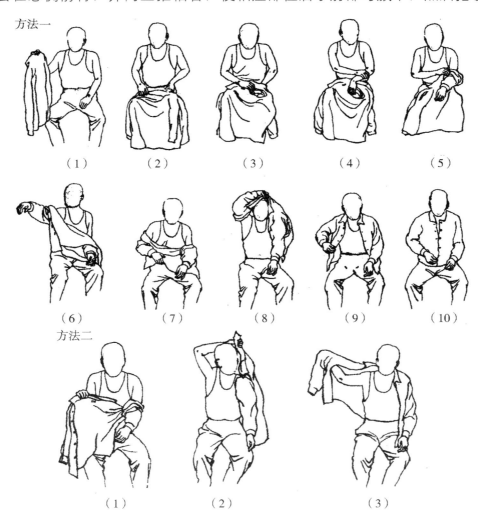

方法一

（1）　　（2）　　（3）　　（4）　　（5）

（6）　　（7）　　（8）　　（9）　　（10）

方法二

（1）　　　　（2）　　　　（3）

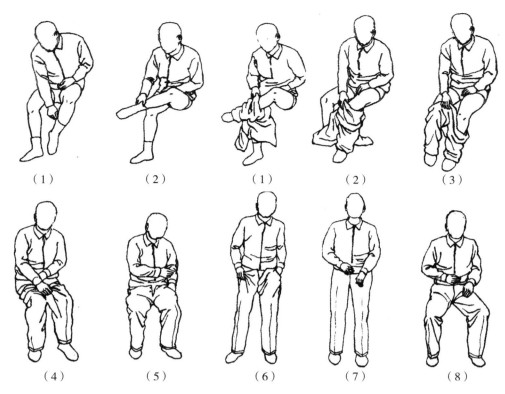

（1）　　　　（2）　　　　（1）　　　　（2）　　　　（3）

（4）　　　　（5）　　　　（6）　　　　（7）　　　　（8）

图 5 - 3 - 3　左侧偏瘫病人穿衣、穿袜、穿裤

口套在头顶。此时健手及前臂伸入另一袖内，并伸出袖口，用健手把领口拉下到颈部，再把衣服的下边拉直、拉平。脱衣服时则先把衣服下边卷到胸部以上，尽量上提，并提拉健侧部分的领口与袖口，并把健侧上肢由袖中脱出，当健侧上肢脱出袖口后，其余就很容易脱掉了。穿脱紧袖的衣服是非常困难的，所以偏瘫老人衣服必须袖口肥大，应尽量穿开身的上衣、毛衣。

　　（2）开身上衣，如衬衫、制服、外衣等的穿脱：坐位姿势，把衣服放在膝与大腿上，衣里向上，患手放入袖筒的近侧口内（病人的相应侧），然后用健手逐渐向上拉起袖筒，把患侧上肢穿入袖内，一直把袖子的肩部拉到患侧肩部以上，再把领口位置放在颈后。把衣服的另一侧部分，放在健侧肩上，便于健手找到相应一侧的袖筒内口，把健侧上肢伸入袖筒，穿好、对好衣襟，拉平衣身，扣好纽扣。脱上衣时，先解开扣子，打开衣襟，把上衣由领扣外向患侧外下方推向患肩，脱至肘下，先脱患侧，用健侧手帮助退出患手。再把健手经背部把衣服拉向健侧，再把领口拉向健侧肩部，健侧上肢甩脱同侧衣袖。

（3）裤子以及外部的穿脱：可采取坐位姿势，先把患侧下肢曲髋屈膝放在健侧的腿上，把裤腿套上患足上拉至膝部，放下换腿再把健侧下肢穿入同侧裤管中，逐渐向上提高裤至臀部，移动重心，分别抬起一侧臀部或同时抬起臀部，提上裤腰，穿好、扣好。脱裤时，先把健侧裤腿脱下，再脱去患侧裤腿。系裤时，不论是挂钩、纽扣及腰带，均需同时固定，握持两侧腰带或裤带，这对脑卒中后偏瘫病人是十分困难的，因为只用一只手来穿着经常无法完成，所以可能的话，最好采用松紧带。还有一种简便方法，是先用一个夹子把患侧裤腰或裤带夹在上衣下缘，固定一侧，再用健手完成系裤动作。

（4）袜子的穿脱：坐位姿势，用健手持袜并伸入袜口内张开五指，撑张的袜口套入脚上，再把手脱出，用手指捏住袜口向上提拉，然后渐渐提拉袜身，袜底要穿好。脱袜时程序相反。

（5）鞋的穿脱：坐位姿势，先把鞋口的后上方放一条光滑的布条或皮革，然后把患脚放在健腿上，将鞋套在患脚上，尽可能深入，以后把患脚及鞋放在地上，努力伸入脚使足跟接近鞋口，此时拉皮革使脚滑入鞋内。

老人衣服条件的改善，可便于老人的穿脱，一般来讲病人的衣服应宽大、松软、平滑，可使病人穿脱方便，穿着舒适。此外，一些衣服可在设计与缝制上作改进，便于老人的穿脱。比如肥大的衣服（尤其是衣袖与裤腿），前开身的衣服穿起来就方便得多，质轻、柔软的衣料比沉重、粗厚、滞涩的衣料穿着方便、舒适（尤其是衣服衬里）。另外，老人一只手扣纽扣是十分困难的，所以衣服用纽袢就不好扣，而按扣就比纽扣好些，最方便的是用尼龙搭扣。此外，鞋带、腰带改用松紧带，或腰带一端装上一个小夹子或别针（用于固定腰带在衣裤上），这样在脱衣服时，就会带来不少方便。

4. 大小便训练　脑卒中初期有尿潴留的病人，可用压迫下腹排尿方法定时排尿。要鼓励脑卒中男子站立小便，女子坐马桶。病情好转后，可坐轮椅去厕所，开始时应有家属陪送。在厕所内最好安装电铃信号设备，老人一有不适，可以按铃呼叫，防止老人在厕所内发生晕厥、摔倒等意外，蹲式便桶不如坐式便桶，蹲坑式可加用板凳。厕所墙壁最好装有扶手。对大便干燥的老人，可用药物及饮食调整。

5. 洗澡训练　偏瘫老人洗澡一定要有家属协助，淋浴或坐浴均可。第一次洗澡时间不宜过长，不要贪于洗掉由于长时间卧床而产生的污垢，以免造成病人过度疲劳或虚脱。以后随病情好转，洗澡次数可渐渐增多。浴室地面不要有积水，以免病人滑倒。

6. 家务活动训练　家务活动种类繁多，而且所需动作又非常复杂。但是，家务活动的内容不仅实用性强，而且能引起病残老人的活动兴趣。如整理内务、取放衣物、收拾房屋、整理床铺、整理杂物、清洁环境、装饰布置、美化环境、扫庭院、护和浇灌花草、选购食物、清洁食具和茶具、教育与辅导子女、社交活动、联系亲友、通信以及打电话等。家属还可改造某些设施，如洗碗时，可在水龙头旁装把刷子，以便水流在刷子上用来洗碗筷等；在水池底部放一块橡皮垫，以防滑动；采用轻质塑料制品比不锈钢或陶瓷制品优越。

这类动作中涉及很多高级的智能活动，因此不仅躯体运动能力要求达到一定的条件，而且脑功能也需要有一定程度的恢复。反过来说，这些活动不仅是肢体能力的训练，同时对脑功能也是一种训练和提高，老人应先从容易掌握的简单动作做起。

具有一定活动基础的老人，应当积极地从事日常生活动作训练与完成他能完成的工作。这样既可增强活动能力，又能维持必要的日常生活，同时会促使老人有更大的决心继续进行训练，使老人获得最大限度的康复。但老人要根据自己的病情制订训练计划，不能蛮干，必须强调安全，只有在自己能独立进行时，才可逐渐脱离家属帮助。

脑卒中老年人的饮食

脑卒中老年人的饮食安排，要充分考虑到老人的消化功能和并发症等情况。

1. 热量　脑卒中老人，度过急性期后，病人在恢复之初仍需卧床，这些老人的饮食热量供应可以每天每千克体重 93～105 千焦耳

（22～25千卡）计算。如脑卒中老人未发生并发症，则各种营养成分的比例按正常老人计算。若脑卒中老人患有原发性高血压、高脂血症或冠心病、糖尿病等，则要按照并发症的情况考虑。

2. 控制脂肪摄入　大量的调查表明，摄入脂肪的质和量对血脂水平有很大的关系，如果摄入的脂肪占能量40%以上的地区，居民动脉粥样硬化发病率显著增加，冠心病、脑卒中病人的脂肪摄入宜占总能量的20%以下，其中不饱和脂肪酸（主要是植物油和鱼油）的比例应适当增加，减少饱和脂肪酸的量（主要是除了鱼油以外的其他动物油），每天摄入的胆固醇不能超过250毫克，最好低于200毫克。不要吃冰激凌、蛋糕、植物奶油、起酥油、咖啡伴侣、珍珠奶茶、夹心饼干等含反式脂肪酸多的食物，否则不利于疾病的控制，或会加重病情。

3. 控制谷类摄入　谷类的主要成分是碳水化合物，摄入过多也是引起高血脂的原因之一，且是合成低密度脂蛋白胆固醇（坏胆固醇）的原料，所以应该控制碳水化合物的摄入量。谷类占总能量的50%～60%，多吃含有较多膳食纤维的杂粮，也可用芋芴、红薯、荸荠、土豆代替主食，不要吃或少吃含蔗糖和果糖的食物。

4. 蛋白质的摄入　研究证实，摄入太多的肉禽类动物蛋白容易引起高胆固醇血症，摄入动物蛋白质越多，越易形成动脉粥样硬化，且病变越严重，而植物蛋白，尤其是大豆蛋白有降低血液胆固醇，预防动脉粥样硬化的作用。每天摄入的蛋白质以每千克体重1克为宜，约占总能量的15%为好；每周吃2～3次以上鱼类（最好每天吃鱼），每次200～250克；牛奶含有抑制胆固醇合成因子，摄入牛奶中虽含有胆固醇，但是含量很少，所以不必禁食，每天喝脱脂牛奶250毫升；每周吃2～3个鸡蛋，不要用油煎的烹饪方法以蒸、煮、炖为好；常吃黄豆与豆制品。

5. 蔬菜和水果　蔬菜和水果中的膳食纤维可以减少食物在小肠中的停留时间，减少胆固醇的吸收，降低血清胆固醇含量；蔬菜和水果中的维生素C可以帮助胆固醇更快地代谢，防止胆固醇在血管壁上沉积，使血管弹性增加，脆性减弱，所以有防治冠心病及脑卒中的作用；每天摄入500克蔬菜、200克水果。

脑卒中老人由于长期卧床，胃肠蠕动减慢，大约有80％的老人会发生便秘。故进食普通膳食时，应增加植物纤维素的含量。对进餐软食的老人，亦要多供给水果。各餐的分配，以早、午餐量稍多，晚餐量少为宜，也可采取少食多餐的方法。

6. 其他　脑卒中老人随着病情好转，胃口也随之好转。这时要特别注意控制热量，一般家属对这点往一往容易忽视，认为老人食欲增加是件好事，任其食用，而此时老人正缺少活动，热量容易过剩。因而，脑卒中恢复期，不少老人的体重大增，比脑卒中前更肥胖，从而对康复带来不利。

卧床老人常因一些后遗症而影响进食，这时家属应该给予重视。例如老人有中枢性面瘫时，食物易从瘫痪一侧口角流出，或潴留于面颊部，故喂食时病人应向健侧侧卧，进食后用温开水漱口，去除口腔内食物残渣，家属要特别注意留在瘫痪侧颊部的食物。若老人已能自行进食，则应卧向患侧，这时可使健手在上，便于自行持长匙进食。当然，老人能坐起进餐更好。

由于脑卒中老人脑部缺血、缺氧，容易进入睡眠或半睡半醒状态，常会出现食物含在口内入眠。所以喂饭时，要常与老人谈话，以提起老人的兴趣与注意，使老人保持清醒，并且不间断的给老人喂食，免其入睡。

如喂饭时，老人不自行张口，可用小勺从牙隙倒汤水，将匙置于老人唇边，诱使老人开口。不过家属要有耐心，动作要轻柔。

调味品中的辛辣物品，如芥末、辣椒，对老人有害无益。酒、烟应戒除，可饮用茶和咖啡，但在睡前不用。脑卒中老人每天水的摄入量以2000～2500毫升为宜，有利于代谢及防止泌尿系统结石。

脑卒中老年人语言障碍的康复

脑卒中后约有20％的老年人有语言障碍。有的人以为脑卒中老人的语言障碍就是说话不清，以后会慢慢自行恢复的。其实不然，脑卒中老人的语言障碍，由于脑血管的病变部位不同，而有失语、失读、失写、构音障碍等区别。失语是指丧失正常的语言功能；失读是读不出词；失写是对听写、抄写无困难，但默写有困难；构音障碍是指由于脑卒中引起发音器官的功能障碍。不论是哪一种语言障碍，都会严重影响脑卒中老人的日常生活和交往，尤其是失语症给老人生活带来了诸多不便，心理上也带来了阴影。因此，语言障碍的康复医疗是十分重要的。

由于老人的脑卒中病变部位不同，失语也有不同表现。如运动性失语病人完全不会说话，或只能说简单的字，词不达意；有时声音失真，难以理解其意思。这是因为老人的大脑左侧后部的运动性语言中枢受损，而产生语言表达障碍。又如感觉性失语是因为头脑颞后部感觉性语言中枢受损，而产生语言感觉障碍。对语言缺乏理解能力，能听到说话声音，却不理解意思，因此答非所问，语言混乱。

失语症的恢复程度和脑卒中老人开始语言康复训练的时间早晚有很大关系。因为脑卒中后 6 个月内，语言中枢恢复较快，以后就恢复缓慢了。一般运动性失语的恢复，比感觉性或混合性失语恢复为快；脑出血比脑梗死的老人恢复为快。因此，有语言障碍的脑卒中老人必须在其他康复训练的同时，也抓紧失语的康复医疗。

失语症的康复训练，首先家属要热情关心老人，善于从老人的手势及表情中理解其需要。一般可在脑卒中后的第二周即开始抓紧康复训练，先练习发音，一字一字练，一点一滴逐步增加。发音训练可先从发唇音开始，训练老人咳嗽，或用嘴吹火柴诱导发音，然后用喉部发"啊……"声。在练习发音时，可由家属帮助让老人对着镜子发音，先让老人随家属发单音、单声、数字、常用字、词汇、短句、生活用语等，也可让老人听常用句的前半句，让老人说出后半句；再让老人自己发音，自己说词汇，然后训练病人复述短句、长句，由易至难、由短至长，并逐渐扩大语言范围。家属要随时纠正错漏之处。老人对着镜子在视觉和听觉的帮助下，观察构音器官的位置和口型，以随时加以矫正。另外，还可采取反复刺激的方法，来促进失语症的康复。例如可用听语指图或听语指字来训练。可准备 20 张图片（即小孩看图识字的方块图片），家属讲出图的名字，叫老人从 20 张图中挑出来。听语识字是讲出字，让老人听后从中挑出来（也可用看图识字方块）。

当错误率在30％以下时，可增加新的内容，否则仍应反复训练。当老人发音发音及听语、识字能力均有进步时，可进行读写训练，先用儿童方块字叫病人看字，而后念出音来。写字则可以抄写、听写、默写到自发书写。若是高龄老人，一般可不必进行写字训练。

脑卒中老人中，有的失语是由于发音器官无力、肌肉张力异常和失调引起的。对此，还要让老人进行呼吸训练。说话时，必须保持一定的呼气时间。男性老人为15秒、女性老人为10秒。在进行发音训练时，要训练呼气与声带运动和振动的有机结合，以达到自然反应的目的。另外，还要对老人舌、唇的发音动作进行反复训练，如借助镜子发音，以矫正口型；借助录音磁带，听自己发音和家属发音，以做比较。

脑卒中后思考问题或做动作可能要花费更长的时间。这是因为脑卒中病人思维速度减低的结果。认识到这一点，我们就能对病人予以充分的理解，并帮助他们克服沮丧的心情。帮助病人认识到减慢的思维同样可能是完好的智力，可以通过事先计划好要去参加的活动和会谈来补偿因反应速度减慢可能带来的影响，这是非常重要的。同样，正如脑卒中病人重新学习如何行走、吃饭之类的身体活动一样，在一定程度上，他们也能再学习思考和讲话。

老年人脑卒中后的情绪低落

老年脑卒中病人很容易伴发情绪低落，发生率高达31％，抑郁影响了脑卒中病人的神经功能恢复，使这部分病人的致残率、病死率，复发率居高不下，甚至导致认知损害以及精神行为异常。严重影响病人的生活质量和预期寿命。因此，关注脑卒中后的情绪障碍问题对于脑卒中的防治至关重要。

脑卒中后情绪低落是卒中后抑郁的典型表现，它是抑郁的一种特殊类型，表现较为复杂，有的病人不愿意主动叙述甚至可能刻意掩饰自己情绪的不良体验，多以失眠、头晕，乏力、消化道症状、遗忘等躯体症状为主诉。有些病人表现为依从性差、不配合治疗，导致脑卒中症状加重或经久不愈。

脑卒中后情绪低落的发生率和严重程度与脑卒中病灶部位、大小、数量有关，左侧大脑半球与抑郁症状的发生明显相关。

脑卒中后情绪低落具体表现为：

（1）大部分时间内总是感到不开心、闷闷不乐，甚至痛苦。

（2）兴趣及愉快感减退或丧失，对平时爱好、感兴趣的活动或事情不能像以往一样感兴趣。

（3）易疲劳或精力减退，每天大部分时间都感到生活枯燥无意义，感到度日如年。

（4）经常想到活在世上没有什么意义，甚至生不如死。

（5）严重者有自杀倾向。

（6）其他有体重减轻，入睡困难，眠浅多梦、易惊醒和早醒、不明原因疼痛、食欲减退，性欲减退，紧张不安、焦虑烦躁、反应迟钝、犹豫不决、注意力下降、记忆力减进等。

脑卒中后情绪低落的治疗应综合运用心理治疗、药物治疗和康复训练等多种治疗手段，以达到最佳的治疗效果。所有老年脑卒中病人都应获得个性化的心理支持和健康教育。药物治疗以缓解症状、提高生活质量、预防复发为目标。治疗需要足够药量足够疗程，在抑郁症状完全缓解后至少应维持治疗 4～6 个月，以预防复发。

偏瘫痉挛状态和肩手综合征的康复

1. 偏瘫痉挛状态　脑卒中偏瘫老人在病后一定时间内，受累肢体会从迟缓状态成为逐渐加重的痉挛状态，常会引起挛缩、变形、疼痛，使关节活动受限。痉挛状态是脑卒中老人功能康复的障碍之一。

出现痉挛状态时，可采取以下治疗：

（1）温热疗法，如热敷、温水浴。

（2）牵张活动。家属对痉挛的肢体、关节做轻柔的反复牵张活动，有放松作用。

（3）被动运动或健患联合运动：例如，很多偏瘫老人上肢屈曲紧贴胸前，这主要是由于病人肌张力过高，导致上肢屈曲痉挛所致，医生形象地称之为"挎篮样屈曲"。老人可以取坐位，身体向患侧倾斜，老人可患侧上肢稍外展，肘关节伸直，五指分开支撑在体侧。也可用取站位，面对墙壁，双上肢伸直向前平举，身体向前倾斜，用手掌支撑墙壁。此外，还可做主动伸肘运动以减轻屈肌痉挛，让老人坐在桌子前，先尽量放松上肢，将上肢放在桌面上做伸肘动作，每天可练习3组，每组20次，可以在上午、下午，晚上临睡前各做一组。

又如，有的偏瘫老人手功能恢复比较缓慢，常呈"钩状手"。针对这种情况，应该先让手指处于相对放松的位置，老人可以坐在带扶手的椅子上，将患侧前臂放在扶手上，使患侧腕关节下垂，尽量使患侧手指处于伸直位，然后做患侧手指主动的伸屈动作，每天可以重复多次练习。

为了使患侧手指能够容易地达到放松状态，老人平时应坚持手部的锻炼，可以用健手将患侧手被动伸直放在一个桌面上，由健手辅助患侧腕关节做背伸腕关节的运动。

2. 肩手综合征　肩手综合征是脑卒中偏瘫病人急性期过后，常见的并发症，表现为偏瘫一个肩痛、手痛、肿胀。发病原因尚未完全清楚，引起肩痛的原因较多，且比较复杂，以肩胛骨周围肌肉力量的不平衡引起肩胛骨位置的异常、肩关节周围肌肉的慢性损伤等较为常见。多数病人在静息时也痛，不但影响康复活动，还使病人痛苦、烦躁、失眠。不良情绪反过来又加剧疼痛。

维持肩胛骨于正常的生理位置是防治脑卒中后肩痛最基本的康复措施之一，如果老人整个患侧肩下塌，较健侧肩明显低或者肩胛骨突起，可以用一根宽布带或者大的三角巾绕过，在后背部交叉打结，形成"8"字形，这样可以将老人患侧肩提起，同时也可以将突起的肩胛骨固定于胸壁上，从而恢复患侧肩宽正常的解剖结构，防止肩部血管、神经及肌肉的卡压。

另外，老人可以用健侧手握住患侧手，双侧上肢伸直，做双侧上肢向前伸、上举动作，每天可练习100～200次，分上午、下午进行。此外，可行双侧同时耸肩运动，每天可练习200次左右，这样可以诱发病人肩部肌肉的收缩。家庭康复可采取瘫侧的上肢和手的被动运动加上热敷，一般肩手综合征在3～6个月内会消退，疼痛自行缓解。如有非常严重的肩痛，应在专科医生的指导下选择适宜的止痛药物。

脑卒中老年人家庭康复的注意事项

康复对于脑血管疾病整体治疗的效果和重要性已被国际公认。据世界卫生组织的研究资料，脑卒中病人经康复后，第一年末约60％可达到日常生活活动基本自理，20％需要一定帮助，15％需要较多帮助，仅5％需要全部帮助。脑卒中后康复好转的老人，仍要注意以下几个问题：

（1）定期检查：研究表明，脑卒中有很高的复发率，严重的会直接危及生命。如在上海市的社区，对脑卒中老人的家庭康复病床，社区医院的医生一般都会定期进行随访。在没有定期随访的老人，必须定期去医院检查。如检查血压、血糖、血脂，必须控制在正常范围之内。

（2）高血压会增加脑卒中的复发危险，已有大量研究数据表明，收缩压每升高10毫米汞柱，脑卒中发病危险增加49％；舒张压每升高5毫米汞柱，脑卒中发病危险增加46％。根据《中国脑血管病一级预防指南2019》，针对预防初发或再发脑卒中，高血压病人血压需降至＜140/90毫米汞柱；如果同时伴有糖尿病或肾病，可依据医生对个体的危险等级评估及病人对血压的自身耐受性，进一步降低血压目标值，建议控制血压在130/80毫米汞柱以下。65～79岁老年人对血压控制的要求可适当放宽至收缩压＜150毫米汞柱，但如无不适，应进一步降低至成人高血压控制标准（140/90毫米汞柱）。80岁及以上老年人，建议血压降至＜150/90毫米汞柱。需要注意的是不宜将血压控制过低，因为血压过低可导致脑供血不足，可出现头晕、易跌倒等。

（3）绝对戒酒戒烟。

（4）避免过度劳累疲劳、精神刺激和情绪波动，安排合理的日常生活。

（5）平时应密切观察病情的变化，若有变化应及早进行治疗，避免脑血管疾病的复发或加重。

（6）有人统计，70岁以上老人脑卒中偏瘫后，经康复治疗日常生活活动能力虽一度好转，但 5 年后常会明显退化，甚至卧床不起。因此，必须长期坚持日常生活活动能力的康复锻炼，尽量减少功能退化和防止久病卧床，是大多数脑卒中老人家庭康复医疗的关键所在。

（7）避免和治疗脑卒中老人的抑郁，是康复计划能否取得效果的关键。你和你的家人要认识到功能的丧失完全可通过康复实现显著的改善。不论脑卒中的后果如何，你都能从努力康复中得到回报，得到高质量的、愉快的生活。我们所讲的自我保健是抑郁的最好的"解毒剂"之一。

4 老年糖尿病的自我保健

据统计我国 65 岁以上老年人中糖尿病患病率为 8.1％，老年人的糖尿病大多为非胰岛素依赖型（即 2 型糖尿病）。糖尿病还是一种终身性的慢性疾病，糖尿病的发生、发展是个缓慢而加速的过程。

世界卫生组织有关资料表明：糖尿病的患病率、致残率和病死率及对总体健康的危害程度，已居慢性非传染性疾病的第三位，死亡率仅次于癌症和心脑血管疾病，其中绝大多数糖尿病本身并不能导致人的死亡，真正置人于死地的是糖尿病的并发症，它严重威胁着老年病人的健康和生命。有研究表明，50％的糖尿病病人在诊断为糖尿病时就已存在着并发症。《中国糖尿病防治指南》中显示，2001 年中华医学会糖尿病学分会对全国 2 万余例住院糖尿病病人的糖尿病并发症及相关疾病状况进行了回顾性分析表明，糖尿病引发的并发症几乎波及全身各系统、各种内脏器官，就像瓜藤样蔓延。

令医学界感到担心的是，在我国老人中糖尿病发病率虽然高，但老人对糖尿病的知晓率很低，长期坚持正确治疗率更低，对糖尿病的严重后果认识不足，约 70％多的糖尿病病人不知道自己患有糖尿病。

特别需要知道的是，糖尿病的重要并发症并不是患了糖尿病以后才发生，而是在糖耐量低减期就已经开始形成。因此，中年以后，特别是具超重、肥胖、高血脂等危险因素的人不能只检查空腹血糖，而应定期查餐后血糖或作糖耐量检查，以及早发现糖耐量低减问题，及时采取干预措施，预防向2型糖尿病发展，并控制并发症的产生。

同样，研究资料显示，肥胖者冠心病的发病率比正常人高2～5倍，高血压发病率高2～4倍，糖尿病发病率约高4倍。这几种慢性疾病互为因果，互相作用，加重病情发展，加剧其危害。

糖尿病高危人群

几乎所有老年人都是糖尿病高危人群，有下列情况者更应特别注意：

（1）有糖尿病家族史或遗传倾向者。

（2）糖化血红蛋白检查值＞6.0％。

（3）糖耐量调节受损者，包括空腹血糖受损和糖耐量异常。

（4）体重指数（BMI）≥24千克/米²，体重指数＝体重（千克）/身高²（米²）。

（5）中心型肥胖者，即男性腰围≥90厘米，女性腰围≥85厘米者。

（6）饮食喜高脂、高糖，喜静坐、活动少的老人。

（7）有高血压，收缩压＞140毫米汞柱或舒张压≥90毫米汞柱，或正在接受降压治疗的病人。

（8）血脂异常指高密度脂蛋白胆固醇≤0.91毫摩尔/升，甘油三酯≥2.22毫摩尔/升或正在接受调脂治疗的病人。

（9）有动脉粥样硬化性心脑血管疾病的病人，如冠心病、脑梗死等。

（10）有使用糖皮质激素血糖升高史的病人，或长期接受糖皮质激素治疗的病人。

（11）精神疾病病人或长期接受抗精神病药物和/或抗抑郁药物治疗者。

（12）女性曾经有巨大儿（胎儿体重＞4千克）生产史，或妊娠期间曾经诊断为糖尿病者。

老年糖尿病的特点

《中国糖尿病防治指南》将老年糖尿病病人定义为年龄＞60岁的糖尿病病人，包括60岁前及60岁以后被诊断为糖尿病者。由于老年人群存在多器官功能退化、认知功能不全、机体抵抗力及代偿能力下降等特点，因此对于老年糖尿病病人，有着很多与年轻病人不同的特点。

1. 症状不典型　我们都知道"三多一少"是糖尿病病人的典型症状，即多饮、多食、多尿、乏力和消瘦，但是由于老年人口渴中枢敏感性较年轻人低，因此出现口渴、多饮症状并不多见；而且老年人肾小球滤过率降低，肾糖阈较年轻人高，早期也不会出现尿糖增高和多尿症状，所以老年糖尿病的诊断往往是在常规体检或因其他疾病检查血糖或尿糖时被发现，约半数以上没有典型的"三多一少"症状，有些病人仅表现为疲乏、无力、多汗、皮肤瘙痒及视力改变等症状。也有一部分老年糖尿病病人首发表现非常重，常因高血糖高渗昏迷，心脑血管意外等并发症在急诊就诊中被确诊。

2. 患病率高，死亡率高　随着年龄的增长，糖尿病的患病率也在逐年增高，我国60岁以上的老年人糖尿病患病率已超过20％。随着我国人口老龄化的加速进展，糖尿病的患病率将会进一步增加，因此老年人群进行定期的血糖检查非常重要。而且老年人餐后高血糖的比例明显高于年轻人，单纯测定空腹血糖可使部分老年糖尿病病人漏诊，因此建议同时进行空腹和餐后2小时的血糖检测。糖尿病病人的死亡率也随年龄增长而逐渐上升，心脑血管疾病是老年糖尿病病人的主要死亡原因，糖尿病病人较非糖尿病病人心脑血管疾病的发病率和病死率高2～3倍。

3. 2型糖尿病居多　1型糖尿病多于儿童和青少年时期发病，2型糖尿病则多见于中老年人群，虽然近年来2型糖尿病的发病年龄有逐渐年轻化的趋势，但是在老年人群中仍以2型糖尿病多见。

4. 并发症多　老年糖尿病病人常伴有多种代谢异常，如肥胖、高血压、高脂血症等，因此老年糖尿病病人大血管并发症（动脉粥样硬化）的危险显著升高，发生冠心病、心肌梗死、脑血管意外的风险也相应增加。此外老年糖尿病病人周围神经病、自主神经病变以及白内障、视网膜病变的发生率也较年轻人多。老年人由于机体的抵抗力下降，更容易发生感染，部分糖尿病病人足部皮肤感染破溃导致"老烂脚"，严重时甚至需要截肢，给病人的生活质量带来很大的影响。老年糖尿病病人感染后常常会诱发糖尿病酮症酸中毒或高渗性昏迷等急性并发症，导致各种神经精神症状，如抽搐、失语，昏迷等，严重者可致死亡。

5. 易发生低血糖　老人肝肾功能差，对降血糖药物的代谢和清除速度都会下降，很容易导致降血糖药物在体内的蓄积，诱发低血糖。由于老年人感觉迟钝，而且慢性疾病多，可能同时服用多种药物，一些药物会抑制低血糖产生的症状，以致不能及时发现老年人低血糖，严重者可导致昏迷乃至死亡。

6. 依从性差　老年人记忆力减退，部分脑血管疾病病人会有不同程度的认知障碍，临床上降血糖药物的种类繁多，一般都需要同时合用多种降血糖药物，而每一种降血糖药物的服用方法和时间又各不相同，很多老年糖尿病病人不能完全掌握。另外，部分老年人比较排斥用药，因此不敢吃药，盲目认为"胰岛素会上瘾"，更不愿注射胰岛素。老年糖尿病病人对治疗的依从性比较差，常使血糖难以达到理想状态。

基于以上这些特点，临床上对于老年糖尿病病人应该给予更多的关注，定期体检筛查，定期进行多点血糖监测，同时关注心脑血管并发症的规范治疗，耐心地向病人解释药物治疗的必要性并指导病人学会自我管理，制订个体化的治疗方案，以改善老人的生活质量，延缓病情进展。

2 型糖尿病

糖尿病是由于胰岛素分泌不足（病人体内不能生成足够的胰岛素）

或胰岛素功能失效（机体不能有效利用产生的胰岛素）而导致身体血糖过高并从尿液中排出，危及各器官正常功能的一组全身慢性代谢性疾病。1型糖尿病通常始发于少年，可能是一种自身免疫性疾病。

2型糖尿病通常始发于中年或老年人。它的病因包括遗传、肥胖、缺乏体育锻炼、不合理饮食习惯、吸烟、劳动强度、血压等。其中，遗传和超重最为重要。糖尿病在超重的人中非常普遍。不知什么原因，如果体内脂肪过多，我们的机体就不能利用体内产生的胰岛素。更为特别的是，尽管胰岛素仍能生产出来，但我们的身体变得对胰岛素耐受。胰岛素耐受指的是机体从血液中转运葡萄糖进到体细胞的过程不是非常有效。这意味着你不能充分利用葡萄糖，所以葡萄糖在血液中的量会逐渐增加。

也有学者认为，2型糖病是由于随着衰老，人的各种生理功能都在衰退，老年人血液中胰岛素不仅含量低，在需要时不能增加足够分泌，而且活性亦有改变。血液中的胰岛素有游离的和与蛋白质结合的两种状态，前者对所有的组织均有作用，后者仅对脂肪组织发生效应。老年人游离胰岛素活性下降53％，原因是衰老时血液中一些抑制游离胰岛素活性的物质浓度逐渐增高。此外，一些抗胰岛素的激素在机体衰老过程中反而活性增强，对老年人胰岛素的灭活和胰岛素不足的发生可能也有影响。

老人的糖尿病只有轻微或甚至没有多饮、多尿症状，多食亦少见。起病隐匿，常缺乏自觉症状，多在普查或因其他疾病就医时发现。

治疗前的综合评估

老年糖尿病中95％以上是2型糖尿病，少数为1型和其他类型糖尿病。我国老年糖尿病病人的知晓率、诊断率和治疗率均不高，血糖总体控制水平也不理想，不同区域差别较大。除糖尿病外，老年病人常常还合并其他疾病，如脏器功能减退、肿瘤、手术史等，这些都为临床治疗的药物选择增加了难度。老年综合征也是老年人群中常见的与年龄相关的疾病组合，包括智能和体能的缺失、自伤和他伤防护能力的下降、跌倒和骨折风险的增加、认知障碍、抑郁、尿失禁、疼痛、用药过多等，这些都对老年糖尿病病人的自我管理带来负面影响。因此，为老年糖尿病病人制订个性化治疗方案的基础是进行综合评估，以提高对病人的了解度。

综合评估主要从以下 5 个方面进行：

1. 了解病人的血糖控制水平　包括近期 2～3 个月或 2～3 周总体血糖水平（糖化白蛋白是最好的指标）、实际血糖波动情况（幅度大小和影响因素）、血糖变化的特点（空腹还是餐后血糖升高为主，短期还是长期高血糖）；影响血糖控制的因素，包括饮食和运动情况、现有降血糖药治疗方案（剂量、方法）和低血糖发生的风险等。老年糖尿病病人要自觉地自我检测血糖，配合医生获知血糖变化的特点，为调整降血糖治疗打好基础。

2. 了解病人自身血糖调节能力　对就诊的老年糖尿病病人，有条件时可与血糖检测同步测定病人的血浆胰岛素和 C 肽浓度，结合病程、血糖变化情况了解病人胰岛 β 细胞分泌水平和胰岛素抵抗程度，有助于选择合适的降血糖药。

3. 评估病人合并症情况　包括是否合并高血压、血脂异常、高尿酸血症（痛风）及肥胖。凡是老年人均应定期进行身高、体重（计算体重指数）、腰围、血压测定，老年病人尽可能学会自己测量脉率。测定空腹血糖、血尿常规、血脂、血尿酸、肝肾功能（估算肾小球滤过率，有条件者可测定血清蛋白质、电解质、同型半胱氨酸水平），有助于评定病人的营养状况、心血管疾病风险，以便确定食谱，制订综合治疗方案。

4. 评估并发症和脏器功能　在医院通过眼底检查、尿液白蛋白/肌酐比值测定、颈动脉 B 超、心电图和音叉检查等进行糖尿病并发症的早期筛查，了解是否存在糖尿病并发症及并发症损伤程度。根据既往病史、体征、相关检查了解主要脏器功能是否存在异常或潜在的功能不全，包括心、脑、肺、肾、胃肠道（应用阿司匹林有无出血风险）和泌尿系功能。是否有其他伴存影响寿命的恶性肿瘤、严重疾病，营养状况，有无肌少症来评估预期寿命。鼓励老年病人主动接受口腔（牙龈和牙齿）检查，及时防治牙龈病变和龋病。

5. 评估病人的自我管理水平　从智能（文化水平、理解能力、智力测评）及体能方面判断病人的体能、跌倒和骨折风险。通过认知功能、精神状态，视力和听力损害程度、日常生活能力的评估判断病人的个人行动能力。从糖尿病知识获取程度和自我健康需求判断病人的自我约束力。

以上第一、第二条是合理选用降血糖药的基础，规避乱用药；第三、第四条是综合治疗、全面控制心血管风险、保护脏器功能的基础；第五条有助于评估病人的自我管理能力。只有对病人进行全面的评估，综合考虑才能为每个老年糖尿病病人制订个性化的治疗方案。

糖尿病的自我保健目标

无论你患的是何种类型的糖尿病，自我保健都有两项主要的目标：第一是维持适当的血糖水平；第二是预防和尽早发现由糖尿病引起的各种并发症。这两个问题实际上是密切相关的。许多并发症都是由血糖水平过高引起的。作为一名老年糖尿病病人，要尽量做到"积极面对、自我管理、做出改变、照顾自己、继续生活、带病延寿"。你要控制住糖尿病，而不是让糖尿病来主宰你。

至今为止，糖尿病尚无根治方法，为了达到糖尿病康复治疗目标，单靠一种治疗方法是不够的，必须采取综合的治疗方法，这种方法适用于各种类型的糖尿病病人，是目前治疗糖尿病最有效的方法。综合治疗的方法包括 5 个方面：饮食疗法、运动疗法、药物疗法、糖尿病健康教育、血糖监测，其中起直接作用的是饮食疗法、运动疗法和药物治疗 3 个方面，而糖尿病健康教育和血糖监测则是保证这 3 种治疗方法正确发挥作用的必要手段。

患糖尿病老人自我保健的家庭康复治疗，以心理治疗（包括糖尿病健康教育）、运动疗法、饮食疗法 3 个方面为支柱，配合药物治疗、血糖监测；目的是控制糖尿病，改善一般健康状况、增强抵抗力并防治并发症，从而达到提高老人生活质量，带病延寿目的。

维持适当的血糖水平

糖尿病一旦确诊，不管采取何种治疗，血糖监测必不可少。由于影响血糖波动因素很多，随时监控特别重要。在生活中、治疗中，可以通过血糖测定结果来评估疗效及调整用药（表5-4-1）。现在更可用试纸及血糖计在家自行测定，测定可定时、方便。

表 5-4-1		糖尿病血糖控制评定		单位：毫摩尔/升
检查项目	评定	理想	良好	差
血糖	空腹血糖	<6.0	6.0～7.8	>7.8
	餐后2小时	<8.0	8.0～10.0	>10.0

化验糖化血红蛋白可以测得病人在抽血化验之前4～8周之内这一段时间中的血糖平均水平，是一项数据比较客观的生化检查指标，在临床上有一定的参考价值。正常人的糖化血红蛋白值<6％。如果>11.5时，说明病人存在着持续性高血糖。如长期血红蛋白在较高的水平，病人很可能会出现糖尿病肾病、心脏病、动脉硬化、冠心病、眼底病变等严重并发症。一般糖化血红蛋白可3个月测一次。

对需要用药控制的糖尿病病人，也应在医生指导下，懂得如何根据自的病情选择药物及调整药量。

糖尿病病人的首要目标是保持血糖的平衡，不要太高也不要太低。这种平衡可通过节食、锻炼和必要时使用药物来实现。此外，激烈的情绪变化和身体的其他疾病都会影响您的血糖水平。

预防糖尿病的并发症

糖尿病的一个非常严重的问题是：如果血糖控制不好，可能会出现许多并发症，包括心脏病、皮肤疾病、感染、神经损伤（如烧灼感、手或脚的刺痛或麻木）、视觉问题、肾脏损害、膀胱炎和牙龈炎等。

1. 心脏病　糖尿病病人发生心脏病是因为糖尿病病人的血管粥样硬化得更快些。在某种程度上，这种血管硬化过程可通过维持接近正常的血糖水平、注意低脂饮食和有规律的有氧运动等措施来减缓的。

2. 感染　皮肤、膀胱、肾脏、阴道或牙龈之所以发生感染，是因为引起感染的细菌是喜欢吃糖的。如果你的血液中含糖丰富（血糖水平过高），更可能发生这些感染。所以，护理好你的皮肤，保持其清洁和干燥非常重要。特别是保护你的脚，如果是干性皮肤，就必须使用润肤剂。

3. 足部　糖尿病病人应对自己的脚特别照顾。首先存在着感染的问题；其次脚距离心脏最远，有时它们不能获得足够的血液供应。当病人的脚部存在血管的硬化时，脚部血液供应不足会更为严重。当脚得不到足够的血液时，组织中不仅含糖量过多，而且得不到足够的氧气。而氧气是预防组织损伤和治疗过程所必需的。当病人由于糖尿病引起了神经损伤时，经常出现脚的麻木。因此，当脚部发生损害时，您可能并无感觉，直到损害非常严重时才知道。由于这个原因，保证鞋子的舒适和避免脚的擦伤是非常重要的。

每天检查一下自己的脚，确认没有红斑或其他问题，这是保护脚的好办法。而且一定要经常修剪脚指甲。为避免出问题，修剪时要沿着趾甲曲线进行。如果因某种原因有困难，可找个人来帮助你。注意，千万不要赤脚走路。

4. 视力　高血糖症病人视物模糊是非常普遍的，低血糖症病人也有视物模糊的症状。一旦血糖得到控制，这种症状就会消失。更为值得注意的是一种称作糖尿病性视网膜病变的疾病。它是由病人眼底的小血管变硬、破裂引起组织损伤所致，有时会导致失明。这种疾病若能早期发现，通常可以得到控制。你的血糖控制得越好，出现严重的眼睛问题的概率就越低。因此，每位糖尿病病人每年至少有1次由眼科医生进行专门的视网膜情况的检查，这非常重要。做检查时，一定要告诉医生自己有糖尿病，检查一下是否有糖尿病性视网膜病变。

5. 神经损伤　神经病变或神经损伤在糖尿病病人中也是非常常见的。症状的范围可从脚、腿或手的烧灼痛和麻木到站立性眩晕。也可能有性方面的问题，如阳痿或阴道干燥。任何由神经控制的部位和活动都可能或多或少地受些影响。神经病变是可以通过保持血糖在正常范围内来预防或控制的。

6. 酮症酸中毒　由于碳水化合物不能完全氧化，这样身体中大部分热量就需要由脂肪来补充，脂肪燃烧会产生酮体。平时肝脏分解脂肪后产生的酮体，经血流到肌肉组织，肌肉组织可氧化酮体产生热量。糖尿病病人脂肪分解过多，肌肉组织来不及利用，血液中酮体的浓度就越来越大，而终于发生酸中毒，并由尿排出酮体，形成酮尿。轻度酮症有严重口渴、多饮、多尿、多食、消瘦等症状进一步加重；以后有食欲不振，恶心，呕吐，疲乏无力，头晕头痛，心烦嗜睡，浑身酸痛。病情进一步发展，会出现胸痛、心绞痛等症状。也有病人没有任何症状，但查尿酮时则呈阳性反应。

糖尿病的饮食问题

合理的饮食可有效地控制糖尿病。正确的观念是应当将饮食自我保健当成糖尿病老人一种新的生活方式，其目的是保持理想的血糖、血脂与血压，预防和治疗糖尿病慢性并发症，改善老人的营养状况和提高生活质量。

（1）一般体形消瘦的糖尿病卧床病人，每天热量供给量为每千克体重 1045 千焦（25 千卡）；非卧床病人为 125.4 千焦（30 千卡）；体型正常糖尿病卧床病人每天热量供给量为每千克体重 83.6 千焦（20 千卡）；非卧床病人为 104.5～125.4 千焦（25～30 千卡）。体型肥胖糖尿病卧床病人每天热量供给量为每千克体重 62.7 千焦（15 千卡）；非卧床病人为 83.6 千焦（20 千卡）。

（2）控制总热量建立合理饮食结构：将总热量千焦，按照碳水化合物占 60％、蛋白质占 15％、脂肪占 25％分配，再求出各种成分供给的热量，按每克脂肪产热 37.62 千焦（9 千卡）；碳水化合物及蛋白质产热 16.72 千焦（4 千卡），换算出供给该病人不同营养成分所需要的重量。

食物中蛋白质标准每天每千克体重按 1 克计算，体瘦老人可增至 1.5 克；脂肪量可根据老人饮食习惯而决定，每天每千克体重 0.6～1.0 克，每天总量为 30～50 克。饮食中的主食每天 200～300 克。膳食纤维每天摄入的膳食纤维以 30 克左右为宜。微量元素应注意铬、锌、硒等微量元素的摄入。苦瓜中富含铬，铬是胰岛素的重要组成成分，能促进葡萄糖分解，利于降低血糖，对糖尿病病人治疗有辅助作用。维生素应注意摄入适量具有抗氧化功能的维生素 C、维生素 E 和 β-胡萝卜素等。

（3）饮食分配和餐次安排。一天至少保证三餐，热量按 1/3、1/3、1/3 或 2/5、2/5、1/5 的比例分配。在体力活动量稳定的情况下，饮食要做到定时、定量。每餐要主食、副食搭配，餐餐有碳水化合物、蛋白质和脂脂。注射胰岛素或易发生低血糖者，要求在三餐之间加餐，加餐量应从正餐的总量中扣除，做到加餐不加量。不用胰岛素治疗的病人也可酌情用少食多餐、分散饮食的方法，以减轻单次餐后对胰腺的负担。

（4）食物的多样化与烹饪方法：想要吃得健康，最好的方法就是增加食物的种类，食物品种尽可能多些（每天 12 种以上），可以满足身体对各种营养素的需求。糖尿病病人的饮食治疗需要终身坚持，要做到持之以恒；在限制总热量、合理搭配下，饮食计划可以包括各种老人喜欢的食物；多采用蒸、煮、烧、炖、焖、烩、凉拌的烹调方法，避免食用油炸的食物。

（5）用餐方式有讲究：用餐要专心致志，清楚自己所吃的每种食物，若心不在焉或边吃边聊常常会在不知不觉中吃下过多的东西，而使饮食计划失效。同时，进食速度要慢，要细嚼慢咽。先喝汤，再吃菜，再吃饭。

（6）调味品中，糖应限制：若与家属共同烹煮，可在加油、加糖之前盛出老人的一份。酱油也宜少用，少吃盐是健康的饮食之道、应控制在每天 5 克以下，亦可选用低钠盐。植物油也是限量食用的，每天 20～25 克。植物油中，宜用菜油、豆油、葵花子油、玉米油、橄榄油、芝麻油、色拉油；忌食用动物油、猪皮、鸡皮、鸭皮、奶油。饮酒不利于糖尿病控制，最好不饮酒。对血糖控制良好的老人，至多每周 1～2 次，且不饮用白酒、每次啤酒 200～250 毫升（普通玻璃杯 1 杯），或者葡萄酒 100 毫升（普通玻璃杯小半杯），酒的热量应计算在总热量内。血糖控制不佳或者不稳定的糖尿病老人尽可能不饮酒。

（7）控制饮食后肚子老是饿怎么办？部分糖尿病老人，在刚开始控制饮食（特别是主食总量）时，经常感到饥饿难忍。饮食习惯有一个长期养成问题，只要坚持下去，过量进食的习惯是能够改变的，人体也是能适应这种饮食习惯的。在刚开始控制饮食的时候，如果吃完规定数量的食物后，还觉得饥饿，可以适当增加含糖量4%以下的蔬菜作为充饥食品（表5-4-2），如苦瓜、冬瓜、黄瓜、小红萝卜、生菜、莴笋、芹菜、菱白、西红柿、绿豆芽等。

表 5-4-2　　　　　　　　蔬菜中糖类含量的百分比

1%	2%	3%	4%	5%	6%	7%	8%	9%	10%
鸡毛菜	大白菜	油菜薹	甘蓝菜	空心菜	茴香菜	香菜	洋葱	银花菜	蒜苗
嫩南瓜	小白菜	芥菜	苋菜	小葱	马兰头	大葱	胡萝卜	姜	
生菜	青菜	生菜	菱白	荠菜	冬笋	香椿头			
紫菜苔	油菜	茼蒿	苜蓿	青椒	韭菜薹	青萝卜			
豆芽	卷心菜	水芹菜	菜花	灯笼椒	毛豆	黄胡萝卜			
绿豆芽	青蒜	老南瓜	扁豆	红萝卜					
莴苣	菜瓜	紫茄子	四季豆						
韭菜	绿茄子	刺儿菜	青蒜						
韭黄	鲜雪里红	毛笋							
萝卜缨	芥蓝	豇豆							
冬瓜	豌豆苗	刀豆							

（8）糖尿病老人宜食的食物。谷类及其制品每天150～250克，其中粗杂粮占25%左右；保证每天蔬菜500克左右，以深色叶菜为主，高淀粉的薯类、南瓜、芋头等，应计算在总热量中，替换主食；水果每天100～200克，选用低糖分、低血糖指数的水果，如樱桃、柚子、草莓等；每天100～200克瘦禽肉或鱼虾，少吃肥肉和内脏；1～2杯奶，最好选用低脂或脱脂奶；100～200克豆制品。

（9）糖尿病老人忌食的食物，有肥肉、动物内脏、油炸食品、腌制食品、精制谷类、含糖饮料、果脯、白酒类等。

糖尿病病人的饮食非常类似于推荐给其他任何正常人的饮食。这种饮食有许多优点。除了能帮助你维持适宜的血糖水平，它还将有助于你保持适宜的体重，同时降低血压和血胆固醇。除了知道吃些什么外，同样重要的是，你要比其他人更关心自己应该吃多少和何时吃。食物的类型、数量和食用时间都会影响血糖水平。要保持血糖在目标范围内，还必须注意要保持所吃食物与锻炼和使用胰岛素或其他治疗措施之间的平衡。

糖尿病饮食中的常见误区

糖尿病老人饮食中的常见误区有：

1. 切不可用增加药量来"抵消"多吃的食物　一些病人在感到饥饿时常忍不住要多吃饭，这时采取自行加大原来服药剂量的方法，误认为饮食增加了，多吃点降血糖药可把多吃的食物"抵消"，事实上这是将饮食控制和药物控制的相互关系搞颠倒了。这样做不但使饮食控制形同虚设，而且在加重了胰腺负担的同时，还增加了低血糖及药物毒副作用发生的可能，非常不利于病情的控制。因此，糖尿病病人应做到饮食定时、定量，在保持饮食规律的基础上，在医生的指导下调整降血糖药物的用法和用量。

2. 某食品可以降血糖的说法万不可信　总听一些糖尿病病人说，多吃某种食物可以降低血糖，这是一种误解。一般情况下绝大多数食物含有热量，而只要含有热量，摄入体内后就会升高血糖；只是有的食物因为热量低，或含有膳食纤维等营养素，升高血糖的速度不快、力度不大，但总的趋势是使血糖升高的，而不会降低血糖，人们常说的苦瓜、南瓜等都是如此。因此说，用食物降血糖是不可能的，除非食物中违禁添加降血糖药，但这是绝不允许的。如果在不知情的情况下，食用这样的食物，会导致严重的低血糖反应，后果不堪设想。

3. 早餐很重要　头天晚饭后至次日清晨，已有近10小时未进食，血糖可达最低值。此时应该补充糖类，否则易发生低血糖；血糖降低后，若得不到补充，我们的身体会动员脂肪快速分解，脂肪分解代谢不完全会引起酮症，不仅血糖会更高，还很危险。所以，糖尿病病人定时定量进餐非常重要。

4. 不要放弃主食　单纯控制主食、不限制副食时，由于糖类摄入不足，总热量不能满足身体需要，只能分解脂肪、蛋白质提供热量，长此下去将发生营养不良，甚至发生饥饿性酮症；并且只控制主食、不控制零食，可能造成实际摄入的总热量超标，亦不易控制血糖，还容易引发高脂血症和心血管系统疾病。

粮食类食物的主要营养成分是糖类，分解后生成葡萄糖使血糖升高。胰岛素则把葡萄糖转化为热量，供给身体所需。胰岛素的分泌和作用，是靠葡萄糖刺激来实现的，如果长期不进食糖类，胰腺分泌胰岛素的功能会废用而退化的。所以主食一定要吃，每天不要少于 150 克，合理分配到三餐。防止低血糖发生，低血糖更容易发生意外。

5. 合理饮食搭配不仅仅是鸡鸭鱼肉的搭配 合理的饮食搭配应包括种类的搭配，如每餐主食、副食、蔬菜和烹调油之间的搭配；量的搭配：主食、副食、烹调油提供的热量占总热量的比例；烹调方法的搭配：以蒸、炖、余、爆炒、凉拌为主，煎炸、熏烤只能少量品尝。

6. 不吃动物油，但不控制植物油 植物油含较多不饱和脂肪酸，对降低胆固醇、保护血管有利；但植物油的脂肪热量也都较高，过量摄入对控制糖尿病不利。

7. 只吃粗粮，不吃细粮 粗粮中含有较多的纤维，在肠道内可吸附脂肪和糖类，促进肠动，从而降血脂、降血糖、通便，但老人过量食用会影响营养的吸收，造成营养不良。一般粗粮占主粮 25％ 左右为宜。

8. 不吃水果 水果中除含果糖外，还含丰富膳食纤维、维生素和矿物质，糖尿病病人可以在控制血糖后在两餐中间吃些含糖量低的水果（水果能量计入总能量内），如柚子、柠檬、李子、杏子、樱桃、菠萝、枇杷等，每天不超过 200 克。

老年糖尿病病人的身体活动疗法

身体活动可为你带来和其他非糖尿病病人一样的好处，除了降低血糖，它可保持你关节的灵活性，帮助预防心脏和血管疾病，帮助对付因患病所致的悲伤或情绪低落。

由于许多糖尿病病人都超重，因此身体活动对于糖尿病病人更具重要性的好处是帮助消耗过多的热量，即帮助超重的人减轻体重和保持合理的体重。总之，提高新陈代谢所要做的只是每天进行 20～30 分钟的有氧运动。因此，糖尿病病人必须做些有氧活动，如散步、游泳或跳舞，每次持续至少 20～30 分钟，一周 3～4 次。而且，这也是我们给予其他正常人的建议。

现代医学已证明，适当的身体活动可使血糖降低，这种作用不但表现在活动中，而且在活动后一段时间内继续起作用。身体活动方法的功效在于：改善老年病人糖的代谢，促进机体对葡萄糖的利用；增加身体对胰岛素作用的敏感度；改善耐糖能力；增加对脂肪的利用率；预防或推迟并发症的发生和发展；减轻自觉症状，提高糖尿病老人的生活质量，能带病延寿。

以下是老年糖尿病病人进行身体活动时的注意事项：

（1）活动前准备：老年糖尿病病人在活动治疗前要进行体检，如心电图、有无血管及神经并发症、缺血性心脏病、眼底情况、肝肾情况等。然后正式运动前应先做 5～10 分钟的低强度热身运动，对肌肉和关节先做一下伸展活动；但须避免屏气动作，因为屏气可使收缩压升高。在活动时，应穿宽松的衣裤、柔软的棉线袜和合脚的运动鞋检查鞋内有无异物；注意选择合适的活动场地。

（2）适宜的方式和强度：根据自身的具体情况，选择相适宜的活动方式和强度。根据自身条件允许的情况，一般可控制在最高活动强度的 40％～80％。

（3）整理活动：活动结束时需要做 5～10 分钟的整理活动，如弯弯腰、踢踢腿，使心率恢复到每分钟比静息时高 10～15 次的水平，再坐下休息，这样可以防止活动后心血管和肌肉、骨骼的损伤。

（4）活动时间选择：合理的运动时间包括每次持续的运动时间和一天中较适宜运动的时间两方面。通常每次活动的时间自 10 分钟开始，逐步延长至 20～40 分钟，其中可穿插必要的间歇时间。一天中较适宜活动的时间一般宜在上午 8 时后或下午黄昏时进行，不宜在饱餐后或饥饿时进行活动，以免出现胃肠系统不适或低血糖反应等。

（5）活动的频率：一般认为每周活动 3～5 次是较适宜的，可根据每次活动量的大小而定。如果活动量较大，间歇宜稍长。但若活动间歇超过3～4天，则活动锻炼的效果及蓄积作用将减少，难以产生效果，因此活动锻炼不应间断；如果活动量较小，且身体条件较好，活动后又不觉疲劳的，可坚持每天活动一次，或将一天的活动分为上午和晚餐后两次进行。

（6）活动的环境：自然环境是影响锻炼效果的重要因素，宜在花园、树林间、田野等空气新鲜清静的环境下进行。

（7）活动时天气：晨练时应避免雾霾天气，特别是冬天的早晨。

（8）适度锻炼：老年人身体功能衰老是一种自然现象，因此在健身锻炼时要注意控制运动量，不能过度。

（9）活动计划和日记：老人最好能制订自己的活动计划，设定短期活动项目和目标。活动的各种形式可互相搭配，以提高自己兴趣。最好老人能做活动日记或周记，不断提醒自己，建立信心，并监测血糖、了解活动效果。

（10）运动形式的结合：老人早晨起来可以一边听新闻，一边运动锻炼。住楼的老人，可以不乘电梯，爬2～3层楼梯。家中操持家务时，各种姿势的家务交叉做，注意劳逸结合。也可以和家人、朋友一起共享活动锻炼的方式。

（11）若老年糖尿病病人有下列情况，则不宜进行活动：自身胰岛素严重分泌不足的1型糖尿病病人；血糖极不稳定的糖尿病者；收缩血压＞180毫米汞柱（24千帕）者；血糖过高，＞14 mmol/L的病人；有严重心脏疾病的病人；经常有脑供血不足的病人；有肾脏并发症的病人；存在急性感染的糖尿病病人。

（12）有糖尿病性视网膜病变者，应避免接触性活动以及屏气、升高血压的活动，如负重，以防眼底出血或视网膜脱离。

（13）糖尿病合并外周神经病变者、关节退行性病变者，以及足部溃疡者应该避免容易引起足部外伤的活动，例如快走等。

患糖尿病的老人在进行活动疗法时，活动可引起低血糖和活动后迟发性低血糖；自身胰岛素缺乏的，特别是1型糖尿病病人容易引起高血糖和酮症；活动不当，会加重糖尿病所致慢性疾病病人的病情等。

老年糖尿病病人怎样防止这些不良反应的发生呢？

（1）活动前后分次食用早餐，避免空腹运动，或随身携带糖块和饮料等，以防低血糖的发生。活动时间较长，适当补充些食物。

（2）制订运动计划时，应由医生适当调整药物剂量。

（3）注射胰岛素与活动的间隔时间至少为1小时，如小于1小时，应尽量避免将胰岛素注射在经常活动的部位。

（4）活动前后加强血糖检测，以熟悉自身对不同运动的血糖反应情况。血糖控制不稳定时不做活动。

（5）进食后1小时左右再做活动。活动后适当补充水分。

（6）随身携带疾病介绍卡，包括家属地址、电话等。活动时或者活动后，若有不适需及时就医。

针对老人2型糖尿病的其他措施

大约60％的2型糖尿病病人不用注射胰岛素治疗。他们能通过饮食和锻炼来控制糖尿病。有时只要体重降低5～7.5千克，血糖就可以正常。

（1）一些糖尿病病人服用诸如二甲双胍、格列本脲、格列吡嗪、醋磺己脲、氯磺丙脲等药物来进行治疗。这些药物能刺激胰岛素的产生，并使细胞对胰岛素更为敏感。

（2）其他药物有时可能和糖尿病药物产生相互影响。因此应让医生知道所有正在服用的药物，包括处方药和非处方药，以便医生作出正确处理。

（3）避免饮酒：饮酒可能引起血糖大幅度上升和突然下降，同时也会增加热量摄入，从而引起体重的增加。

（4）情感控制：强烈的情感，如紧张、愤怒、心神不宁或沮丧也会影响你的血糖水平，因此以直截了当的方式处理好这些情感问题是很重要的。不要设法去隐藏或克制你的情感。对于有些病人而言，处理病后的情感问题也是控制血糖的最重要工作。

（5）其他疾病的控制：最后一个需关注的问题是尽量不要让自己患其他疾病。当你生病，特别是由细菌或病毒感染（如伤风或流行性感冒）引起时，血糖会趋向于增高。当出现这种情况时，你需要更仔细地监测血糖，或从医生处得到更多的帮助。

笔者感悟

我在 2016 年 73 岁时，体检发现空腹血糖 7.4 毫摩尔/升，同时发现血脂、胆固醇、尿酸都轻度超标，体重也从超重升为肥胖，95 千克，腰围 120 厘米。连续 3 次空腹血糖都在 7.1～7.5 毫摩尔/升之间，糖化血红蛋白在 7.0% 左右，诊断我患上了 2 型糖尿病，却没有多饮、多食、多尿等症状。

显然，我患的其实不单单是 2 型糖尿病，而是代谢综合征。代谢综合征是指人体的蛋白质、脂肪、碳水化合物等物质发生代谢紊乱的病理状态，是一组复杂的代谢紊乱症候群，是导致糖尿病、心脑血管疾病的危险因素。

现代医学认为，代谢综合征具有以下特点：①多种代谢紊乱集于一身，包括肥胖、高血糖、高血压、血脂异常、高血黏、高尿酸、高脂肪肝发生率和高胰岛素血症，这些代谢紊乱是心、脑血管病变以及糖尿病的病理基础。可见糖尿病不是一个孤立的病，而是代谢综合征的组成部分之一。②有共同的病理基础，目前多认为它们的共同原因就是肥胖，尤其是中心性肥胖所造成的胰岛素抵抗和高胰岛素血症。③可造成多种疾病增加，如高血压、冠心病、脑卒中，甚至某些癌症，包括与性激素有关的乳腺癌、子宫内膜癌、前列腺癌，以及消化系统的胰腺癌、肝胆癌、结肠癌等。④有共同的预防及治疗措施，防治住一种代谢紊乱，也就有利于其他代谢紊乱的防治。

当时，我退休不上班已 3 年，不再挤公交车 5 年了（开私家车），饮食虽然有不完全控制，但主要是懒于身体活动，喜欢在家坐着看电脑、看书，体重也从超重增到肥胖。我的肥胖主要在腹部，腰围达 120 厘米（正常小于 90 厘米），患 2 型糖尿病是意料之中的事。

我今年已 78 岁患糖尿病 5 年了。现在用药物控制（二甲双胍加格列齐特），加上饮食控制，加上身体活动，每天早晨坚持步行 30～45 分钟，出门乘公交车。空腹血糖控制在 7.5 毫摩尔/升之内，糖化血红蛋白在 7% 以下，尿糖一直阴性，体重 90 千克之内。比较明显的糖尿病并发症有视物模糊（糖尿病性视网视病变）和皮肤瘙痒（老年性皮肤瘙痒症）。

看来，我活到老"糖"到老了，对于一个老年糖尿病病人来说只要维持血糖稳定，就是胜利。当然，还要管住嘴迈开腿，减肥很重要，但"冰冻三尺，非一日之寒"，老年人减肥要一步步慢慢减，欲速则不达，至少做到体重不要再日益见长。每周血糖监测、每天体重监测很重要，对自己警钟长鸣，每餐不忘按时服药。

5 老年肺炎和吸入性肺炎的自我保健

肺炎是一种常见的呼吸道疾病，指的是终末气道、肺泡和肺间质的炎症。除了常见的由病原微生物引起的感染外，广义的肺炎还包括物理因素、化学因素、免疫损伤、过敏以及药物等所致的炎症。在所有病原微生物感染中，细菌性肺炎最为常见。

老年肺炎是指 65 岁以上老年人所患的肺炎，是导致老年人死亡的主要原因之一。肺炎是老年人的常见病，约占老年感染性疾病的 1/3。由于老年人的免疫功能随着年龄的增长而逐渐降低，会出现全身或局部的免疫功能障碍，导致上呼吸道黏膜和腺体萎缩、防御功能下降，使得病原体容易在上呼吸道繁殖，进而发展成为肺炎。患有慢性疾病的老年病人由于长期患病，其免疫力更为低下，一旦并发肺炎，极容易引起死亡。

老年人肺炎因起病隐匿、病情发展快、症状不典型，容易合并发生呼吸衰竭及感染性休克等并发症，所以死亡率很高。据统计，约 70% 死于肺炎的病人为老年病人，80 岁以上老年人死亡的第一病因是肺炎。

老年病人容易并发肺炎

老年肺炎病人 $70\%\sim90\%$ 有一种或多种基础疾病存在。因此，老年肺炎往往病程长、病情重，很容易发展为危害生命的重症肺炎。

（1）老年人咽喉部位的反射功能有所减退。正常情况下，人在吃饭、喝水时会将声门器官关闭，而老年人由于这种功能减弱了，很容易将细菌或者分泌物吸到肺里去。老年人的反射性咳嗽将其排出这种反射功能相对较弱，细菌就容易在老年人的肺中沉积下来并发生感染，最终导致肺炎的产生。

（2）老年人往往伴有慢性疾病，如老年性慢性支气管炎、肺气肿、贫血、糖尿病、心脑血管疾病、肿瘤等，且多种疾病交织在一起。糖尿病、肿瘤病人抵抗力下降；长期卧床的脑卒中病人常将病菌吸入呼吸道引起肺炎；风湿病等病人需要服用激素或免疫抑制剂类药物，会引起免疫力降低，容易发生肺炎；过多使用抗生素或使用抗肿瘤药物、激素及动过大手术，也都是引发老年性肺炎的重要原因。

（3）许多老年人本身就有慢性呼吸道疾病，呼吸道的自净功能受损，使细菌容易留在呼吸道，当免疫力稍有下降时，这些细菌就会大量繁殖引起成肺炎。

（4）老年病人对病原体的抵抗力下降，一旦有受凉、劳累、上呼吸道感染等诱因，就有可能引发肺炎。

（5）各种易感因素使老年肺炎的危险性大大增加，并易加重基础疾病，形成恶性循环，引发多脏器功能衰竭，使老年肺炎的病死率显著增加。

警惕老年肺炎的复杂性

由于老年病人原来就年老体衰、又患有多种慢性疾病，抵抗力下降，老年病人的肺炎病情十分错综复杂：

1. 起病隐匿

（1）最常见的表现为健康状况逐渐恶化，食欲减退、厌食、倦怠、尿失禁、头晕、急性意识模糊、体重减轻、精神萎靡，这些均非肺炎的特异性表现。

（2）表现为老人原来的基础疾病的突然恶化或恢复缓慢，如心力衰竭在治疗中复发或加重；当肺炎的病原被有效控制后，另外的条件使致病菌又会发生。

2. 临床表现常不典型

（1）老年人的身体反应能力低下，有时肺部病变已广泛，但发热不明显，年老体弱者可仅有低热或不发热。咳嗽不剧烈、胸痛较轻、白细胞也不增高甚至偏低或仅有嗜中性粒细胞偏高，往往需要借助X线片检查才能证实肺部病变。

（2）有些老年病人，肺炎症状不明显，但浑身无力、精神萎靡的症状却很突出，许多老年人会发生虚脱、晕倒。加上基础慢性疾病症状的遮盖，在医院老人肺炎漏诊率可达1/3，从而延误治疗。

3. 致死率高　老年人一旦得了肺炎，会同时引起各个器官系统的连锁反应，如呼吸衰竭、心力衰竭等，这些连锁反应的致死率很高。老年人肺炎常发生于其他严重慢性疾病的终末期，所以又称"终末肺炎"。

对于有慢性呼吸系统疾病及心血管疾病的老人来说，肺炎对于他们的危险系数远远高于其他普通人。家里的儿女们一定要特关注老年人，小心老人们在不经意间被肺炎所害，要做到及时发现、及时治疗。如发现老年人有呕吐、腹痛、不思饮食、腹泻、精神萎靡及神志改变等症状，要及时就诊。有的老年人虽无明显症状，但因长期卧床，只有经X线片检查才会发现肺炎样片状影。为此，要及时进行X线片检查，以排除老年人肺炎。

预防老年人肺炎

老年人肺炎要特别注意防范。

第一，要在日常生活中预防，居室经常通风换气，保持空气清新，阳光充足，温、湿度适宜，室内可用醋熏环境进行消毒。

第二，养成良好的生活习惯，平日多吃一些营养高、易于消化的食物。多饮水，以利痰液稀释排出，不吸烟、不喝酒，尽量少去人声嘈杂、空气污浊的公共场所。

第三，老年人要在力所能及的情况下，积极参加体育锻炼以增强体质、提高抗病能力，老年人坚持练气功可以祛病延年。

第四，在肺炎高发季节，老年人要注意防寒保暖，预防受凉感冒，尤其在冬春季节，天气忽冷忽热，更要当心。如已患有上呼吸道感染，要及时彻底地进行抗感染治疗，以防发展成肺炎。可应用些免疫调节药物，如胸腺肽、转移因子等提高身体的抗病能力。

第五，老年慢性疾病病人，尤其是合并呼吸道疾病时要积极进行治疗、定期注射疫苗，如二价、三价肺炎链球菌多糖疫苗、流感四价疫苗等。接种疫苗对老年人肺炎链球菌感染的保护率可达 60％～70％，保护期为 5 年。

早在 1999 年 WHO 就推荐注射肺炎疫苗，而我国老年人多只重视本身疾病的治疗，往往忽视了肺炎带来的危害和预防，对成人疫苗的认可度更是普遍较低。因此，我国肺炎疫苗的接种率还很低。

为此，建议老年人和有心血管疾病、肺部疾病、糖尿病等慢性疾病的肺炎高危人群，应积极接种肺炎疫苗，达到预防肺炎提高自身免疫力的目的。

老年人吸入性肺炎

吸入性肺炎是指口鼻咽部的分泌物和胃、食管的反流物误吸进入下呼吸道，从而引发的肺炎，在老年人群中比较常见。老年人肺炎症状常常不典型，甚至有些病人无发热，导致延误诊治，甚至危及生命。

1. 老年吸入性肺炎的原因　我们平时吃东西，食物经口腔咽下后，经由咽喉部进入食管至胃；而空气则从鼻腔吸入，通过咽喉部进入气管到肺。人体有一个结构称会厌，说话或呼吸时、会厌向上，使喉腔开放，而咽东西时，会厌则向下，盖住气管，使食物或水不至于进入气管。如偶有进食呛到，人体可以通过咳嗽将异物排出，所以常人一般进食时食物不会进入气管内。

但是老年人胃肠功能紊乱，贲门括约肌功能减退，易产生反流，且老年人容易伴发脑梗死、阿尔茨海默病、帕金森综合征等神经系统疾病，咽喉部感觉减退、甚至脑功能减退，导致吞咽反射、咳嗽反射降低，反流物易呛入下呼吸道、尤其是意识障碍及留置胃管的老人。

2. 老年吸入性肺炎的类型　吸入性肺炎可分为感染性和非感染性，感染性肺炎又称细菌性吸入性肺炎、非感染性吸入性肺炎有化学性吸入性肺炎、阻塞性吸入性肺炎、类脂性肺炎等。单纯的非感染性吸入性肺炎在临床上比较少见，大多数伴有细菌感染。吸入性肺炎的病原菌很复杂，老年人口咽部寄居着许多细菌，感染常常为混合性，所以治疗的时候需要联合使用多种抗生素。

3. 老年吸入性肺炎的表现　老年人细菌性肺炎典型表现为发热、咳嗽、咳痰等呼吸道症状，高热者极少，大多体温在 38 ℃以下，不典型症状可仅仅表现为食欲不振、恶心、呕吐、乏力、活动能力下降、意识淡漠，甚至精神症状等。化学性肺炎早期可能没有症状，可于吸入数小时后出现症状，主要表现为剧咳、喘鸣、呼吸困难，神志不清者吸入时常无明显症状，于 1～2 天后突发呼吸困难、面色发绀。高龄或者伴基础疾病的老年人肺炎症状往往不典型，常缺乏肺炎的肺部症状，发病前多有引起误吸的病史及相关的危险因素，但有约 1/3 病人无明确误吸的病史及相关的危险因素。

4. 老年吸入性肺炎的处理　老年吸入性肺炎因症状不典型，极易漏诊和延误诊治，丧失治疗时机，病死率高。因此，老年人有身体不适时应及早就医，通过医生的专业检查，可以尽早得到诊断并治疗。

5. 老年吸入性肺炎的预防　生活中，老年人应加强口腔卫生，即使留置胃管、不经口进食的病人，也应每天进行口腔护理，以减少口腔内的定植菌。老年人饭后应保持 30 分钟至 1 小时的坐位以减少食管和胃的反流，无法坐立的病人需抬高床头至少 45°。容易反流的病人应少食多餐，进食液体后容易呛咳的，可以采用软食、糊状等黏稠食物，仍反复呛咳者应当尽早留置胃管，以减少肺炎发生。长期卧床病人，如发生反流，要及时侧卧，以减少反流物的吸入。

吸入性肺炎多发生于睡眠中，因此睡眠以侧卧为宜。另外，戒烟酒，慎用镇静药，加强身体活动，增强体质，预防感冒，也可以减少吸入性肺炎的发生。

我们要正确认识老年人的吸入性肺炎，预防为主，减少发生率，及时就诊，减少死亡率。

老年人吸入性肺炎的预防和护理

1. 经口进食或喂食的老年病人需注意以下事项

（1）水、茶等稀薄液体最易导致误吸，一般采用软食、糊状或冻状的黏稠食物。尽量减少食米饭、面包、糕点等难以吞咽的食物，防止吸入米粒、面包碎屑等。

（2）喂食可少量多餐。家属或护理人员在喂食老年病人时，每次半匙，放入食团后可将勺背部轻压舌部一下，刺激病人吞咽，每次进食小食团后，嘱老年病人反复吞咽数次，以使食物全部通过咽部，待病人完全咽下后方可再喂，避免喂得太急、太多而发生呛咳，导致食物误入气管而引起吸入性肺炎。

为防止吞咽食物误入气管，在进食时病人先吸足气，吞前及吞咽时憋住气，这样可使声带闭合、封闭喉部后再吞咽，吞咽后咳嗽一下，将肺中气体排除，以喷出残留在咽喉部的食物残渣。插入氧气管的，喂食前应拔除。病人咳嗽时不能喂食和水。

（3）喂食、喂水时老年病人应采取坐位或半坐卧位，无法坐立的老年病人需抬高床头至少45°，缓慢进食。

（4）为预防食管反流，进食后应保持原位一段时间。这是老年吸入性肺炎的预防方法之一。

（5）如果用杯子饮水，杯中的水至少要保留半杯，因为当杯中的水少于半杯时，病人低头进行饮水，这个体位会增加误吸的危险。

（6）用吸管饮水需要较复杂的口腔肌肉功能，所以吞咽困难的病人不应该使用吸管饮水。

（7）喂药时应将药丸捣烂，加温开水喂服。

2. 鼻饲老年病人的护理注意事项有如下几点

（1）确定胃管在胃内，保持坐位，不能坐起者应在鼻饲前先更换体位，并使床头高至少45°。

（2）在鼻饲时和鼻饲后尽量不要改变体位，同时尽量避免拍打背部（因饱食情况下易诱发呕吐）并严密观察，一旦发生误吸及时处理。

（3）老年人口腔因老年性变化，牙齿间隙大，常引起食物嵌塞，加以唾液分泌减少、黏稠等，都有利于细菌生长。吸入口腔、咽部的分泌物中的细菌是老年人感染肺炎的重要危险因素，而口腔卫生较差可促使老年人并发肺炎。

对于能自己漱口的老人，应随时协助其漱口，湿润口腔。对不能自理者要定时做口腔护理及时清除口咽部的分泌物，以减少口腔内细菌的产生。对危重衰弱及禁食病人应每天清拭口咽部，对能进食者每次餐后帮助病人漱口或刷牙，这对于预防吸入性肺炎十分必要。

（4）指导并鼓励老年病人有效咳嗽，避免痰液潴留。具体方法如下：

1）让病人尽量取坐位，先进行几次深呼吸，然后再深吸气后保持张口，用力进行短促的咳嗽，将痰从深部咳出。

2）对卧床时间较长、咳嗽无力的病人，应经常协助其变换体位。每次变换体位后两手手掌交替叩击病人背部，以改善局部血液循环和使黏附于气管壁的痰液移动而易咳出。叩击时，肩、肘、腕放松，手背隆起中空，手掌心与背部之间保留空隙以增强压力向深部传导。叩击要有节奏，自下向上，边叩边鼓励病人咳嗽以咳出痰液。注意不要叩在脊柱及肾区。对不能排痰的老年人，视其情况可通过医院用的吸引器把痰吸出。

3）进食中不宜说话，防止呛咳。若出现呛咳现象，立即停止进食，行侧卧位，鼓励咳嗽、轻叩胸背部将食物颗粒咳出。必要时用手或吸引器、气管镜取出口腔、喉部、气管内的食物。

4）病人呕吐时头应偏向一侧，备吸痰器于床旁，随时清除呕吐物，以防吸入气管引起吸入性肺炎。

5）卧位时应采用适当的体位保持呼吸道通畅，一般可采用侧位。平卧位时头偏向一侧，以防止舌后坠和分泌物阻塞呼吸道。有胃食管反流性疾病的老年人尤其需要保持侧卧体位。此外，还应经常改变病人在床上的体位，不能翻身的病人要2小时协助其翻身1次。

6）睡眠时侧卧为宜。注意吸入性肺炎多发生在睡眠中。睡眠中吞咽能力下降、咳嗽反射减弱，口腔分泌物易流入气管，致病菌便可移居下呼吸道而引起感染。故应养成头稍高的右侧卧位或半卧位睡姿，以利于口腔分泌物流出。睡前帮助病人漱口，口腔分泌物多时，应随时吸出、清洁口腔。

6 慢性肺部疾病的自我保健

慢性肺部疾病有很多种，最常见的是哮喘、慢性支气管炎和肺气肿。每一种疾病都会导致进出肺部的空气受阻。慢性支气管炎和肺气肿通常被称为慢性阻塞性肺疾病。尽管我们分别讨论哮喘、慢性支气管炎和肺气肿，但实际上，许多肺病病人同时患有这几种疾病，因此治疗和自我管理的方法经常是一致的。

我国老年人中，慢性肺部疾病的发病率很高，男性比女性高，病程往往可长达 30～40 年。但是，此疾病缓解期间常为病人所忽视，往往出现严重并发症时方到医院就诊，此时对多数病人来说，肺和支气管组织已造成破坏性病理改变。因此，在慢性肺部疾病的缓解期对老年病人进行自我保健医疗是十分必要的。通过自我保健、康复功能训练、精神安慰和卫生教育，能控制病变发展，改善自觉症状，改善肺功能，增强体质，预防感染，并可以提高与老人日常生活相适应的体力，提高老人生活质量，更好地带病延寿。

老年人的慢性咳嗽

咳嗽是常见呼吸道症状，是人体正常的自身防护。人体通过咳嗽可以清除呼吸道的分泌物，也可将不小心进入呼吸道的异物排出来，保持呼吸道的清洁和通畅，阻止感染扩散。咳嗽时间大＞8 周为慢性咳嗽。

1. 老年人慢性咳嗽的原因　老年人由于各脏器功能衰退，并发症较多，慢性咳嗽原因跟普通人群不完全一样。

（1）咳嗽变异性哮喘：这是一种特殊类型的哮喘，多数病人有各种各样的过敏疾病史，幼时有哮喘或慢性咳嗽史。咳嗽是其唯一或主要临床表现，无明显喘息、气促等症状，肺部也听不到哮鸣音，可以这样说咳嗽变异性哮喘的本质是哮喘，表现为咳嗽。其咳嗽的特点以干咳为多，夜间、凌晨多发，多见于春秋两季，可以有明显的诱因（花粉吸入、饮食和吸入刺激性气体等），尤其上呼吸道感染后咳嗽迁延不愈。一般的抗炎、止咳化痰治疗无效，往往季节过去，咳嗽会缓解，支气管扩张剂、糖皮质激素治疗有效。

（2）慢性支气管炎：俗称"老慢支"，多见于长期吸烟和接触有毒颗粒和气体的人群。初起咳嗽呈间歇性，早晨较严重，以后早晚或整天均有咳嗽，咳嗽后通常咳少量黏液性痰，以冬季为多，咳嗽咳痰的症状到来年春暖花开的时候会缓解，合并感染时痰量增多，常有脓性痰。早期"老慢支"不伴有喘息，反复发作多年后可以出现喘息。

（3）慢性阻塞性肺疾病：慢性阻塞性肺疾病大部分来源于慢性支气管炎，当"老慢支"病人出现活动后气短、呼吸困难时，可以进行肺功能测定。

（4）左心功能不全：一般见于原发性高血压、冠心病、糖尿病和心肌病等的病人，有曾经发生过急性心功能不全的病史。咳嗽往往出现在夜间平卧时，常伴有胸闷不适，严重时会出现喘息，高枕后或坐起后症状缓解。

（5）胃食管反流性咳嗽：因胃酸和其他胃内容物反流进入呼吸道，导致以咳嗽为突出表现。咳嗽大多发生在日间和直立位，有明显的进食相关，如餐后咳嗽、进食咳嗽等，干咳或咳少量白色黏痰，可以伴有胸骨后烧灼感、反酸、嗳气等胃食管反流症状。临床上很多病人没有典型反流症状，咳嗽是其唯一的临床表现，抗反流治疗后咳嗽明显减轻或消失。

（6）药物性咳嗽：血管紧张素转化酶抑制剂是一类降血压药物，其诱发咳嗽的发生率为 $10\%\sim30\%$，占慢性咳嗽病因的 $1\%\sim3\%$。一般停药 4 周后咳嗽消失或明显减轻，可选择其他降血压药替代。

认识哮喘、慢性支气管炎、肺气肿

1. 什么是哮喘　人们对哮喘的认识是在不断加深的，目前对哮喘发病机制的认识，已经从支气管平滑肌收缩转变为气道高反应性和气道慢性炎症，哮喘治疗的重点也已从扩张支气管改为抗炎症治疗。

哮喘病人的呼吸道都是高敏感的，当暴露于刺激源（如烟雾、花粉、灰尘和冷空气）时，呼吸道就收缩变窄。因为呼吸道变窄空气的进出就会受阻，导致哮喘急性发作，出现气短、气喘、呼吸困难和胸闷等症状。因此，通常情况下，有效的治疗应包括避免接触环境中的刺激物（如远离吸烟烟雾）、使用支气管松弛剂和使用抗炎药物（如可的松）来减轻气道黏膜水肿、炎症和气道的过敏反应。为了预防哮喘急性发作，即使在病人没有症状时，也要使用环境控制策略和抗炎药物。对于哮喘病人，避免被动吸烟是非常重要的。

哮喘病人之间的症状差异往往很大。症状可以是不太剧烈的气喘，也可能是严重的呼吸困难（哮喘症状在夜间更严重）。平时可以是不严重的和不频繁的，急性发作却是严重的，有生命危险的。对于大多数病人来说，哮喘是可以有效控制的。但是需要你积极、主动地配合治疗。平时完全可以做到避免接触使症状恶化的刺激源、监测肺功能和采取行动防止哮喘的急性发作。哮喘的自我保健要学习如何有效地呼吸和适当地运动。虽然这些并不能完全治愈疾病，但至少能缓解症状和提高生命质量。

2. 什么是支气管炎　慢性支气管炎是指呼吸道的慢性炎症和支气管黏膜增厚。炎症使支气管口径变窄，并影响空气的进出也能使呼吸道内表面的腺体分泌过量的黏液，进一步堵塞管腔、阻碍呼吸结果就出现咳嗽、咳痰和气短。

慢性支气管炎的定义是指连续嗽 2 年，每年至少咳嗽 3 个月。一开始只有冬天才咳嗽、咳痰但是很快就进展到遍及全年。在疾病的进展中，气短会变得越来越严重。

慢性支气管炎主要是由吸烟引起的。空气污染物、灰尘和毒性烟雾也是引起支气管炎的原因。这些刺激源使气道持续地发炎和水肿。

治疗的关键是戒烟和避免接触其他刺激源。如果能做到这一点，特别是在疾病的早期，通常可以防止病情的进一步恶化。如果你患有支气管炎，则应该每年接种流感疫苗或是接种一次肺炎链球菌疫苗，也应该避免接触患了感冒的人群。感冒或肺炎会加重支气管炎症状。如果病情恶化，如出现咳嗽加且伴有黄色黏痰、气短加重和/或发热，医生就应给您加用祛痰药和抗生素。

3. 什么是肺气肿　肺气肿病人支气管末端的肺泡被破坏，肺泡失去自然的弹性，变得过度扩张，有的肺泡破裂后形成一个大泡。被破坏的肺泡失去了把新鲜的氧气吸入到血液和排出二氧化碳的能力。细支气管也变并失去弹性，而后失去功能。气体残留在肺泡中，新鲜的空气难以进入。因为我们大多数人的肺有很强的代偿能力，所以在症状出现前，肯定大量的肺组织已被破坏。然而，当肺功能被损害到一定程度，病人在身体活动时便开始出现能够察觉到的气短和呼吸困难。在疾病的进展中，气短会变得越来越严重，最终安静时也会出现气短。

吸烟是引起肺气肿的主要原因。香烟烟雾是最常见和最危险的致病源，汽车尾气及燃煤的烟雾也是有害的。预防和治疗肺气肿的关键是避免接触一切烟雾，越早戒烟越好。在疾病的任何阶段进行戒烟对你都有好处。

哮喘、支气管炎和肺气肿常常是互相交叉的，你可能患其中的一种或更多种疾病。尽管由于某些特定的症状会使你的治疗有所不同，但自我保健的原则和方法都是相似的。

慢性阻塞性肺疾病

慢性阻塞性肺疾病（简称慢阻肺）是呼吸系统常见病和多发病，我国 40 岁以上的人群中其患病率为 8.2％。据世界卫生组织统计，目前居全球死亡病因的第四位。

慢性阻塞性肺疾病是一种常见的以持续性呼吸道症状和气流受限为特征的且可以预防和治疗的疾病。接触有毒颗粒和气体可使呼吸道和/或肺泡发生异常，导致气流受限引起持续性呼吸道症状，这种疾病是可以预防和治疗的。

1．易感人群

（1）吸烟：长期吸烟是罪魁祸首，吸烟者的患病率是非吸烟者的2～8倍，烟龄越长、烟量越大，患病率越高。

（2）职业性或环境：曾有长期粉尘、烟雾、有害颗粒或有害气体的接触。

（3）空气污染：室外的大气污染和室内的烟雾，燃烧的废尘，刺激呼吸道，降低呼吸道局部的免疫力，使得呼吸道容易感染，加重慢阻肺的发生发展。

（4）家族史：有家族聚集倾向。

2．常见症状

（1）慢性的咳嗽咳痰：初起咳嗽呈间歇性，早晨较重，之后早晚或整天均有咳嗽，咳嗽后通常咳少量黏液性痰，部分病人在清晨咳痰较多，合并感染时痰量增多，常有脓性痰。咳嗽咳痰的症状到来年春暖花开时会缓解，也有部分病例无咳嗽咳痰症状。

（2）喘息：在咳嗽咳痰症状出现多年后，部分病人会在急性发作时出现喘息。有些重度病人，在非急性发作期活动后也会出现喘息，静息几分钟后会缓解。

（3）气短或呼吸困难：早期仅于劳力时出现，后逐渐加重，以致日常活动甚至休息时也觉气短，生活不能自理，到晚期出现呼吸衰竭，只能依靠呼吸机维持生命。

老年人群是慢阻肺的高发人群，病人的肺功能严重受损，导致肺功能的下降和活动能力的减退，影响老人的生活，反复发作极易出现呼吸功能的衰竭，危及生命。

老年慢性肺部疾病的自我保健

慢性肺部疾病自我保健的最好方法是避免接触会加重疾病的事物。有几类刺激物会引发慢性肺部疾病的症状加重：

1．避免烟雾刺激　不论是您自己吸烟还是周围的人吸烟，吸烟都会对你的肺产生刺激和损害。热的烟雾使呼吸道干燥、发炎和狭窄。这种有毒的气体会麻痹气管纤毛（呼吸道里如头发样细小的"清扫器"

它可帮助清除烟尘和黏液）。香烟中的一氧化碳会夺走您血液中的氧气，使您感到疲倦和气短。吸烟的刺激使得感染更容易发生，并不可逆地损害深部的肺泡。吸烟是慢性支气管炎和肺气肿的主要原因，也是哮喘的触发剂。所幸的是，其中大部分有害的影响是可以通过戒烟、避免被动吸烟来消除的。

2. 避免呼吸道的刺激　空气中的烟尘，无论是来自汽车尾气、工业废气，还是家庭燃煤产生的废气，都会刺激敏感的呼吸道。特别是在多雾的日子里，你应尽可能待在室内。对某些病人来说，非常寒冷的空气会刺激呼吸道。如果你无法避免暴露在寒冷的空气里，则可以尝试使用口罩或围巾。另外，患有肺部疾病的老人冬天不要太早出去锻炼。

3. 避免接触变应原　所谓变应原是指能引发某种过敏反应的任何东西。如果你有哮喘，室外和室内的变应原都会引发它的发作。完全避免变应原几乎无法做到。但是，一些合理的措施可以明显地减少你接触变应原的机会，如当空气中花粉和真菌孢子数量很高时，应尽量减少外出并关好门窗，最好待在室内的空调环境里。

室内的主要触发剂，包括屋子里的尘螨、动物的毛发（毛发皮屑）和真菌。如果对宠物皮毛等过敏，最好不养宠物或至少不将宠物狗和猫放在屋子里。屋子里的尘螨通常生活在床垫、枕头、地毯、带套的家具和衣服里，每周用热水清洗床上用品 1 次，然后进行烘干或在太阳下暴晒。卧室里不要放地毯。一般可以通过定时或经常清洗来降低环境中宠物、螨或灰尘等过敏原的危害程度。

家庭废气，如烹调产生的油烟、室内除臭剂、新涂的油漆和某些清洁用品也可以促使敏感者的哮喘发作。室内空气清洁剂可以帮助一部分人减少空气中的变应原。

4. 某些药品　某些药物可以导致某些病人出现哮喘、气短和咳嗽。常见的药物包括消炎药（如阿司匹林），以及用来治疗高血压和心脏病的 β 受体阻滞药（如普萘洛尔）。

5. 感染　感冒、流行性感冒及呼吸道和肺部感染都可以使慢性肺部疾病病人的呼吸更加困难。虽然不能预防所有的感染，但你可以降低受感染的危险性，如每年初秋去接受流感免疫接种及接种 1 次肺炎链球菌的疫苗。尽量避免与感冒的人接触。为了切断病毒的传播，要经常洗手、不要用手擦鼻子和眼睛。而且感染后，您要与医生商讨怎样调整用药。早期治疗通常可以避免严重的疾病和住院。

6. 不合适的锻炼　剧烈的体育锻炼会诱发慢性肺部疾病病人的哮喘，导致气短不适。您可以选择适合的锻炼项目，还可在锻炼前调整用药来预防锻炼诱发的哮喘，如使用速效 β_2 受体激动药或色苷酸钠等。

7. 情绪紧张　情绪紧张不会导致慢性肺部疾病，但是它可使呼吸道收缩，从而使症状加重、呼吸变得急促。许多呼吸和放松练习可以帮助您防止症状的加重。

8. 变应原的作用可以叠加　例如，单一因素也许不会引发哮喘的急性发作，但如果您同时又感冒了或接触了化学清洗剂，在这多重因素叠加下也许就会出现急性发作。

学会更有效地呼吸

恰当有效的呼吸是老年人自我保健必须学习的一种技巧，这对病人肺部疾病病人尤为重要。学习一些较好的呼吸方式，可增强你呼吸系统的功能，既能帮助你增强呼吸肌（特别是膈肌），又能帮助排除肺里不新鲜的、残留的气体。

下面介绍几种常见的呼吸技巧供各位老年病人练习：

1. 缩唇呼吸（又称净化呼吸）　你可在锻炼期间或感到气短的任何时候可以运用该呼吸技巧。首先，用鼻子吸气，同时使身体前倾，然后屏气几秒，接着把嘴唇缩拢（好像要吹口哨一样），缓慢地从嘴唇呼气。注意呼气时间应是吸气时间的 2 倍。练习该技巧，每次 5～10 分钟，一天 2～4 次。

2. 腹式呼吸　缩唇呼吸有助于肺吸入更多的空气，并形成种正常的呼吸习惯。而腹式呼吸可增强呼吸肌，强化这些肌肉使它们更有效，使您不需花太大的力就可呼吸。腹式呼吸的步骤：

（1）仰躺，并在您的头和膝下放 2 个枕头。

（2）一只手放在胃部（在胸骨底部），另一只手放在上胸部。

（3）用鼻子缓缓吸气，让腹部向外扩张。想象你的肺充满了新鲜空气。放在胃部的手应该会向上移动，而胸部上的手应该不会动。

（4）通过紧缩的嘴唇缓缓地呼气。同时，用您的手轻柔地向里、向上按推腹部。每天练习3～4次，每次10～15分钟，直至成为无意识的活动。假如感到有点头晕，请休息一会。一旦可轻松地完成该技巧，你可在腹部放一个轻的东西。这有助于进一步增强吸气肌的力量。开始可用约0.5千克重的东西，如1本书或1袋米（或豆子）。随着您肌力的改善可逐渐增加物件的重量。

在您躺着能轻易地呼吸后，那么不断练习，使您能坐着站着、最后行走时也能做腹式呼吸。这样在做其他活动时就能掌握该技巧。

3. 完全顺乎自然呼吸法　操作方法如下：

（1）坐直或姿态良好地站直。

（2）用鼻子呼吸。

（3）把空气吸入肺的下部。利用膈肌把肚子推出来一点，空气就进入了肺的下部，再将肋骨和胸腔稍微向前推，让空气进入肺的中间部分，然后，胸部鼓起，腹部略压下让空气进入肺的上部。只要多加练习，这3个步骤可以连贯成和谐的连续动作。

（4）吸气后屏气几秒。

（5）当肺里的空气缓缓呼出时，把腹部慢慢缩回并提高，空气完全呼出后，则把胸、腹部都放松。

（6）吸气动作完成后，偶尔可以提起肩膀和锁骨，这样肺的最上端也可以得到新鲜的空气。

4. 交替呼吸法　这个运动除了能让您精神放松外，对治疗鼻窦性头痛更有特效。

操作方法如下：

（1）以良好的姿态舒服地坐着。

（2）将右手的示指和中指轻压在额头上。

（3）将右手拇指塞住右鼻孔。

（4）左鼻孔缓慢平静地吸气。

（5）右手无名指压住左鼻孔，同时移开拇指。

（6）由右鼻孔缓慢、平静但彻底地把空气呼出。

（7）由右鼻孔吸气。

（8）用拇指塞住右鼻孔，移开无名指。

（9）用左鼻孔呼气。

（10）用左鼻孔吸气。

（11）先以这样的步骤交替 5 次，此后可渐渐增至 10 次、20 次或 25 次。

5. 风车法　当您感到筋骨紧绷时，风车法可以让您放松，重现灵活。

操作方法如下：

（1）站直，两手平伸向前。

（2）利用完全顺乎自然呼吸法吸气。

（3）以腰部为轴心，身体往后仰，两手同一个方向向后环绕 1 圈，换另一个方向环绕 1 圈，以左、右、右、左或右、左、左、右的顺序依序进行，使手像风车转动一样。

（4）呼气时，通过紧缩的嘴唇缓缓地呼出。

（5）做几次缩唇呼吸。

（6）重复做风车法数次。

6. 特定姿势　如果没精一打采或懒散地蜷缩着，您吸气和呼气会非常困难。一些特定的身体姿势将使你更容易完全呼出和吸入气体。例如，坐着时，试着挺直背、身体前倾，然后放松你的前臂并将它搁在大腿上，或放松你的头、肩膀和手臂。这种姿势可使呼吸更容易一些。晚间也可试用多个姿势来使呼吸更容易些。

使呼吸道更通畅

有时过多的黏液阻塞呼吸道会使呼吸困难。医生也许会向你推荐一种特殊的姿势——体位引流。你的身体左侧卧位躺在一个斜面上，脚高过头，也许能帮助黏液从肺的某部位更有效地排出。可以向医生、护士请教，什么样的姿势对您有帮助。而且记住每天至少喝 6 杯水

（除非你有踝部水肿），它可以帮助液化和松动气管内的黏液。

咳嗽有时也有好处，可产生一股强大的气流，有效地将黏液从呼吸道清除出去。另一方面，一个微弱的干咳、在喉咙里痒方式的咳嗽会让人精疲力竭、发怒和有挫折感。你可以学习如何从肺的深部咳嗽，将气流变成咳嗽来清除黏液。一开始先坐在椅子上或床边沿，脚用力着地，用前臂抓住枕头紧紧抵住腹部；用鼻子进行几次慢而深的腹式呼吸，当您用缩唇呼吸完全呼出时，微微向前倾，将枕头压在胃部，在第4或第5次呼吸时，慢慢前倾同时产生2～3个剧烈地咳嗽。在咳嗽时不要做任何快速呼吸，整个过程重复几次就能清除黏液。

在患有慢性肺部疾病情况下，最简单、最有效地提高你的生活能力的方式是身体活动。身体活动能强健肌肉、改善情绪和增强心肺的效率。虽然锻炼不能扭转肺部的损害，但是它可以尽可能地改善肺部的功能。

哮喘、慢性支气管炎和肺气肿都是不能治愈的老年慢性疾病，但是可以在医生的帮助下努力减轻症状，提高生活质量，争取带病延寿。

肺部疾病自我保健的注意事项

（1）老人要采取综合的自我保健措施，除上面提到的各项方法外，还要根据需要由医生嘱咐使用扩张支气管药物，使呼吸比较通畅促进排痰；肺部如有感染要及早应用抗生素控制，要注意预防感冒。

（2）在耐力运动和呼吸训练中，老人要切实注意量力而为，不要从事强度太大、节律太快的运动，也不要过分用力加强呼气，以免发生因气短、呼吸困难而引起心情恐慌、紧张，反过来又加重了呼吸困难。

（3）注意心理保健，在了解本病防治和自我保健的基本知识后，老人要增强信心，克服不必要的恐惧心理，如怕活动、怕发生呼吸困难、怕病情发展等焦虑抑郁心态。

（4）老人的家属要理解老人的心情，了解老人的健康和功能状况，对各种自我保健活动要积极支持和配合，耐心帮助、多鼓励、多安慰，以增强老人信心。

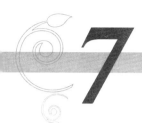

7 肌肉减少症的自我保健

在身体正常老化过程中，年龄的增大往往带来进食量、活动量的减少。一些老人体重逐渐减轻，身材逐渐变瘦，自以为是"千金难买老来瘦"。但身体的一些信号却不像是"老来瘦"所预期的健康表现。他们越来越容易疲劳，时常走不动路，拿不起东西，最麻烦的是越来越容易生病，此时要高度怀疑得了肌肉减少症，俗称"肌少症"。

我们在生活中常常见到步履蹒跚、行走缓慢的老人，在很多人的观念中，老年人的这种状态是很正常的。但实际上，这些是肌肉衰减的表现。骨骼肌量逐渐减少，肌力逐年下降，并逐步发展到难以站起、平衡障碍、极易摔倒骨折等情况，严重影响老年人的生活质量，增加丧失生活自理能力的风险。

什么是肌肉减少症

骨骼肌是附着在骨骼上的肌肉，是属于横纹肌的一种，具有产生运动，维持姿势，保护，产热和液体泵等多种功能。人体的骨骼肌共有400余块，占体重的40%。每块骨骼肌包括肌腹和肌腱两部分。肌腹主要由肌细胞组成，具有收缩能力；肌腱主要由胶原纤维构成，无收缩能力。肌腹通过肌腱附着于骨。

老年性肌肉减少症是老年人骨骼肌质量和骨骼肌力量及功能下降的一种病证，主要强调骨骼肌量下降，或加上骨骼肌力量下降，或再加上骨骼肌功能下降。

肌肉减少症在老年人中十分常见，40岁以上的人每年肌肉丢失量为0.5%～1%，一般到75岁会丢失肌肉的50%；40～70岁肌肉质量百分比每10年下降8%，70岁后每10年下降15%；肌肉力量减低30%；脂肪比重增加15%。30%的60岁以上老人、50%的80岁以上老人会发生不同程度的肌肉减少症。男性患肌肉减少症比女性多。当身体肌肉减少30％时，将影响肌肉的正常功能。

肌肉减少症的病因

肌肉减少症是常被忽视的一种老年人常见病。发生肌肉减少症的病因有：

（1）身体老化，老化过程中及体力活动减少导致肌肉丢失。

（2）营养的摄入不足和吸收障碍，尤其是蛋白质、多不饱和脂肪酸、维生素D。

（3）肌肉活动减少。

（4）年龄相关的性激素水平改变、细胞线粒体功能异常。

（5）神经退行性疾病，运动神经元丢失。

（6）内分泌因素如皮质激素、生长因子、胰岛素样生长因子、甲状腺功能异常，胰岛素抵抗等。

（7）其他，如恶病质等。

老人肌肉减少症病因主要以老化最为重要。随着衰老老人体力活动水平降低，生理功能适应性下降，运动能力会进一步下降，导致恶性循环。

肌肉减少症的主要表现

肌肉减少症主要表现有：

1. 体力活动降低　随着年龄的增长，人体下肢功能逐渐减退，使老人活动度、活动范围都渐渐减少。

2. 情绪障碍　骨骼肌功能的退化影响老年人的体力状况，使老年人的心理状态失常，并相继出现焦虑、抑郁等情绪波动。

3. 诱发骨质疏松　骨骼所承受的负荷主要来自于肌肉的主动收缩，而非体重，老年人的肌力呈衰退状态，骨强度稍大于肌力，骨骼相对处于废用状态。

4. 其他　如蛋白质营养不良；静息代谢率降低，身体素质下降和死亡率上升。

老年人肌肉减少症的危害

肌肉减少症的危害主要有：

（1）肌肉减少会导致肌力减弱，功能障碍，跌倒风险增加，同时还会出现肌肉松弛、皮肤褶皱增多、体重下降、身体虚弱、抵抗力下降等一系列负面症状。肌少症老人中 39.0％的男性、30.6％女性将失去独立居住能力。

（2）肌肉减少还可导致和加剧骨质疏松、关节炎等疾病的发生和发展，成为高血压、糖尿病、高血脂等慢性疾病的重要诱因。

（3）当肌肉质量＜70％时，则会增加老年人的死亡率、致残率。

（4）国外有学者对老人肌少症与骨质疏松症相关性进行调查研究，结果发现：女性群体中，少肌症是骨质流失的一个危险因素，少肌症人群发生骨质流失是非少肌症人群的 1.676 倍。肌肉减少症对女性骨质状况有一定影响，加强活动、增加身体肌肉量对预防骨质疏松有重要作用。

自测肌肉减少症

目前，我国并没有标准的肌肉减少症医学诊断指标，通常通过观察、测定身体蛋白质量、测试肌肉力量等来综合诊断。

1. 观察步态　年龄在 65 岁以上的老年人，如果常规步速＜1.0 米/秒，可判断有肌肉减少症的征兆。方法：地上划一条 12 米直线，标记出起点、3 米点、9 米点和终点。受试者从起点开始行走，行至 3 米线开始计时行至 9 米时计结束。试 3 次，取其中最快次的步速纳入统计。低躯体功能定义为步速＜1 米/秒。

2　观察体重　65 岁以上老人，年体重下降 5％，应注意肌肉减少症发生的可能。身体质量指数是世界卫生组织（WHO）推荐的国际统一使用标准，即 BMI = 体重（千克）/身高²（米²）。当老人体重指数＜18.5 千克/米² 为消瘦。

3　观察肌群　臀大肌变得扁平，小腿的腿围减少，握力下降，都能说明肌肉有所减少。老人眼眶下陷、肩胛骨突出、拇指向手背并拢处的骨间肌变平，也是肌肉流失的表征。

4 肌力测试（电子握力计） 测量优势手的握力，男性＜27千克；女性＜16千克。

肌肉减少症的治疗和预防

1. 老年肌肉减少症的治疗方法 目前肌肉减少症的治疗方法为内分泌干预。

（1）胰岛素：主要促进快肌纤维蛋白质的合成。

（2）生长激素：能影响肌肉蛋白质代谢发挥肌肉营养作用。

（3）促肾上腺皮质激素：具有运动神经元营养作用。

（4）性激素（睾酮、雌激素）：能够显著促进肌肉的合成。

2. 老年肌肉减少症的主要预防方法

（1）加强肌肉锻炼。肌肉锻炼对于肌肉整体功能的保持以及延缓衰老有着显著的作用，采取适当的抗阻训练可提高肌肉力量，建议老人走出户外活动起来，以每天运动半小时为宜。

抗阻训练是利用器械或者身体自身重量与骨骼肌力量进行对抗，达到刺激肌肉生长、保持肌肉体积的效果。具体运动处方是：运动频率≥2次/周；运动强度：在0～10分量表中，采用中等（5～6分）到较大强度（7～8分）之间的强度。（注：0分相当于坐姿，用力程度、费力程度，10分相当于竭尽全力。）；运动类型：渐进式负重运动项目或承受体重的软体操（对8～10个大肌肉群进行训练，每组重复10～15次）、爬楼练习或其他大肌肉群参与的力量训练，如拉弹力绳、俯卧撑、举沙袋、举哑铃、坐位抬腿、游泳、太极拳等；运动时间：每次抗阻训练时间要达到30分钟为宜（可分3组，每组10分钟，中间休息5分钟）。活动时应注意量力而行，动作舒缓，避免碰伤、跌倒等。

（2）饮食中增加蛋白质摄入量，如鸡蛋、牛奶、牛肉、豆制品等。蛋白质占肌肉重量的20%，是合成肌肉的重要原料。老年人每天摄入1.0～1.5克/千克体重的蛋白质为好。同时，多吃富含$n-3$多不饱和脂肪酸的海产品，如海鱼和海藻等。

（3）增加维生素 D 的摄入。研究显示，在维生素 D 水平偏低的老年人群中，增加维生素 D 可有效增强髋部屈肌的力量。老人可通过日晒、食物（如动物肝脏、蛋黄）、保健品等方式补充维生素 D。

（4）积极控制慢性疾病。慢性疾病往往伴发炎症反应及蛋白质分解代谢增强。有效控制慢性疾病可减轻机体的炎症反应，对保持肌肉容量，维持肌力和肌肉功能有重要作用。

老年骨质疏松症的自我保健

世界卫生组织定义骨质疏松症是一种以骨量低下、骨微结构破坏、骨脆性增加、易发生骨折为特征的全身性骨病。随着人口老龄化的进展，骨质疏松症正悄然来袭，在中国乃至全球都是一个值得引起重视和关注的问题。据统计，目前中国 60 岁以上人群骨质疏松症总体患病率高达 36％，其中男性为 23％，女性更是接近 49％。

老年人的"隐形杀手"——骨质疏松症

骨质疏松症是一种症状不明显，但却不断进展的疾病，令人担忧的是目前骨质疏松并未被大众所重视。它通常早期不会有很明确的临床症状，即便有，也往往是以腰酸背痛、身材短缩、驼背等非特异性的症状为主，很多人老年人常常会将这些症状理解为身体老化的表现，没有引起足够的重视，直到骨折了才发现自己已经患上了重度骨质疏松症。

骨质疏松症也是一种生理上的衰老过程，发生和发展有一个缓慢的过程，当出现身体不适症状时往往已有较长病程，短则数年，长则数十年。早期多数人无不适症状，容易忽视骨骼保健，当这种静悄悄蚕食骨骼健康的潜伏疾病发展到一定程度时，最终演变成为危害健康的"杀手"。

但是，骨质疏松症也是一种可防可治的疾病。高钙饮食、多晒太阳、适量运动、绝经期开始适量补充雌激素等均是非常实用的办法。首先应重视科学补钙，60岁以上老人每天摄入钙量为1500毫克，多食用牛奶及奶制品、含钙量多的海产品和蔬菜，改善饮食结构，做到荤素搭配、不挑食，终身足够的钙摄入对预防骨质疏松有重要作用。

老年人中最多见的是髋部骨折、上臂桡骨远端骨折及脊柱压缩性骨折，导致局部疼痛和关节畸形、肢体麻痹、活动障碍，使老年人生活质量严重下降，甚至部分病人因长期卧床并发肺部感染、褥疮、深静脉血栓等而危及生命。因此，老年人群应该高度警惕这一"静悄悄的流行病"，做到早发现、早诊断、早治疗，防患于未然。

骨质疏松的危险因素

一般具备以下特征的老年人群更容易发生骨质疏松，需要提高警惕，及时到医院进行相关的检查，做到早期诊断，及时治疗。

1. 种族、遗传及年龄　黄种人患骨质疏松的风险高于黑人，体格瘦小、老龄、女性停经过早（40岁以前）也是导致骨质疏松的危险因素。此外，如果家庭成员有骨质疏松症史，那么其将有50％～85％的风险发展成骨质疏松症。

2. 生活习惯因素　不良的生活习惯包括嗜烟嗜酒、大量摄取咖啡浓茶，以及过度节食减肥者，饮食过于清淡、体力活动缺乏的人群都易患骨质疏松症。

3. 营养因素　饮食中营养失衡，蛋白质摄入过多或不足，高钠饮食，低体重，钙、维生素D缺乏（缺乏光照少或摄入少）都是导致骨质疏松的重要影响因素。

4. 疾病因素　包括糖尿病、甲状腺功能亢进、性腺功能低下，慢性胃肠功能紊乱，慢性肝肾功能不全，卵巢、子宫、胃大部、小肠切除者等，这些疾病的老年病人往往都伴有骨质疏松症。

5. 药物因素　服用糖皮质激素，抗癫痫药、甲状腺激素及甲氨蝶呤等影响骨代谢药物。糖皮质激素治疗6个月以上的病人中，骨质疏松的发病率大约为50％。

老年人一旦确诊为骨质疏松症，就应该正确面对它，早期进行规范有效的干预及治疗，力争控制骨质疏松症进展的速度，将危害降到最低，避免脆性骨折的发生。

骨质疏松症的自我保健

骨质疏松的自我保健治疗上，补钙只是第一步，补充的钙质如何能够被人体充分吸收，在体内经过调控转运及合成，最后沉积在成骨细胞分泌的类骨质而形成骨，这其中的每一步都非常重要。

1. 控制饮食结构　见饮食疗法。

2. 养成良好的生活习惯　尽量减少吸烟及浓茶、咖啡的摄入。同时适当户外运动，如步行、太极拳、跳舞、保健操等，因为运动可促进人体的新陈代谢，进行户外运动以及接受适量的日光照射，都有利于钙的吸收。

3. 防止跌倒　老年骨质疏松症病人一旦跌倒极易导致脆性骨折，因此需要加强自身和环境的保护措施，比如使用拐杖，床栏，助步器等，此外还需注意是否服用增加跌倒危险的药物，如安眠药、降血压药及降血糖药等。

4. 药物治疗　目前临床用于治疗骨质疏松症的药物分为两大类，第一类为抑制骨吸收药，其目的是减少骨质的流失，包括钙剂、维生素D及活性维生素D、降钙素、二磷酸盐、雌激素以及雌激素受体激动药，第二类为促进骨形成药，目前临床上常用的有甲状旁腺微素、氟化物。应在专科医生指导下应用。

5. 早发现、早诊断、早治疗　如果出现了慢性疼痛等骨质疏松症的早期症状，应前往医院，做到"早发现、早诊断、早治疗"。可在医生的指导下使用诸如活性维生素D、钙、雌激素、双膦酸盐、降钙素等药物进行系统治疗，改善相关症状，提高骨密度。

对于明确骨质疏松症的老年朋友，要明确地认识到"老年人骨头脆，骨头松，最怕摔"，要重视生活起居，日常活动要讲究一个"稳"字，无论坐卧行走，均要强调"稳、慢"。避免滑倒或摔倒，居家特别是洗手间、客厅，要有防滑意识。

健康的心理，良好的精神状态，乐观豁达的心胸均有利于提高老年人神经反应的灵敏度，减少骨折的发生。

骨质疏松症的饮食疗法

1. 饮食营养与骨质疏松症

（1）钙是骨骼的主要成分，身体中总钙量的99％存在于骨中，成人全身钙的总量为1100～1200克。正常人每天的钙需要量为400～1000毫克，老年人需钙1000～1500毫克。我国老年人膳食钙的摄入平均不到推荐量的一半，因此应特别注意摄入含钙高的食物。

（2）磷全身总量为500～800克，骨组织中的磷占85％～95％，每天磷的最低需要量为880毫克，因此，每天摄入磷1500毫克即可。血浆磷常受年龄、饮食、代谢等影响而波动，但血浆钙、血浆磷之间，常处于相对恒定状态。

（3）维生素D需要从食物中摄取，并通过紫外线照射。维生素D主要作用于肠、肾、骨，能够刺激上皮细胞产生结合蛋白，增加肠钙吸收。

（4）蛋白质摄入增加会导致尿钙排出增加，成人每代谢1克蛋白质，钙就会丢失1毫克。因此，高蛋白和过多的肉类摄入，可能减少峰值骨密度，增加骨丢失和骨折的危险。蛋白质摄入过少会导致营养不良，也不利于骨质形成，同样会增加骨折的危险。因此，每天应保证摄入适量的优质蛋白质，如牛奶。

（5）钠的摄入增加，会导致尿钠、尿钙排出增加，血钙减少。因此要控制钠盐摄入。

（6）维生素K缺乏会导致血骨钙结合蛋白减少，骨质疏松症老年人血中维生素K含量较低。

（7）维生素C与微量元素锌、铜、锰、氟及食物中的生理活性物质（如酪蛋白磷酸肽、异黄酮等）都有参与骨有机基质合成和促进钙质吸收作用。

2. 饮食原则 良好的饮食营养对于预防骨质疏松症具有重要意义，包括足量的钙、维生素D、维生素C以及蛋白质。成人每天钙摄入量为 800～1000 毫克，65 岁以上的老年人推荐每天钙摄入量为1500 毫克。维生素 D 每天摄入量为 400～800 单位。

3. 食物选择　含钙量高的食物有牛奶、鱼类、虾蟹、黄豆、青豆、豆腐、芝麻酱、坚果类、高钙低草酸蔬菜（如芹菜、油菜、紫皮洋葱、苜蓿等）、黑木耳、奶制品、豆制品等。奶类不仅钙含量高，而且钙与磷比例比较合适，还含有维生素 D、乳糖、氨基酸等促进钙吸收的因子，吸收利用率高，是膳食优质钙的主要来源。老年人每天早、晚各喝牛奶 250 毫升，可补钙 600 毫克。富含维生素 D 的食物有沙丁鱼、鳏鱼、青鱼、牛奶、鸡蛋等。老年人也要选择健康的生活方式，少喝咖啡和可乐，不吸烟，因为这些都会造成骨质丢失。

据报告，有人对 120 例患有骨质疏松症的老年妇女进行为期两年的追踪调查，发现运动疗法加补钙和维生素 D，效果比单用运动疗法好。因此建议骨质丧失属中等程度的病人，采取运动疗法加补钙和维生素 D，即每天补充钙 1000～1200 毫克，同时补充维生素 D，增加钙的吸收，更有利于延缓骨质疏松的进展。

9　老年骨折的自我保健

跌倒是老年人生活中较为常见的一种现象。据统计，每年有 20％的老年住院病人发生跌倒，其中 5％～15％的跌倒会造成脑部损伤、软组织损伤、骨折及脱白，严重者会危及生命。老年人本身身体功能退化，很多还伴随多种慢性疾病，都会影响跌倒后的康复，降低晚年生活质量，也给家庭造成了一定的负担。了解老年人跌倒的危险因素，采取正确有效的预防跌倒措施，是我们需要关注的话题。

老年人活动虽少，但多数人因患有骨质疏松症、骨关节病、肌肉无力、反应迟钝，在日常生活活动中一不小心，轻微的外力作用即可引起骨折。尤其是老年人跌倒，会有 18％～40％会出现骨折，老人摔跌造成的死亡率比老人肺炎和老人糖尿病的死亡率还高，是 65 岁以上的老年人中伤害死亡的首位原因。

老年人跌倒的严重后果

据统计，80 岁以上老年人跌倒发生率高达 50%，跌倒导致的伤害已成为老年人死亡的第六大原因。老人最易发生骨折的部位是上肢的桡骨下端和下肢的股骨颈处。60～69 岁的老人股骨颈骨折后 20% 死亡；70～79 岁为 25%；80～89 岁为 40%。这与曾经身体健康好坏有关，即使未因股骨颈骨折死亡，也有 25% 的病人将来该骨折的大腿功能受限，60% 的病人行走能力减退。

老人骨折后由于卧床限制了活动，又可引起各种后遗症、并发症。老人很容易产生肌肉萎缩、骨质疏松、关节挛缩或强直、肺炎、褥疮、深静脉血栓等。如原有心、肺等脏器疾病，此时更易恶化或发生新的疾病，对老人生命威胁较大。

老年人易摔跌骨折的原因

老年人因摔跌而骨折的原因中第一位是绊倒，第二位是滑倒，第三位是摇晃跌倒，其次为眩晕、上楼梯踩空跌倒等。

1. 生理因素　老年人随着年龄增长，衰老加速、视力减退、听觉不灵、神经反射迟钝（75 岁以上老人的神经反射速度，比成年人减慢 10%～20%），再加上老年人的下肢肌肉减少、力量减弱，关节韧带僵硬，使关节活动不灵活，步态稳定性下降，常举步腿不高；老年人弯腰曲背，重心向前倾，步态常呈小碎步；再因肌肉控制力减弱，协调功能减退，走路时身体摇摆，所以易发生跌跤。老年人对跌倒的保护反射差，所以跌倒时常摔得很重，易跌倒着地发生骨折。此外，老人尿频尿急也使跌倒的风险上升；妇女绝经后雌激素水平下降，骨质疏松导致女性跌倒的概率为男性的 2 倍。

老年人对体位的平衡调节差，在身体急速转动，转头或久坐、久卧后突然起立时，容易发生眩晕、直立性低血压而发生猝然跌倒。

2. 疾病、用药因素　帕金森综合征使得老人步态不稳、癫痫发作时的意识丧失，患有高血压、冠心病等心脑血管疾病的老年人，长期服用扩血管药物、利尿药等，在体位变化时容易发生直立性低血压；服用安眠药的病人，尤其是初次使用时，易发生头晕。这些都可以成为跌倒的诱因。

3. 环境因素　老年人在夜间起床上厕所、上下楼梯、低头弯腰取物、抬头攀高取物、外出去人多拥挤的公共场所，穿越交通繁忙的马路时，尤易发生跌跤引起骨折。

居室地面湿滑、地面不平坦，采光不好、浴室或楼梯缺少扶手、物品摆放不利于老人取用，穿硬底鞋、鞋不适脚，走道上有绊脚小物品等，常是引起跌跤的原因，都是"推倒"老人的"黑手"。

雨雪天外出，使用手杖不当，也是引起跌倒的常见原因。跌跤后最为多见是股骨颈骨折，常不易治愈。由于长久卧床，还可以引起褥疮、尿路感染、肺部感染，使病情恶化致死。

4. 心理、性格因素　有的老人有"不服老"心态，做事硬撑，增加跌倒风险。

5. 不良嗜好　酗酒后醉酒，极其容易发生跌倒。

老年人骨折自我保健的原则

老年人骨折后，老人及家属应注意把握如下自我保健原则：

（1）老年人骨折愈合较慢，治疗期不可为此而长期卧床不起，要尽早离床活动。老人本来就缺乏活动的积极性，加以对骨折的担心，疼痛的恐惧，往往不愿或不敢离床活动。所以家属要耐心解释，积极鼓励老人接受保健康复训练。

（2）为了预防肌肉关节挛缩，早期要不限制老人正常的关节主动运动，预防关节挛缩发生、肌力下降。

（3）预防老人废用性肌肉萎缩。老人骨折肢体很快即会发生废用性肌萎缩，应尽早开始对患肢的被动运动，逐步做主动运动。

（4）一般老年人发生骨折，愈合所需的时间和成年人大致相同，为4～6周，但老年人骨关节周围组织的弹性降低，容易产生骨折后的关节囊、肌膜、韧带的劳损，因此不要过分强调其部位活动。

老年人骨折的早期护理

一般老年人骨折愈合较慢，骨痂形成也较少。大部分骨折的老人在医院处理后即回家康复，故对老人家庭康复护理是十分重要的。

上肢骨折的老人经复位固定后，一般不影响正常生活活动，仅仅骨折上肢的操作活动受一定限制，家属只需对老人生活略加照顾即可。下肢骨折时，老人需要卧床，家属除生活上照顾外，还要注意长期卧床引起的各种并发症，应该每天定时协助病人在床上坐起或取半坐位。对原患有慢性疾病的老人，还需要加强对慢性疾病的治疗和护理。

老人骨折刚复位时，需要抬高伤肢，以减轻水肿和疼痛。正确的抬高方法应是，伤肢需抬高到心脏水平以上，伤肢远端应高于断肢处或至少与断肢在同一水平处，伤肢的近端不能高于断处。特别要避免不正确抬高伤肢，例如没有把伤肢全部垫高，或者使用了松软的垫子，如木棉枕、海绵枕，伤肢的重量将垫枕压扁，以致不能达到原定的高度。

股骨颈骨折老人在骨折未愈合前，为促进早日愈合及防止髋内收畸形，卧床时不要侧卧在健侧，可在平卧时两大腿内侧夹一个枕头。老人不能下地，也不可盘腿，但可取半卧位。

老年人骨折后的家庭康复锻炼

老人骨折后在家里怎样进行康复锻炼呢？

1. 上肢骨折　老人在上肢骨折后一周，局部疼痛稍缓解，虽仍需限制活动，但已可开始做肌肉等长性收缩运动，也就是上肢肌肉屏紧，肢体不动，用劲后使上肢的肌肉因收缩而隆起，并维持数秒，然后再放松，使肌肉舒张，每次做 20～40 次，每天做 3～4 次，有消肿、活血、加速骨折愈合的作用。

若上肢桡骨下段骨折，2 周内仅做指间关节及掌指关节的屈曲和伸长活动，不做握拳及拇指伸直与外展活动。2 周后可做腕掌尺偏活动（图 5-9-1）。禁止做腕背伸、桡偏及握拳活动。一般 3 周后伤肢肿痛已消退，软组织损伤已恢复，新骨开始生长，但尚未愈合，夹板及石膏还未拆去，这时家属可帮助老人做伤肢骨折上下关节的屈伸活动，动作宜慢，由少增多，活动范围亦由小到大，不能做关节旋转运动。4～6 周临床愈合拆除固定后，可做腕背伸掌屈及前臂旋前、旋后及握拳锻炼，以后逐步进行负重锻炼（手中提重物），以改善因伤肢活动减少造成的肌肉萎缩。

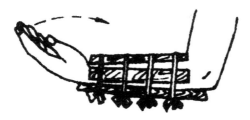

图 5‑9‑1　腕掌尺偏活动

2. 下肢骨折　股骨颈骨折的老人可在家属帮助下进行锻炼。开始时，足部需扎上⊥形板（图 5‑9‑2），以防患肢外旋，而影响骨折的稳定性。

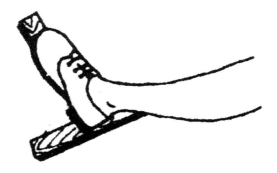

图 5‑9‑2　⊥形板

2 周后可做踝关节背伸、跖屈运动。4～6 周后扶双拐下床行走，患肢部分负重，并做坐位髋、膝伸屈及髋外展活动（图 5‑9‑3、图 5‑9‑4）。但应做到两不，即不负重、不盘腿。做牵引的老人，4～6 周后也可带牵引练习膝关节活动。练习时，老人也要注意健侧和上肢肩关节的功能锻炼，否则会发生萎缩无力。伤情较重或年迈体弱的老人不能活动时，家属可帮助做肌肉按摩。老人一定要待 X 线片复查显示骨折基本愈合，股骨头无缺血坏死现象时，才可逐渐去拐杖行走。

此时，老人也可在家人扶持下练习下蹲运动（图5-9-5），并每天在床上做屈膝举腿运动，即先将伤肢屈膝，再将小腿抬起，再尽量屈髋将腿抬高。如老人不易屈髋将腿抬高，可在家属帮助下进行，然后放下伤肢做内收及外展动作。

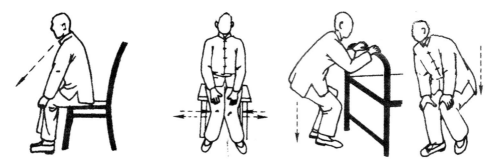

图5-9-3　俯身屈髋锻炼　图5-9-4　髋外展锻炼　图5-9-5　下蹲运动

上石膏固定的老人，很关心自己上石膏的时间需要多长，一般来说，上肢骨折需要石膏固定4～6周，下肢骨折需固定6～8周。老年人由于年老体弱、肌肉萎缩、骨骼本身又有骨质疏松等情况，因此愈合速度一般要比青壮年人缓慢，骨折后石膏固定时间应适当比上述标准延长1～2周为好。

股骨颈骨折的老人，骨折合后，可先在床上活动一定时何，下地时应从站立开始练习，慢慢步行。有些老人初下地行走时，用一张高凳子放在前面，作为支撑，这样也不方便。可以使用一种双手扶持的四脚架，如此可使老人不必弯腰，行走也方便。这种架子对脑卒中恢复期病人亦颇适用，但须注意架子的重量应当适中。如果情况较好，可以使用四头手杖。但四头手杖因支点多，老年人还是使用一般手杖较为安全。

老年人骨折后的饮食

骨折后不少老人及家属以为吃肉骨头汤，服钙片，补充钙可促进骨折愈合，其实并非如此。骨折后骨折断端可释放大量钙，由于长期卧床还会废用性引起骨骼脱钙，所以血钙可增高，大量补钙只会增加肾脏负担。

病人长期卧床，肾脏排尿不畅，过多钙盐沉积容易产生尿路结石。骨的组成必须使骨胶原、钙、磷有一定比例，盲目补钙可使比例失调，反而影响骨折愈合。所以骨折后不必多吃肉骨头汤与钙片，而应适当多吃些富含胶原蛋白的猪蹄、猪皮、鱼胶以及含钙磷较多的蛋、鱼虾、牛奶、豆制品等食品。维生素 C 也有助于骨胶原的生成，所以还应适当多吃些水果、蔬菜。

在骨折瘀肿消除，疼痛消失后，此时适当吃肉骨头汤补充钙磷还是恰当的，但也不必偏食，应注意全面营养。

老年人怎么预防跌倒性骨折

对老人跌倒的发生，主要是预防，要学习防跌倒知识。以下几点是应该注意的：

（1）有的老年人的家庭应进行相关改造，比如，老人住室陈设应简单，家具靠墙置放；睡的床不要太高，一般 0.35～0.45 米高较为适宜；使用防滑地砖；在采光欠佳区域增设光线柔和的照明灯；安装夜灯；在卫生间、浴室、厨房等区域增设防滑垫，安装扶手、座椅；尽量不使用地毯，如需使用，应选摩擦力大、面积大的；调整座椅高度，以方便老年人使用；清除房间杂物和通道障碍物；改造高低不平的地面衔接处等。

（2）不要踏在凳上取物件或放东西，不要爬梯子。

（3）不要穿过大的鞋子或木拖鞋，不要穿海绵料拖鞋或鞋底已磨平的胶鞋；有鞋带的鞋，带子要结牢。

（4）洗澡时要准备坐凳，下铺防滑垫。不要单脚站立穿裤，以免跌倒。

（5）走路时要慢，并应注意地面，防止踏在果皮或其他物件上滑倒。冬季地面结冰时尽量不要外出。在井边或给水站旁地面潮湿，最易滑倒，老年人在拎水时要特别小心。

（6）有一些容易摔跌的疾病（如头昏眩晕、贫血、心脏传导阻滞、直立性低血压、帕金森综合征）时，更应特别注意，要慢慢行走，感到要跌倒时，应立即坐下或卧平，或行走时使用手杖。

（7）重视心理损伤的预防。虽然 90％跌倒的老年人并未引起躯体损伤，但跌倒给老年人带来极大的心理创伤。约有 50％跌倒者对再次跌倒产生惧怕心理，因这种恐惧而避免活动者占跌倒的 25％。对跌倒的恐惧，可以造成跌倒—丧失信心—不敢活动—衰弱—更易跌倒的恶性循环，甚至卧床不起，因此要充分认识这种心理创伤带来的严重后果，预防这种心理损伤的恶性循环引起的更易跌倒。

（8）借助相关用品。老年人，尤其是行动不便的老年人，应该根据自身情况，借助拐杖、眼镜、助听器、助行器、防滑鞋等辅助用品预防跌倒。

（9）适当运动，定期评估病情。老年人应根据自身情况，注意适当运动，增强肌肉力量和平衡能力。患有慢性疾病的老年人，应定期监测病情，了解所服药物的副作用和注意事项，并评估跌倒发生风险。

（10）老年人起床"三部曲"。老年人起床时，要做到"3 个 30 秒"，以避免体位快速变化引起不适。①醒来后，在平卧状态下，睁开眼睛，等待 30 秒，适应由睡眠到觉的过程。②缓慢侧卧，用手支撑着坐起来，等待 30 秒，可转动脖子，活动活动四肢。③将双腿移至床沿，双脚可着地，静坐 30 秒，若反应正常，再下床行走。

老人跌倒后怎样自救

老人跌倒后自救三部曲：

1. 设法找人帮助　老年人跌倒后不要惊慌，感到疼痛或知道自己受伤时不要随意移动，应设法找人帮助。

2. 尝试站起来　如果无法找到别人帮助，可设法利用家具使自己站起来。具体步骤如下：①想法挪动到椅子或床旁。②休息片刻后，尽量使自己向椅子的方向翻转身体，使自己变成俯卧位。③双手支撑地面，抬起臀部，弯曲膝关节；然后面向椅子跪立，双手扶住椅面。④以椅子为支撑，尽力站起来。⑤休息片刻，恢复部分体力后，打电话寻求帮助。

3. 寻求救治　老年人跌倒后，如果有头部着地或暂时性意识丧失，需要及时就医。就算当时没有造成任何伤害，跌倒的发生也很可能危及其他疾病，及时就医有助于相关疾病的诊治。

10

老年人的常见慢性疾病——癌症

根据肿瘤对人的危害程度，可将肿瘤分为良性与恶性，良性肿瘤的生长慢、不会转移，肿瘤细胞在显微镜下观察与正常细胞接近。恶性肿瘤生长快，会自身体一处转移至其他部位，在显微镜下观察肿瘤细胞，多为没有成熟的幼稚细胞，但恶性与良性肿瘤也是相对的。如果良性肿瘤生在重要的器官上，也会产生严重的后果，譬如在脑中的良性肿瘤，同时有些良性肿瘤也可转变为恶性肿瘤。

"癌"是恶性肿瘤中的一种。由于人体的各部分在组织学上可分成很多种，如上皮组织、间叶组织、淋巴组织、造血组织、神经组织等，所以，恶性肿瘤根据来自不同组织而有不同的命名。凡是从上皮组织发生的恶性肿瘤称为癌，从间叶组织和淋巴造血组织发生的恶性肿瘤称肉瘤或瘤，胚胎或神经组织发生的恶性肿瘤称母细胞瘤。这样就使大家明白了，凡是良性的都称瘤，但称瘤的不一定都是良性；癌是恶性肿瘤，而恶性肿瘤不一定就称癌。但由于癌的发生远远较肉瘤或母细胞瘤为多，所以恶性肿瘤似乎即是"癌"。

癌症最大的危险因素——年老

癌症在中国人的死因中占第二位，一年死亡数约为 140 万人。随着年龄的增长，癌的发病率愈来愈高，我国恶性肿瘤的高发年龄在 60 岁以后，75～80 岁这一年龄段达到顶峰，比 60 岁时多一倍，80 岁的老人发病率高达 25％，85 岁的老人发病率甚至可高达 36％。老年人发病前 5 位的恶性肿瘤依次为肺癌、胃癌、食管癌、肝癌、结直肠癌。

2017 年美国约翰·普金斯大学的克里斯琴·托马塞蒂博士及伯特·沃格尔斯坦博士在《科学》杂志发表了一篇研究文章，他们对常见的 32 种癌症的基因突变——癌症发病的最底层原因，进行了风险因素的分析，结果发现在引起癌症基因突变的因素中，66％是染色体在复制过程中发生的随机错误，而环境因素和遗传因素加在一起只占 34％。

我们原以为，没有癌症家族病史、不抽烟、不酒、不熬夜、不泡酒吧、不吃有安全问题的食物、不生气，就可以远离癌症。但研结果发现，这些因素虽然和癌症有一定关系，但相关性并没有想象中那么大。即便我们生活的环境没有被污染，也没有不良生活嗜好，仍然有可能患上癌症。因为引起癌症最大的危险因素是染色体在复制过程中发生的随机错误。

比如在引起骨癌的基因突变的因素中，随机错误占 99.5％，遗传占 0.5％，环境因素与它完全无关。再比如这几年国内高发的甲状腺癌，在引起甲状腺癌基因突变的因素中，随机错误占 98.0％，遗传占 1.5％，环境因素仅占微不足道的 0.5％。还有非霍奇金淋巴瘤、脑部肿瘤、前列腺癌、睾丸癌，在引起这些癌症的基因突变的因素中，随机错误都占到了 95％以上。

为什么染色体在复制过程中会出现随机错误？

细胞分裂是人体的一种自我修复机制，是多细胞生物生存的基础，而随机错误就是由细胞分裂带来的。细胞在分裂的时候需要先复制染色体，然后把染色体中的遗传基因平均分配到两个新细胞里。但是人的染色体有 316 亿个碱基对，细胞每次分裂都要复制一次这 316 亿个碱基对。工作量太大就难免出错，出错的结果就是随机错误。每次细胞分裂都会带来随机错误，而这些错误不断累积，就可能在关键位点上突变成癌基因。

细胞的每一次分裂都会带来基因突变，每次基因突变都有可能在关键位点变成癌基因。虽然这个概率极低，但并不是零。细胞分裂次数越多，癌基因出现的概率就越大。从这个角度来看，我们每时每刻都处在患癌的风险中，生命就是一种癌前状态。年龄越大，细胞分裂的次数越多，癌症发生的风险也就越高。40 岁以上的人患癌症的风险呈指数级增长。如果人的寿命达到 85 岁累计患癌风险高达 36％。

2018年《科学》杂志上的一篇研究论文指出，人到了中年，食管的上皮细胞的形态尽管在显微镜下看起来和正常细胞一模一样，但是通过基因分析发现，这些看似正常的细胞已经有一半以上发生与癌症相关的基因突变。所以，没有突然发生的癌症，只有突然发现的癌症。

再回到最开始提出的问题：为什么这些年，癌症者的数量突然增加了？主要原因并不是环境污染，也不是食物不安全或工作压力大，而是我们的生活条件好了，医疗条件好了，人的寿命延长了，寿命越长细胞分裂的次数越多，基因出现随机错误的概率就越大，随机错误累积多了，就可能产生癌基因，所以现在的癌症病人多了。发达国家人均寿命更长，癌症的发病率就更高。

年老是引发癌症最大的高危因素，癌症是长寿者必须付出的代价，如果我们越来越长寿，那么癌症发生的概率就会越高。因此，老年人必须提高警惕，早期发现、早期治疗癌症。

老年人患肿瘤的特点

老年肿瘤病人的八大特点如下：

1. 起病隐匿　老年人就诊多有延误，临床症状不典型或者没有明显临床表现，高龄病人表述困难，甚至无法沟通，因此，容易耽误诊断，误诊或漏诊。

2. 基础疾病多　老年肿瘤病人大多伴有多种慢性疾病，包括常见的高血压、冠心病、慢性阻塞性肺疾病和脑血管疾病等，影响恶性肿瘤的早期发现，增加了老年肿瘤的诊疗难度。

3. 肿瘤晚期病人多　由于伴有其他合并症，掩盖了病人早期临床表现，而且老年人大多反应迟钝，往往在明确诊断时已属中晚期，预后较差。这些合并症也增加了恶性肿瘤的治疗的难度，包括肝肾功能不全、心肺疾病和功能减退、胃肠道疾病营养不良、骨质疏松、糖尿病、视觉或听觉障碍等。

4. 治疗耐受性降低，疗效较差　由于老年人常伴基础疾病甚至脏器功能减退，手术（尤其重大手术）耐受性差，术前必须综合评估，以判断能否手术或选择创伤较小的手术方式，降低并发症和死亡率。

老年病人往往需要长期使用药物治疗慢性疾病，潜在的药物相互作用发生率高，药物不良反应也远多于年轻病人，药物耐受性下降，药物治疗效果也相对较差。

5. 经济困难，社会问题较多 多数老年病人收入较低、生活条件较差、缺少照顾或社会支持等，使老年肿瘤病人的诊治过程难度增加。

6. 肿瘤发展较缓慢 老年人由于代谢缓慢，恶性肿瘤细胞的倍增速度减慢，老年肿瘤病人疾病发展也相对缓慢。因此，对于全身状况较差的老年晚期肿瘤病人，选择创伤性较小的治疗方案，加强对症支持治疗，可能更有利于提高生活质量，延长寿命。

7. 多发原位癌较常见 老年肿瘤病人中常见多发原位癌，例如肺癌、胃癌、肝癌、结直肠癌、前列腺癌或甲状腺癌等，往往 2～3 种肿瘤同时存在或先后发病。

8. 心理障碍多见 老年肿瘤病人多伴焦虑、抑郁，甚至严重的心理问题，不利于肿瘤的治疗和康复。

警惕癌症的信号

虽然癌症已非绝症，但关键是早期发现、早期治疗。老人能自己发现健康上异常，自己能关心注意自己身体上不适，早去检查，意义是十分重大的。

以下情况也许就是癌症的信号：

（1）身体任何部位的皮肤或皮下发现肿块，肿块并逐渐扩大；皮肤上发现久不愈合的溃疡；皮肤上的黑痣，特别在脚底上，发生扩大或隆起溃破。

（2）女性阴道不规则流血或分泌恶臭液体。

（3）乳房发现肿块。

（4）上腹部疼痛或饱胀、食欲减退、黑粪、恶心、呕吐；原因不明的贫血、乏力、消瘦。过去没有胃病史，老年时突然发生胃病，或原来上腹痛有时间节律性以后发生了改变，或过去胃病服药可缓解，但目前服药却无效。

（5）凡出现咳嗽、咳痰、胸痛、咯血等症状持续 2～3 周以上，同时治疗无效。

（6）吞咽食物有困难，进食时在胸骨后有停滞感。

（7）有血性鼻涕、发音嘶哑，但又未发生伤风。

（8）发现无痛性血尿。

（9）唇、舌有白斑、溃疡或肿块。

（10）阴茎部出现溃疡。

（11）疲乏、体重下降，临特别是短期内减重超过10％、无原因关节痛。

（12）大便习惯改变，腹泻便秘交替、排便困难、便上有黏液或血液。

（13）长久发热、无任何原因。

（14）男性老人尿急、尿频、排尿不尽。

（15）消化不良、恶心、反胃、饭后腹胀、右上腹闷胀，特别是有乙型病毒性肝炎、丙型病毒性肝炎病史的病人。

（16）无痛性皮肤、眼白发黄。

（17）局部持续性疼痛，特别是固定的部位，如固定一处的头痛。

（18）腋下、颈部、腹股沟或其他部位淋巴结出现无痛、进行性的肿大。

（19）睾丸增大或上有肿块，或阴囊感到沉重。

常见肿瘤标志物的意义

目前，临床中最常用的指标是血液检查中的标志物，因为它有较高的敏感性特异性，操作方便，可重复性强，费用相对经济低廉，而被广泛应用于健康人群的体检、高危人群的筛查、良恶性肿瘤的鉴别和肿瘤病人的随访评估。

下面介绍一下常用的肿瘤标志物及其参考意义：

1. 甲胎蛋白（AFP）　临床意义：①原发性肝癌诊断的最佳标志物，敏感性和特异性都很高，约70％的原发性肝细胞癌病人血中 AFP 升高。②病毒性肝炎，肝硬化病人有 AFP 升高，但常＜500 μg/L。③生殖细胞肿瘤（如睾丸癌、畸胎瘤等）。④其他消化道肿瘤，比如胃癌、胆囊癌、胰腺癌、十二指肠肿瘤等，也会出现 AFP 升高。⑤怀孕和分娩后 1 年内的妇女，和出生 2 周内的婴儿会出现生理性的 AFP 升高。

2. 癌胚抗原（CEA）　临床意义：①腺癌，结直肠癌、肺癌较常见，其他还有胰腺癌、胃癌、甲状腺癌、乳腺癌、子宫癌、卵巢癌等肿瘤。②部分良性疾病，如结直肠息肉，肠炎、肝硬化、肝炎和肺部炎症也会出现癌胚抗原水平的升高。③部分吸烟者有癌胚抗原的轻度升高。

3. 糖类抗原 199（CA199）　临床意义：①常见于胰腺癌、胆囊癌、胆管壶腹癌，尤其胰腺癌晚期的阳性率可达 75％，但早期阳性率并不高。②其他消化道肿瘤（如胃癌、结直肠癌、肝癌等）。③妇科肿瘤（如乳腺癌、卵巢癌等）也有一定的阳性率。④某些消化道炎症 CA199 也有不同程度的升高，如急性胰腺炎、胆囊炎、胆汁淤积性胆管炎、肝硬化、肝炎等疾病。

4. 前列腺特异抗原（PSA）　临床意义：①前列腺癌的特异性指标，阳性率在 75％左右。②前列腺增生、前列腺炎、肾脏和泌尿生殖系统疾病 PSA 也会有轻度升高。

5. 癌抗原 12－5（CA12-5）　临床意义：①升高常见于妇科肿瘤包括卵巢癌、乳腺癌、子宫癌等。②其他部位肿瘤，如胰腺癌、胃癌、肺癌、结直肠癌等有一定的阳性率。③某些良性疾病，如子宫内膜异位症、盆腔炎、卵巢囊肿、胰腺炎、肝炎、肝硬化等也可升高。④在胸腔积液、腹水、羊水中也能检出较高的 CA12-5。⑤早期妊娠。

6. 鳞状细胞癌抗原（SCC）　临床意义：①肺癌、子宫颈癌、头颈部癌最常见。②肝炎、肝硬化、肺炎、肾衰竭、结核等疾病也有一定程度的升高。

7. 神经元特异性烯醇化酶（NSE）　临床意义：①用于鉴别诊断和监测小细胞肺癌。②用于监测神经母细胞瘤的病情变化、评价疗效和提示复发。③神经内分泌细胞肿瘤，如嗜铬细胞瘤、胰岛细胞瘤、甲状腺髓样变、黑色素瘤、视网膜母细胞瘤等血清 NSE 也可升高。

哪些人属于肿瘤的高危人群呢？首先是有癌症家族遗传史的，其次是从事过某些特殊职业，如长期接触有毒有害物质、吸入性气体和放射性物质。对于有不良生活习惯，如吸烟、酗酒，以及某些慢性疾病如乙型病毒性肝炎、肝硬化、肠息肉病病人，这些人群建议至少每年做一次肿瘤筛查。

当老年人收到肿瘤标志物异常的体检报告时，并不需要过分惊慌，肿瘤标志物升高不等于患癌。将报告中的检测值和正常参考值做比较，如果某项肿瘤标志物升高的非常明显，应该尽快到医院就诊，有针对性地做进一步检查。如果是轻微的升高，也不能置之不理，建议每1～2个月进行复查，如果指标持续升高，提示有恶性肿瘤的可能。如果指标波动或恢复正常。多为良性病变或炎症，建议继续随访观察。

随着医学发展，目前肿瘤标记物测定项目越来越多，以上项目仅供老年朋友参考。

万一患上癌症

当第一次听到医生告之已诊断为癌症时，你可能一下接受不了这个事实，人人都会想未来的结局，想想如何来面对现实中的一切，每个人所想的具体问题不一样，不管怎样，你先听听我的建议：

1. 正确面对　我建议你首先把一切都放一下，只考虑如何治疗疾病，集中在思考和了解医生治疗的方案，当你专注于和癌症抗争时，你就会吃得下、睡得着，因为你向前看，为的是与病魔斗争，为的是要取得最后胜利。积极乐观的态度，坚强的信心，能使人体的精神处于良好状态，这种心态会提升自身的免疫功能，人的大脑活动和功能并非虚无的"灵"，科学的进步已初步知道一切都有物质基础。

2. 不要放弃治疗　在接受治疗时应积极配合医生，当医生建议你手术，你要考虑转移并非手术的绝对禁忌证。手术也非割了就没事，还必须按医嘱进行系统治疗，千万不要听信亲友介绍的偏方或使用一些辅助治疗而放弃正规的治疗。配合各种辅助治疗是必要的，用于增加免疫力的辅助药物种类很多。即使不能手术，不要随便放弃其他的支持治疗，现在几乎对各种中、晚期癌肿都可以根据不同个体制订出有计划的治疗，从而控制癌肿生长，使病情得到控制和好转。

在疾病治愈或病情缓解，自觉情绪稳定时亦可考虑今后的各种问题。治疗还须根据病人的整体情况，某些治疗并非适合每个病人。对于经过手术根治，仍应根据医生的嘱咐进行必要的化学药物治疗（简称化疗）、放射治疗（简称放疗）或其他治疗，并按时随访，会有助于防止转移、复发。

3. 合理营养　在治疗期或间歇期要有充足合理的营养。癌症是一种很容易复发的疾病，在经过大量癌症复发病人的观察统计后发现，没有能找出哪种食物与癌症病情恶化有肯定的关联，因此大多数学者都认为某食物是"发物"的说法是没有科学依据的。但是人们及病人常会根据"传说"，担心"发物"可能会导致肿瘤转移而"宁信其有，不可不信"，从而远离美味而又有营养的多种食品，有的病人吃着单调乏味的食品，致使胃口越来越差，营养失衡，抵抗力越来越低。

中医对肿瘤及各种疾病都会根据病人具体情况"辨证论治"，在此期间，中医会因各人处于不同的"辨证论治"阶段，提出需要忌口的食物和宜吃的食物，这种忌口严格讲，属于某个治疗阶段的需要，过了某个阶段可能就不需要忌口了。因此中医的"忌口"也是有阶段性的、个性化的，不是绝对的。

不吃、少吃烧烤、腌腊、盐腌、变质、过分漂亮的加工食品及外形特别肥大、形状怪异的天然食物；不偏食、少喝酒，不抽烟，多吃新鲜的、质量好的食物，吃种类丰富的食品，对于预防癌症恶化都是有益的。

4. 配合辅助治疗　免疫系统在人体中控制癌细胞的发展起着关键作用，这一系统可使体内的"杀手"细胞摧毁癌细胞，当其足够强大时，癌细胞无法繁殖成癌肿；如果已有了癌症，即使进行手术根治，也需要加强体内自身免疫系统的防御功能；特别是如不能手术，进行放疗或化疗时，当治疗到一定程度，治疗也会招致免疫系统的破坏，为此，加强病人本身的免疫系统在任何时候都需要。增强免疫系统的食品药品很多，其中也包括食物和中药，服用前最好先请教专科医生。

5. 中西医结合是治癌上策　目前，治疗癌症方法很多，手术、化疗、放疗、介入治疗、免疫治疗等，笔者坚持认为，不论你身患何种癌症、病情发展到那一阶段、经历哪种西医方法治疗，都请坚持结合中医中药方法继续治疗，必有益处。如果你的生存期已达 5 年以上，希望能继续用中医中药调理一段时间，至少一年。

科学对待癌症

我们要科学对待癌症，是为了尽量让癌症离我们老年人远点或者尽量晚点来，能不来最好，真的来了也不怕。我们应该如何科学地预防和对待癌症呢？

1. 消除致病因素，改变生活方式　尽管基因随机错误是引发癌症的主要因素，我们无法预防，但基因突变只是癌症发病的一个环节。即使基因突变，人们也未必患上癌症，人体还有强大的免疫系统。保护免疫系统，减少慢性感染，我们仍然可以预防大约 40％的癌症。

降低患癌风险的科学建议有：首先，避免乙型肝炎病毒、丙型肝炎病毒、幽门螺杆菌、HPV 等可能导致癌症的病毒和细菌的感染。如果已经感染了，务必进行治疗或者定期复查。其次，戒烟、限酒、减肥、多活动，多吃全谷物食品、蔬菜、水果、豆类，少吃糖，少吃红肉（如猪肉、牛肉、羊肉）让你的生活方式变得更健康。健康的生活方式是保护人体免疫系统最确切可行的做法。

2. 定期进行疾病筛查　早发现、早治疗，具有很大的价值和意义。虽然不是每个人都会得癌症，但随着年龄增大，在没有癌症症状的时候，可能多数人体内会产生癌症之前的病变。发现这些早期问题，及时治疗，就可以避免它们进一步发展成癌症。就拿美国的防癌做法来说，1970—2016 年，美国的结肠癌、直肠癌的死亡率下降 53％。其中一项最重要的原因即为推广结肠镜早期筛查，切除腺瘤性息肉。腺瘤性息肉就是一种癌前病变，及时处理就可以避免它们进一步发展变成癌症。老年人定期进行科学的疾病筛查，是发达国家总结出来的癌症预防的可行性方法。

3. 癌症并非不治之症　通过积极治疗许多癌症病人可望长期生存。如能做到早期发现，许多癌症甚至也可望治愈。美国国立癌症研究院报告，美国癌症治疗后的五年生存率已在 50％以上，到 2025 年前后有望达到 70%～80%。所谓"五年生存率"是一种评价治疗手段的指标、即采用某种方法治疗某种疾病（当然是指严重威胁人类生命的疾病）后，受治者 5 年之后仍生存的概率。五年生存率高，自然是说明这种方法好。癌症病人治疗后、发生复发、转移的，以 2 年之内为最多，5 年之后即甚少。癌症病人治疗后 5 年仍无复发转移的，大致上可以说已经被治愈。至少可以说已经显著地延长了而且还将继延长生命。癌症治后五年生存率提高，也就是说癌症经治疗后可明显地延长生命。在我国的一些医学中心，乳腺癌手术后的五年生存率已达 90%，胃癌手术后的五年生存率达 80%，甚至肝癌如能早期发现手术切除，五年生存率亦接近 70%……

4. 把癌症当作慢性疾病长期治疗　近来医学界有提出癌症是一种"慢性疾病"的说法。的确，按现代的科技水平，对于癌症如能积极治疗，确实可以延长生命，而且是健康的生命。如能早期发现，甚至还可望治愈。其实，对于大多数"慢性疾病"来说，控制病情的发展、延长健康的寿命，目标大致也就是如此吧。原发性高血压、糖尿病、冠心病不都是如此的吗？癌症还是有"治愈"的希望，原发性高血压、糖尿病、冠心病还难有此希望呢。我们是不是应该用这种心态来看待癌症呢？

5. 转变心态，接纳癌症　我们越来越长寿，那就接纳癌症，与它共存。在人体中，既然我们体内的细胞每时每刻都有发生癌变的可能，那么我们能做的就是保护自己的免疫细胞，从而控制癌细胞的数目，以免它"作乱"。即便不幸得了癌症，我们也要学会与它共存。赶尽杀绝不可能，只要把它控制在安全数量下，我们照样可以有高生活质量的生存，带病延寿。医学发展到今天，很多类型的癌症病人在经过积极治疗后，能够有效地延长生存期，这些类型的癌症正在逐步成为一种"慢性疾病"，所以癌症并不等于死亡，这是我们应该建立起来的一个科学认知。

老年恶性肿瘤的治疗原则

老年肿瘤的治疗包括手术、化学治疗（简称化疗）、靶向治疗、放射治疗（简称放疗）、生物免疫、中医药等综合治疗。

首先，评估治疗风险和预期寿命是老年肿瘤病人治疗原则的基础。外科手术仍然是老年肿瘤病人治疗的重要手段。通常认为年龄并非手术风险的主要危险因素，然而，全面评估病人手术前生理状况非常必要，急诊手术有增加老年病人并发症的风险。老年肿瘤病人手术耐受性较差，首选微创手术，有利于术后恢复，减少手术并发症。

抗肿瘤药治疗在老年肿瘤治疗中占有重要地位，主要包括化疗、靶向治疗和免疫治疗。老年病人化疗方案的选择既要考虑药物剂量、疗程、疗效，也要注意预防和处理化疗不良反应。老年病人存在与年龄相关的药代动力学改变，须慎重给药，在使用具有肝、肾毒性的药物之前，必须评估肝、肾功能，密切监测不良事件并及时干预，特别在 70 岁以上老年病人，可酌情降低化疗剂量或者延长化疗间期。近年来，靶向药物在部分肿瘤治疗中取得了显著成效，特别是肺癌、乳腺癌和非霍奇金淋巴瘤等，老年病人使用靶向药物几乎不需要调整治疗剂量，也能获得与年轻病人相当的疗效。

局部放疗是老年肿瘤治疗常用的重要手段之一，尤其晚期老年肿瘤病人，姑息性局部放疗可以缓解症状，提高病人生活质量。定向放疗不仅提高了治疗的准确性，也降低了放疗的不良反应。老年肿瘤病人同步放、化疗应谨慎使用，尤其应重视同步放、化疗剂量的调整。

根据老年肿瘤病人的病理类型、分期、分型、全身状况等多种因素，选择适合病人的个性化治疗方案，才能更好地达到治疗疾病，提高生活质量。带病延寿的目的。

笔者感悟

1994 年春，笔者 50 岁生日这天，妻子被推进手术室，进行乳房"小叶增生"切除手术。她比我小一岁，连续 3 年体检时发现乳房有小肿块，来月经时有明显胀痛，体检报告结果都是"小叶增生"。笔者想，她已人到中年"小叶增生"还是手术切除为好 。

术中对肿块进行冰冻切片，病理学检查为"乳腺癌"，进行右侧乳腺连同胸壁肌肉和腋窝淋巴结全切除手术。术后病理报告，检查远近的 7 个淋巴结全部有癌细胞转移。然后，进行 4 个月 12 次化疗，一个月 20 次局部放疗，口服三苯氧胺。出院时，手术医生找家属谈话说："你爱人是癌症晚期病人，最好的预后 3～5 年。"我既伤心又很无奈。当然，我没有对家中任何人讲，一切都一个人承受着心理压力。

笔者虽身受 6 年西医教育，但一直认为传统中医关于人体"平衡"的哲学思想十分有道理，于是决定带妻子到市中医院用中医中药治疗，煎药服药长达 10 年，期间每年带妻子外出旅游一次，在旅途中仍坚持煎中药服中药。一晃 27 年过去了，我妻子仍然健在。

我自己是乙型肝炎病毒垂直传播的病人（母亲胎盘传染），自小肝脏有病。到 20 世纪 70 年代才知道自己、母亲、兄弟姐妹都患有乙型病毒性肝炎，乙型肝炎病毒检测呈"小三阳"。因自己学医，每年都检查肝功能，几十年来都是小"PT"，肝功能都有轻度不正常。20 世纪 90 年代后，每年加检"甲胎蛋白"，一直在正常范围内。

2018 年我 75 岁，在 7 月体检时，发现甲胎蛋白 17 纳克/毫升（正常值＜20 纳克/毫升），这引起了我的警惕。3 个月后我去医院复查甲胎蛋白，高达 190 纳克/毫升。我马上去医院做肝脏磁共振影像检查，发现肝右上叶有 2.5 厘米阴影，边缘不清。第 2 天就住院准备手术，由于 1996 年有过心肌梗死病史，医院建议用射频疗法治疗更加安全。

术后 2 天出院时，复查甲胎蛋白为 5 纳克/毫升，已降至正常。出院第 2 天就去市中医院看中医服中药，至今服中药已 3 年多了。每 3 个月体检复查一次，甲胎蛋白都在正常范围，B 超或磁共振复查都无明显变化。

或许自己学医，对肝癌的风险比较敏感，虽然没有症状，但体检时对化验指标异常很警惕，这样才能对肝癌进行早期发现、早期治疗。

笔者认为，老年人患癌期间，肿瘤细胞会不断地分裂、生长，不断地侵袭人体的组织。这个时候单纯依靠人体自己的免疫系统和自我修复，就很难和这些癌细胞搏斗了。医生用手术刀切除癌症组织，用化疗剿灭藏在身体其他部位的癌细胞，用放疗打掉不易用手术彻底清除的癌变组织，这些做法都是为了减轻肿瘤负荷，让人体的免疫系统发挥作用，战胜癌症。这也是为人体的自我修复创造了条件，这时应用中医中药治疗又正是增强人体免疫功能，调节各脏腑平衡的有效手段。

我虽身为医生，看过很多癌症病人，遇到过很多生死，包括自己的患癌亲人，但自己身患癌症的心情是可想而知的，真的无以言表，先是一片空白，后是心急如焚，再后是冷静下来，沉着应对。

癌症病人的心理状态十分重要，"既患之，则安之"，只要你有"活着"的欲望，就会有带病生存的希望，生死全在信念间。

11 老年人的肥胖怎么减

过去，我们年轻的时候，见到老朋友比以前胖了，会赞称"你发福了"。近40多年来，人民生活水平改善，吃喝少动之下造就很多胖子，心脑血管疾病、糖尿病等也跟着增多了。我们见到老朋友瘦了，就会说"千金难买老来瘦"，朋友听了很高兴。

随着社会经济的快速发展和居民生活方式的巨大改变，中国居民超重及肥胖患病率快速增长，已成为严重的公共卫生问题。肥胖常伴有多种代谢异常，是糖尿病、心脑血管等疾病的重要危险因素。《中国居民营养与慢性疾病状况报告（2020年）》显示，成年居民超重或肥胖也经超过半数，达50.7％。

什么是肥胖

肥胖症是指体内脂肪堆积过多，体重增加，当体重超过标准体重20％或身体质量指数（BMI）＞28可定义为肥胖症。标重计算公式为：男性标准体重（千克）＝身高（厘米）－105；女性标准体重（千克）＝身高（厘米）－100，正常人体重波动范周在10％左右，体重超过标准体重的10％又不到20％者称为超重，超过标准体重的20％又不到30％称为轻度肥胖，超过标准体重30％又不到50％者称为中度肥胖，超过标准体重50%者称为重度肥胖。我国60岁及以上人群中，超重发生率为24.3%，肥胖发生率为8.9%。

世界卫生组织把身体质量指数正常范围定为18.5～24.9；25.0～29.9为超重；＞30.0为肥胖。2002年根据肥胖相关疾病患病危险度提出亚洲成人的身体质量指数和腰围界值，即身体质量指数在23.0～24.9千克/米²为肥胖前期，≥25.0千克/米²为肥胖。

2013年国家颁布《成人体重判定》和《成人向心性肥胖分类》，见表5-11-1、表5-11-2。

表5-11-1 成人体重判定

分类	身体质量指数BMI值（千克/米²）
肥胖	≥28.0
超重	≥24.0，＜28.0
体重正常	≥18.5，＜24.0
体重过低	＜18.5

表5-11-1 成人向心性肥胖分类

分类	腰围值（厘米）
向心性肥胖前期	男性：≥85，＜90
	女性：≥80，＜85
向心性肥胖	男性：腰围≥90
	女性：腰围≥85

BMI和腰围是从不同角度判定超重和肥胖程度的指标。BMI以体重为主，腰围则以脂肪分布为重点，两者可以独立作为超重和肥胖的判别标准。同时这两个指标也分别是超重和肥胖相关慢性疾病，如高血压、糖尿病、血脂异常的独立危险因素，且两种危险因素的聚集程度可以叠加。

造成肥胖的主要原因

从宏观来讲，大多数肥胖是由于摄入和消耗的不平衡引起的，也就是吃得过多，而消耗过少。

我国营养与健康调查资料分析表明，体力活动的多少和膳食结构是否合理对慢性疾病患病的危险性具有协同作用。与脂肪供能比＜25％且业余静态生活＜1小时的人相比，脂肪供能比≥30％且业余静态生活时间≥3小时的人患超重和肥胖的危险增加111％，糖尿病的危险增加121％，高胆固醇的危险增加106％，高甘油三酯的危险增加61％，高血压的危险增加28％。

当前，我国人群健康面临三重不利因素：

（1）营养过剩。其实，真正应是"热量过剩"。"我国营养与健康调查"资料显示，我国城市居民的膳食脂肪供能比已达35％，大城市竟高达38.4％，大大超过了合理水平的高限；农村居民的脂肪供能比也已接近高限。这种偏离平衡膳食原则的消费模式致使城市居民热能过剩，超重和肥胖率迅速上升。

（2）长期处于食物不足状态下，或近期内曾有过较长时间这种现象的人群，身体有一种特殊功能，就是储存能力特别强。这种能力使人在能得到食品时，善于把热量储存起来，以备食物不足时动用。生活条件的改善可能在数年或数十年内发生，而特能力的改变却需要一个漫长的过程。因此，这类人群在生活条件改善后很易发胖。

（3）随着生活条件的改善，人们越来越缺少运动。出门有汽车，上楼有电梯，造成日常消耗能量越来越少。

摄入过多和消耗过少这两者中哪一个是造成高血脂和肥胖的更重要的原因呢？随着经济的发展，收入水平的提高，生活中原有的一些活动都被现代化的工具所代替，身体消耗能量明显减少。消耗的减少，摄入的增加，使多余的能量转化为脂肪。当前基本运动消耗不足的人占了绝大多数，因此，现阶段矛盾的主要方面应是消耗过少。

世界卫生组织的研究表明每年全球有200多万人因为缺乏体力活动而死亡。每个国家有65％～85％的成年人由于没有足够的体力活动而健康受损。

"我国营养与健康调查"资料分析表明，静态生活方式与肥胖、高血压、糖尿病和高脂血症的患病危险密切相关。每天看电视4小时以上者比不足1小时者超重和肥胖的患病风险增加89％，高甘油三酯症增加 69％，高胆固醇症增加 66％，糖尿病增加 46％，高血压增加 19％。

人类是以肌肉运动为中心的机体，肌肉是体内糖和脂肪代谢的最大转换者。肌肉也是体内重要的免疫和调节神经物质的主要来源。因此，运动过少会影响身体多方面的功能。美国的调查显示：35％的冠心病、32％的结肠癌和 35％的糖尿病死亡的主要原因是经常处于静态生活方式和缺少体力活动。

在欧洲，肥胖已成为影响健康的罪魁祸首，引致许多中老年疾病的主要原因也是缺乏运动，如老年性骨质疏松症等。因此，欧盟已决定立法减肥，向肥胖宣战，倡导健康饮食，提倡健身运动。

肥胖对老年人健康的危害

2002 年，中国肥胖问题工作组汇总分析了约 24 万成人的数据。结果表明，身体质量指数≥24 者患高血压的风险是体重正常者的 3～4 倍，患糖尿病的风险是体重正常者的 2～3 倍，危险因素聚集的风险是体重正常者的 3～4 倍。身体质量指数≥28 的肥胖者中，90％以上患有上述疾病或有危险因素聚集。男性腰围达到或超过 85 厘米、女性腰围达到或超过 80 厘米者患高血压的风险约为腰围正常者的 3.5 倍，患糖尿病的风险约为腰围正常者的 2.5 倍。

肥胖对于老年人的危害毋庸置疑，老年人肥胖往往和糖尿病、高血压、心脑血管疾病如影随形，对老年人群的健康造成巨大的影响。

1. 代谢性疾病

（1）高脂血症与脂肪肝：老年肥胖病人常常合并脂肪代谢紊乱，血浆游离脂肪酸升高，胆固醇、甘油三酯、低密度脂蛋白等血脂指标普遍增高。同时也可导致甘油三酯在肝脏内沉积，引发脂肪肝，严重的脂肪肝会还出现肝功能异常。

（2）糖尿病：肥胖同样也是 2 型糖尿病的独立危险因素。约 75％肥胖者发生 2 型糖尿病。肥胖症者进食量超过身体需要，过多进食刺激胰岛分泌过量胰岛素，出现了高胰岛素血症，但由于肥胖症者对胰岛素不敏感，存在"胰岛素抵抗"，并进一步导致血糖升高。

（3）尿酸升高与痛风：痛风是由于嘌呤代谢紊乱和尿酸排泄障碍导致的疾病。肥胖病人常伴有嘌呤合成增加以及尿酸排泄减少，从而导致血尿酸水平增高并进一步诱发痛风。

2. 动脉粥样硬化性疾病

（1）脑血管疾病：肥胖是脑血管疾病的重要危险因素，肥胖病人血脂异常会损伤血管内皮，并且通过受损的内皮进入血管壁，沉积于血管内皮下，逐渐形成动脉粥样硬化斑块，如果这种改变发生于脑动脉，就会导致脑血管事件如脑梗死的发生。脑动脉粥样硬化的肥胖病人如果体重控制不佳，则容易发生血管破裂，引起脑出血，甚至危及生命。

（2）冠心病：肥胖症者高脂血症可造成动脉粥样硬化，而体重超重、体表面积增大、脂肪组织过多、心脏负荷加重等因素可引起心脏缺血缺氧。肥胖者心排血量增加从而增加心脏氧耗量，因此更易发生劳力型心绞痛。另外，老年肥胖者血容量、心搏出量、左心室充盈压增加，引起左心室肥厚、扩大，心肌脂肪沉积致心肌劳损，易发生充血性心力衰竭。

（3）高血压：肥胖是发生高血压的独立危险因素。体内脂肪每增加10％可使收缩压和舒张压平均增加6毫米汞柱和4毫米汞柱。在肥胖中腹型肥胖高血压患病率最高，女性腰围＞88厘米，男性＞102厘米，高血压发生率增加1倍。长期高血压可导致心脏负荷过重使左心室肥厚、左心房增大并对心功能产生影响。

3. 消化系统疾病

（1）胃食管反流病：肥胖者（尤其是腹型肥胖）腹腔压力增加，加上老年人食管括约肌功能退化，较为松弛，更容易发生胃食管反流病，常常表现为反酸、胃灼热、上腹不适，嗳气、腹胀等。

（2）胆道疾病：老年肥胖症与胆石症密切关系，肥胖可增加胆石症的发生率。一旦结石导致胆道梗阻，会诱发胆道感染甚至急性胰腺炎，由于很多老年病人心肺功能基础差，只能采取内科保守治疗，失去手术的机会，严重时可危及生命。

4. 阻塞型睡眠呼吸暂停综合征　约60％老年肥胖者患有阻塞型睡

眠呼吸暂停综合征，肥胖者由于上呼吸道狭窄，导致呼吸时呼吸道容易阻塞，睡眠时常常打鼾伴有呼吸暂停，夜间反复发生低氧血症、二氧化碳潴留和睡眠结构紊乱，导致白天嗜睡、心脑血管并发症乃至多脏器损害。此外，肥胖者胸壁和腹壁脂肪过多，增加呼吸系统机械负荷，呼吸活动受到限制，因此肺通气功能也会受到影响。肥胖老年人一旦合并肺部感染，更容易出现二氧化碳潴留及呼吸衰竭的表现。

5. 老年肥胖与肿瘤　老年肥胖者恶性肿瘤发生率升高，肥胖妇女子宫内膜癌比正常妇女高 2～3 倍，绝经后乳腺癌发生率随体重增加而升高，胆囊和胆道癌也较为常见。肥胖男性结肠癌、直肠癌和前列腺癌发生率较非肥胖者高。

6. 脊柱关节病变　老年肥胖病人长期过度负重常可伴有腰背痛及关节病变，增加患腰椎间盘突出症及脊柱压缩性骨折的概率。体重超标让膝关节承受过大的压力以及关节退行性病变等各种原因使老年肥胖病人膝关节受损加剧。

由此可见，肥胖给老年人带来的健康隐患不容小觑，因此老年肥胖病人应该尽早意识到这一点，防患于未然。老年人平时注意调整自己的饮食结构，避免高热量、高胆固醇食物的摄入，增加膳食纤维及维生素的摄入。老年肥胖病人适宜选择比较温和的减肥方式，以有氧运动为主，如打太极拳、快走、跳健身操、游泳等。运动时最好结伴而行，不要独自一人去僻静处锻炼，以免发生意外。运动强度不宜过大，一般 60 岁以上的人运动时，心率维持在每分钟 100 次左右即可。要循序渐进，运动量由小到大，节奏由慢到快，时间由短到长。减肥是一份漫长的事业，老年人只要抱着持之以恒的态度、一定会有所收获。

老年人减肥须知

1. 控制脂肪摄入是关键　人体会按照体内原议定的程序进行其代谢，并不按照人们有意识的要求改变其活动。因此为减低体重即使限制热量每天摄入 4.18～8.36 千焦（1～2 千卡），结果还是失败。大多数可能短期有效，但不能持久，一个设计很好的减肥方案并不能适合不同的个体,不同个体的体质、过去饮食习惯、活动情况都不一样。因此同样的减肥计划在有些人会失败,但限制热量摄入仍为重要的减肥手段。通过限制饮食中的脂肪和糖类以减少热量摄入,对中等肥胖者来说仍不失为减肥的主要手段。

2. 运动减肥 不仅严格限制热量的摄入,以达到抑制代谢活动的目的,减肥专家认为中等量的运动对消耗热量来说亦很重要,不仅运动时消耗热量、且在运动后的几小时如果进食量适宜,热量仍以较高的速率在消耗。

大部分胖子只要限制脂肪摄入加上中等量的运动,一般可以自行减肥,是否要去参加商业减肥计划可要慎重考虑。减肥计划的成功不是看减少多少斤,而是看减肥能维持多久,不同的研究报告中指出高达85%的减肥者,体重下降后两年内都又增加如旧。减肥计划看来不应着眼于体重的控制,而应着眼于该人的健康危险因素和饮食习惯。对肥胖眼下人们还未彻底了解,现在最好的办法也是减少脂肪摄入和参加运动。

3. 减肥药无特效 减肥药应用至今,种类很多,可以说均无特效,在美国市场上于20世纪90年代即因安全性与有效性禁止111种减肥药上市。一些中药也是轻泻剂或食欲抑止剂。除了药物,还有针灸减肥和外科手术,事实上还是没有一个好办法。如果你认为过胖,即从以下3个方面作出评估:不同身高和不年龄的体重;腰围和臀围比值;是否存在肥胖有关的健康问题。请先试一下如何有效控制食物中的脂肪和进行适当的运动。对广告宣传的减肥介绍,先考虑并征求医务人员后再作是否试用的决定。

老年人超重有利长寿

我国有句俗话说"千金难买老来瘦",而现代医学调查却证明:老人超重更有利于长寿。根据世界卫生组织的定义,健康人的身体质量指数(千克/米²)最好是介于21~24之间。而欧洲科学家调查发现,体重和死亡之间其实成了一条U形曲线。曲线的最低点是死亡最低的体重值,这个值会随年龄的不同而发生变化。

60 岁以下人群体重保持在正常范围内（即身体质量指数介于 18.5～24.9）为宜，死亡率是较低的。2014 年国外科学家研究了 20 万名 65 岁及以上人群的数据，发现身体质量指数处于超重范围（即 25.0～29.9）的人群死亡率最低，甚至比身体质量指数标准（18.4～24.9）的人群还要低 6%（欧美国家身体质量指数超重为 25.0～29.9）。

日本国内癌症研究中心追踪研究结果也显示："微胖者"（超重）老人比"瘦弱者"老人（身体质量指数 18.5 以下）多活 7 年。

为何老人适当超重，死亡率会更低呢？随着年纪的增大，消化吸收功能本来就会减弱；再加上一些慢性疾病，老人均有不同程度营养不良。一方面营养不良会导致抗感染能力、免疫力下降，可成为损害健康的重大风险因素。另一方面，对老年人而言，罹患各种疾病的可能性相对更大，但和疾病作斗争时需要一个良好的身体状态和营养状态。因此，老年人并非"千金难买老来瘦"，而超重一点更好，更有利于长寿。

笔者感悟

笔者身高 1.78 米，工作以坐为主，业余时间活动少，饮食上喜爱油炸食品，肉食天天有，但量不多。上下班来回要挤 2 多小时公交车。体重 80 千克左右，一直在超重范围，腰围在 95 厘米左右。

自 2007 年买了私家车，上下班不再挤公交车了，体重、腰围就开始直升。到 2013 年不上班后，体重、腰围更是飙升，到 2016 年患糖尿病时，体重 95 千克、腰围 120 厘米，大腹便便。我便开始每天步行 30～45 分钟，热天还坚持游泳每天 1 小时；不是最严格控制饮食，但控制血糖，体重稳定在 90 千克左右。

平心而论，减肥很吃力，主要还是身体活动量不够。以前自己总是为自己找借口"心脏不好""肝脏不好""年纪老了"等，自欺欺人。通过这次写书查阅、学习了众多文献资料，明白了自己减肥不成功根源是决心、意志不够坚定，懒于身体活动，要减肥身体活动比控制饮食更重要更见效，并且对我的健康、对我患的所有慢性疾病，高血压、冠心病、糖尿病、肝癌等的自我保健都有好处。